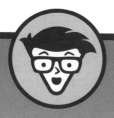

Anatomia & Fisiologia Para leigos

O corpo humano é um sistema maravilhoso e eficiente que vale a pena estudar. Para estudar e falar sobre anatomia e fisiologia, você precisa estar familiarizado com as posições e os termos de anatomia, bem como com os vários planos, cavidades e sistemas que compõem o organismo.

ASSUMINDO UMA POSIÇÃO

Para descrever ou falar sobre a anatomia humana, você precisa partir de uma visão predeterminada do corpo. A posição anatômica da forma humana é a figura em pé, com os olhos voltados para a frente, e as extremidades superiores ao longo das laterais do corpo, com as palmas das mãos viradas para fora.

TERMOS DE ANATOMIA

Quando você fala sobre anatomia de maneira científica, as palavras que usa no dia a dia, como *frente*, *trás*, *lado*, *acima* e *abaixo*, não são precisas. Em vez disso, use os termos da lista a seguir:

- **Anterior ou ventral:** Na frente ou próximo à frente do corpo.
- **Posterior ou dorsal:** Atrás ou próximo à parte de trás do corpo.
- **Superior:** A parte acima de outra.
- **Inferior:** A parte abaixo de outra.
- **Medial:** Próximo ao *centro* (plano mediano) do corpo.
- **Lateral:** De lado ou próximo à lateral do corpo.
- **Proximal:** Mais próximo do ponto de referência ou do tronco.
- **Distal:** Longe do ponto de referência.
- **Profundo:** No interior do corpo.
- **Superficial:** No exterior do corpo.
- **Parietal:** Uma membrana que reveste uma parede interna do corpo.
- **Visceral:** Uma membrana que reveste um órgão.

Lembre-se de que direita e esquerda são referenciadas sob a perspectiva do paciente, não do observador.

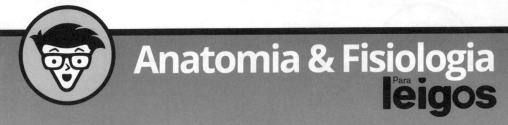

MAPEANDO SUAS REGIÕES

Você pode não pensar muito nos planos de seu corpo, mas eles existem, e para falarmos de anatomia é útil saber como se chamam. (Se você tiver dotes artísticos, *sagital* e *transversal* rendem uma boa rima em uma serenata para sua paixão não correspondida.) Os principais planos e seus subplanos são:

- **Sagital:** Divide o corpo ou órgão verticalmente em lado esquerdo e direito. Se o plano vertical cortar o corpo exatamente no meio, é chamado de *sagital mediano*.
- **Frontal (coronal):** Esse plano perpendicular ao sagital divide o corpo ou órgão em *anterior* e *posterior* — pense em frente e trás.
- **Transversal (horizontal):** Divide o corpo horizontalmente, em superior e inferior, e é também chamado de *corte axial*.

EXPLORANDO AS CAVIDADES

Seriados médicos e criminais tornaram familiares as cavidades do corpo, e, anatomicamente falando, esses espaços são muito importantes, pois abrigam e protegem os órgãos vitais. A lista a seguir identifica as cavidades e subcavidades do corpo humano:

- **Dorsal:** Ossos da porção craniana do crânio e coluna vertebral, em direção ao lado posterior (dorsal) do corpo.
- **Craniana:** Contém o cérebro.
- **Espinhal:** Contém a medula espinhal, que é uma extensão do cérebro.
- **Ventral:** Porção anterior do tronco, dividida pelo diafragma entre cavidade torácica e cavidade abdomino-pélvica.
- **Torácica:** O peito; contém traqueia, brônquios, pulmões, esôfago, coração e grandes vasos sanguíneos, timo, gânglios linfáticos e nervos, bem como as cavidades menores *pleural*, que abriga os pulmões, e *pericardial*, que contém o coração. A cavidade pleural ladeia a pericardial.
- **Abdomino-pélvica:** Uma linha imaginária que atravessa os ossos do quadril e divide o corpo na cavidade *abdominal*, que abriga estômago, fígado, vesícula biliar, pâncreas, baço, intestino delgado e a maior parte do intestino grosso, e na *pélvica*, que contém o fim do intestino grosso, reto, bexiga e órgãos reprodutores internos.

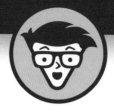

Anatomia & Fisiologia
para leigos

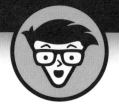

Anatomia & Fisiologia para leigos

Tradução da 3ª Edição

Erin Odya e Maggie Norris

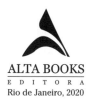

ALTA BOOKS
EDITORA
Rio de Janeiro, 2020

Anatomia e Fisiologia Para Leigos® – Tradução da 3ª Edição
Copyright © 2020 da Starlin Alta Editora e Consultoria Eireli. ISBN: 978-85-508-1055-3

Translated from original Anatomy & Physiology For Dummies®, Copyright © 2017 by John Wiley & Sons, Inc. ISBN 978-1-119-34523-7. This translation is published and sold by permission of John Wiley & Sons, Inc, the owner of all rights to publish and sell the same. PORTUGUESE language edition published by Starlin Alta Editora e Consultoria Eireli, Copyright © 2020 by Starlin Alta Editora e Consultoria Eireli.

Todos os direitos estão reservados e protegidos por Lei. Nenhuma parte deste livro, sem autorização prévia por escrito da editora, poderá ser reproduzida ou transmitida. A violação dos Direitos Autorais é crime estabelecido na Lei nº 9.610/98 e com punição de acordo com o artigo 184 do Código Penal.

A editora não se responsabiliza pelo conteúdo da obra, formulada exclusivamente pelo(s) autor(es).

Marcas Registradas: Todos os termos mencionados e reconhecidos como Marca Registrada e/ou Comercial são de responsabilidade de seus proprietários. A editora informa não estar associada a nenhum produto e/ou fornecedor apresentado no livro.

Impresso no Brasil — 1ª Edição, 2020 — Edição revisada conforme o Acordo Ortográfico da Língua Portuguesa de 2009.

Publique seu livro com a Alta Books. Para mais informações envie um e-mail para autoria@altabooks.com.br

Obra disponível para venda corporativa e/ou personalizada. Para mais informações, fale com projetos@altabooks.com.br

Produção Editorial Editora Alta Books **Gerência Editorial** Anderson Vieira	**Produtor Editorial** Thiê Alves	**Marketing Editorial** marketing@altabooks.com.br **Editor de Aquisição** José Rugeri j.rugeri@altabooks.com.br	**Vendas Atacado e Varejo** Daniele Fonseca Viviane Paiva comercial@altabooks.com.br	**Ouvidoria** ouvidoria@altabooks.com.br
Equipe Editorial	Adriano Barros Bianca Teodoro Carolinne de Oliveira Ian Verçosa	Illysabelle Trajano Juliana de Oliveira Keyciane Botelho Larissa Lima	Laryssa Gomes Leandro Lacerda Livia Carvalho Maria de Lourdes Borges	Paulo Gomes Raquel Porto Thales Silva Thauan Gomes
Tradução Carolina Gaio	**Copidesque** Alessandro Thomé	**Revisão Gramatical** Wendy Campos Hellen Suzuki	**Revisão Técnica** Leandro Ricardo Ferraz Mestre em Ciências Biomédicas pela FHO — Fundação Hermínio Ometto	**Diagramação** Lucia Quaresma

Erratas e arquivos de apoio: No site da editora relatamos, com a devida correção, qualquer erro encontrado em nossos livros, bem como disponibilizamos arquivos de apoio se aplicáveis à obra em questão.

Acesse o site www.altabooks.com.br e procure pelo título do livro desejado para ter acesso às erratas, aos arquivos de apoio e/ou a outros conteúdos aplicáveis à obra.

Suporte Técnico: A obra é comercializada na forma em que está, sem direito a suporte técnico ou orientação pessoal/exclusiva ao leitor.

A editora não se responsabiliza pela manutenção, atualização e idioma dos sites referidos pelos autores nesta obra.

Dados Internacionais de Catalogação na Publicação (CIP) de acordo com ISBD

O27a Odya, Erin
   Anatomia e Fisiologia / Erin Odya, Maggie Norris ; traduzido por Carolina Gaio. - Rio de Janeiro : Alta Books, 2020.
   400 p. ; 17cm x 24cm. – (Para leigos)

   Tradução de: Anatomy and Physiology
   Inclui índice.
   ISBN: 978-85-508-1055-3

   1. Anatomia. 2. Fisiologia. I. Norris, Maggie. II. Gaio, Carolina. Título. IV. Série.

2018-1923   CDD 611
                 CDU 611

Elaborado por Vagner Rodolfo da Silva - CRB-8/9410

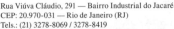
Rua Viúva Cláudio, 291 — Bairro Industrial do Jacaré
CEP: 20.970-031 — Rio de Janeiro (RJ)
Tels.: (21) 3278-8069 / 3278-8419
www.altabooks.com.br — altabooks@altabooks.com.br
www.facebook.com/altabooks — www.instagram.com/altabooks

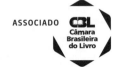

Sobre as Autoras

Erin Odya é professora de anatomia e fisiologia da Carmel High School, em Carmel, Indiana, amplamente considerada uma das melhores da região. Ela se orgulha de ser educadora.

Maggie Norris é escritora freelancer de ciência e mora na Área da Baía de São Francisco. Como Fine Print Publication Services, LLC, ela oferece serviços de redação técnica e de contratos médicos para clientes dos setores farmacêutico, de biotecnologia e tecnologia médica, e para instituições de pesquisa e de atendimento a pacientes.

Dedicatória

Para todos os meus alunos — do passado, presente e futuro —, que me motivam e inspiram a continuar aprendendo, e para Gabe, que, com as besteiras e curiosidades típicas de seus seis anos, me distraiu quase todas as vezes que me sentei para escrever — amo você do tamanho do Universo.

— Erin Odya

Para Susan.

— Maggie Norris

Agradecimentos

Agradeço à minha família e aos meus amigos, a quem pedi conselhos e cujo apoio nessa empreitada foi fundamental.

— Erin Odya

Sumário Resumido

Introdução..1

Parte 1: O Local da Fisiologia na Teia dos Saberes............5
- CAPÍTULO 1: Anatomia e Fisiologia: O Quadro Geral..........................7
- CAPÍTULO 2: O que Seu Corpo Faz Todos os Dias............................27
- CAPÍTULO 3: Uma Pitada de Biologia Celular...............................43

Parte 2: O Local da Fisiologia na Teia dos Saberes............71
- CAPÍTULO 4: Ficando por Dentro da Pele, do Cabelo e das Unhas...........73
- CAPÍTULO 5: Esquematizando o Sistema Esquelético........................89
- CAPÍTULO 6: Músculos: Fazendo Acontecer................................117

Parte 3: Conversando Consigo....................................141
- CAPÍTULO 7: Sistema Nervoso: O Circuito de Seu Corpo...................143
- CAPÍTULO 8: Mensagens Químicas do Sistema Endócrino....................167

Parte 4: Explorando o Funcionamento do Corpo...................187
- CAPÍTULO 9: Sistema Cardiovascular.....................................189
- CAPÍTULO 10: Sistema Respiratório......................................215
- CAPÍTULO 11: Sistema Digestório: Quebrando Tudo........................231
- CAPÍTULO 12: O Sistema Urinário: Limpando a Casa.......................253
- CAPÍTULO 13: Sistema Linfático: Bem-vindo à Selva......................271

Parte 5: O Espetáculo da Vida...................................295
- CAPÍTULO 14: O Sistema Reprodutor......................................297
- CAPÍTULO 15: Transformações e Desenvolvimento..........................323

Parte 6: A Parte dos Dez..341
- CAPÍTULO 16: Dez (ou Quase) Conceitos Químicos.........................343
- CAPÍTULO 17: Dez Fatos Fisiológicos....................................349

Índice...357

Sumário

INTRODUÇÃO..1
    Sobre Este Livro..2
    Penso que...3
    Ícones Usados Neste Livro...............................3
    Além Deste Livro..4
    De Lá para Cá, Daqui para Lá...........................4

PARTE 1: O LOCAL DA FISIOLOGIA NA TEIA DOS SABERES..5

CAPÍTULO 1: Anatomia e Fisiologia: O Quadro Geral...........7
    Cientificamente Falando..................................7
        Como a anatomia e a fisiologia se encaixam na ciência......9
        Anatomia, anatomia macroscópica e outras...............9
    Um Papo sobre Jargões..................................11
        Melhorando a comunicação..........................11
        Especificando a terminologia.........................12
    Observando o Corpo da Perspectiva Certa................13
        Assumindo uma posição..............................14
        Dividindo a anatomia................................15
        Mapeando suas regiões..............................15
        Explorando as cavidades.............................19
    Organizando a Si Mesmo em Níveis.......................21
        Nível 1: Celular.....................................23
        Nível 2: Dos tecidos.................................23
        Nível 3: Dos órgãos.................................23
        Nível 4: Dos sistemas de órgãos......................23
        Nível 5: Do organismo...............................24

CAPÍTULO 2: O que Seu Corpo Faz Todos os Dias...........27
    Transferindo Energia: A Função do Corpo no Mundo.........28
    Construindo e Destruindo: O Metabolismo.................28
        Por que suas células metabolizam.....................29
        Como suas células metabolizam.......................30
    Equilibrando: A Homeostase..............................33
        Mantendo uma temperatura constante: A termorregulação...33
        Nadando em H_2O: Equilíbrio de fluidos.............34
        Ajustando o suprimento de combustível: Concentração de glicose no sangue..............................35
        Medindo variáveis importantes.......................36

Crescendo, Substituindo e Renovando........................37
    Crescendo 37
    Substituindo........................37
    Renovando........................39
    Curando as feridas........................40
    As mais resistentes 41

CAPÍTULO 3: **Uma Pitada de Biologia Celular** 43
As Funções das Células 44
    Construção........................44
    Construindo tecidos 45
    Energia transformadora........................45
    Fazendo e transportando produtos 46
    Comunicação........................46
Olhando o Interior das Células Eucarióticas 46
    Contendo a célula: Membrana celular 48
    Centro de controle: O núcleo 51
    Citoplasma 52
    Membranas internas........................52
    Casa de força: A mitocôndria 52
    A fábrica de proteínas........................53
    Lisossomos........................54
Os Legos que Formam Você 54
    Juntando: As macromoléculas 54
    Polissacarídeos 55
    Lipídeos........................55
    Proteínas........................56
    Ácidos nucleicos 57
Genes e Material Genético........................58
    As características certas........................59
    Estrutura genética 59
    Sintetizando proteínas 60
O Ciclo Celular 62
    Bem-me-quer, malmequer 62
    Interfase 64
    Replicação do DNA........................64
    Mitose 64
Organizando as Células em Tecidos 67
    Conectando-se com tecidos conjuntivos........................67
    Prolongando com o tecido epitelial........................68
    Misturando-se com tecido muscular 70
    Irritando-se com o tecido nervoso?........................70

PARTE 2: O LOCAL DA FISIOLOGIA NA TEIA DOS SABERES 71

CAPÍTULO 4: Ficando por Dentro da Pele, do Cabelo e das Unhas 73

Funções do Tegumento 74
Estrutura do Tegumento 75
    Cara na cara, pele na pele 77
    Explorando a derme 80
    Um passeio pela pele: A hipoderme 81
Ficando no Seu Corpo Feito Tatuagem 81
    Olha a cabeleira do Zezé 81
    Afiando as garras 82
    As glândulas não são vândalas 83
Salvando a Pele 84
    A pele que habito 85
    Não dá para fugir dessa coisa de pele 85
    Discípulas de Wolverine 86
Fisiopatologias 86
    Câncer de pele 86
    Dermatite 87
    Alopecia 87
    As unhas indicam problemas 88

CAPÍTULO 5: Esquematizando o Sistema Esquelético 89

Mostrando Serviço: A Função do Esqueleto 90
Estruturando o Esqueleto 90
    Considerando o tecido conjuntivo 90
    A estrutura de um osso 93
    Classificando os ossos 94
Crescimento Ósseo e Remodelagem 95
O Esqueleto Axial 96
    Ergue a cabeça que a coroa não cai 97
    Ficando nos eixos com a coluna vertebral 99
    Pensar dentro da caixa pode ser bom 101
O Esqueleto Apendicular 102
    Não precisa de dieta para ter cintura 102
    Virando um membro: Braços e pernas 104
Junta Tudo e Joga Fora 110
    Classificando os tipos de articulação 110
    Vendo o que a articulação pode fazer 112
Fisiopatologias 113
    Curvatura atípica 113
    Osteoporose 113
    Fenda palatina 114
    Artrite 114
    Fraturas 115

CAPÍTULO 6: Músculos: Fazendo Acontecer 117
   Funções do Sistema Muscular. 118
      Sustentando a estrutura 118
      Movendo tudo. 118
      Posicionando. 119
      Mantendo a temperatura corporal 119
      Movendo por dentro. 119
   Falando sobre Tipos de Tecidos 121
      Características exclusivas. 121
      O músculo esquelético. 123
      O músculo cardíaco. 125
      O músculo liso. 125
   Apertando os Cintos. 126
      Formando um sarcômero 126
      Ordenando a contração da fibra 127
      Contraindo e relaxando o sarcômero 128
   Dando Nome aos Bois. 129
      Começando de cima 130
      Torcendo o torso 132
      Abra suas asas. 135
      Passando a perna. 136
   Fisiopatologias 138
      Distrofia muscular 139
      Espasmos musculares. 140
      Fibromialgia 140

PARTE 3: CONVERSANDO CONSIGO 141

CAPÍTULO 7: Sistema Nervoso: O Circuito de Seu Corpo 143
   Integrando as Entradas às Saídas 144
      Tecidos nervosos 144
      Neurônios. 144
      Neuróglias 146
      Nervos 147
      Gânglios e plexos 147
   Redes Integradas. 147
      Sistema nervoso central. 148
      Sistema nervoso periférico 149
   Pensando a Respeito de Seu Cérebro 151
      Conscientize-se: Seu cérebro 152
      Deixando natural: O cerebelo 153
      As mil maravilhas: O tronco encefálico. 153
      Sistemas de regulação: O diencéfalo 154
      O fluido que passa pelos ventrículos 154
      Barreira hematoencefálica. 155

Transmitindo o Impulso 156
    Por dentro dos neurônios 156
    Por dentro das sinapses............................. 160
O Sentido de Seus Sentidos............................... 161
    Tato.. 162
    Audição e equilíbrio................................ 162
    Visão.. 163
    Olfato... 164
    Paladar.. 165
Fisiopatologias... 166
    Síndrome da dor crônica 166
    Esclerose múltipla 166
    Degeneração macular............................... 166

CAPÍTULO 8: Mensagens Químicas do Sistema Endócrino 167
Comunicando-se com Hormônios......................... 168
    A química hormonal................................ 168
    As fontes hormonais 169
    Os receptores hormonais 171
Agrupando as Glândulas.................................. 172
    Os carrascos: O hipotálamo e a hipófise........... 173
    Controlando o metabolismo........................ 176
    Deixando as gônadas agirem 179
    Sistema endócrino entérico 180
    Outras glândulas endócrinas...................... 182
Fisiopatologias... 183
    Anomalias no metabolismo da insulina............ 183
    Desordens da tireoide 184
    Insensibilidade androgênica....................... 186

PARTE 4: EXPLORANDO O FUNCIONAMENTO DO CORPO.. 187

CAPÍTULO 9: Sistema Cardiovascular 189
Transportando Substâncias............................... 189
A Transportadora: O Sangue e Seus Componentes 190
    Diluindo sangue: O plasma 190
    Oxigênio e dióxido de carbono: Hemácias 191
    Conectando as plaquetas 191
    Uma boa briga: Leucócitos 192
Analisando os Vasos Sanguíneos.......................... 193
    Começando pelas artérias.......................... 193
    Atravessando os capilares......................... 194
    Visitando as veias.................................. 196

Anatomia Cardíaca 197
    Analisando a estrutura do coração 197
    Examinando os tecidos do coração 199
    Abastecendo o coração 200
Ciclo Cardíaco 201
    Gerando eletricidade 201
    O sangue passando pelo coração 204
    O batimento 205
Fisiologia da Circulação 206
    Na batida: O circuito sanguíneo 206
    Verificando a pulsação pelo pulso 208
    Pressão arterial: A montanha-russa 208
    Segue o fluxo 209
Fisiopatologias 210
    Cardiopatias 210
    Vasculopatias 211
    Doenças sanguíneas 212

CAPÍTULO 10: Sistema Respiratório 215
Funções do Sistema Respiratório 215
Fuçando a Anatomia Respiratória 216
    Nariz 216
    Faringe 218
    Traqueia 219
    Pulmões 219
    Diafragma 220
Respiração: A Tendência do Momento 221
    Respiração normal 221
    Respirando sob estresse 222
    Respiração controlada 223
Trocas Gasosas 225
    A membrana respiratória 225
    A troca 225
Fisiopatologias 226
    Hipoxemia 226
    Distúrbios das vias aéreas 227
    Pulmões 228

CAPÍTULO 11: Sistema Digestório: Quebrando Tudo 231
Funções do Sistema Digestório 232
O Canal Alimentar 233
    As paredes do trato digestório 233
    Começando pelo começo: A boca 234
    Faringe e esôfago: Que mitologia o quê! 236
    Quando o estômago entra em ação 236
    Por dentro dos intestinos 238

    Órgãos Acessórios 240
      As bodas de fígado. 241
      Pâncreas 244
      Decomposição. 244
    Fisiopatologias 246
      Doenças da cavidade oral 246
      Distúrbios do estômago e dos intestinos 246
      Síndromes intestinais 248
      Doenças dos órgãos acessórios. 249

CAPÍTULO 12: O Sistema Urinário: Limpando a Casa 253
    Funções do Sistema Urinário. 254
    Estruturas do Sistema Urinário. 255
      Tirando o lixo: Os rins 256
      Segurando e soltando. 257
    Tudo o que Reluz É Ouro? 259
      Composição da urina 259
      Filtrando o sangue 261
      Reabsorção seletiva. 261
      Expelindo a urina 263
    Mantendo a Homeostase 264
      Equilíbrio de fluidos e pressão arterial. 264
      Regulação do pH do sangue 265
    Fisiopatologias 267
      Patologias renais. 267
      Patologias do trato urinário. 268

CAPÍTULO 13: Sistema Linfático: Bem-vindo à Selva 271
    Funções do Sistema Linfático 272
    Apaixonando-se por Ele 273
      Linfa por toda parte. 273
      Estruturas do sistema linfático 274
    As Células do Sistema Imunológico 277
      Observando os leucócitos 279
      Linfócitos. 279
      Leucócitos e fagocitose 280
    Moléculas do Sistema Imunológico 281
      Histamina 281
      Defesa química 281
      Antígenos 281
      Anticorpos 282
      Proteínas do sistema complemento. 284
    Mecanismos do Sistema Imunológico. 284
      Fagocitose. 284
      Degranulação 285
      Inflamação vem quente, você está fervendo 286

Imunidade Adaptativa 287
    Imunidade mediada por células 287
    Imunidade humoral 287
    Imunidade secundária 288
    Imunização 289
Fisiopatologias 290
    O sistema imunológico e o câncer 290
    Doenças imunomediadas 290
    Doenças infecciosas 292

PARTE 5: O ESPETÁCULO DA VIDA 295

CAPÍTULO 14: O Sistema Reprodutor 297
Funções do Sistema Reprodutor 297
Produção de Gametas 298
    Meiose 298
    Gametas femininos: Óvulos 301
    Gametas masculinos: Espermatozoides 302
    Determinando o sexo 303
O Sistema Reprodutor Feminino 304
    Órgãos do sistema reprodutor feminino 304
    Ciclos quase mensais 307
O Sistema Reprodutor Masculino 310
    Órgãos do sistema reprodutor masculino 310
    Fluido seminal e ejaculação 312
Pausa para a Gravidez 313
    Etapas da fertilização 314
    Implantação 314
    Adaptação à gravidez 315
    Trabalho de parto 316
Fisiopatologias 318
    Esterilidade 319
    Infecções sexualmente transmissíveis 319
    Síndrome pré-menstrual 319
    Endometriose 320
    Criptorquidismo 320
    Hipogonadismo 320
    Disfunção erétil 321
    Fisiopatologias na gravidez 321
    Aborto espontâneo 322

CAPÍTULO 15: **Transformações e Desenvolvimento** 323
    Desenvolvimento Programado 324
        Estágios do desenvolvimento 324
        Dimensões do desenvolvimento 324
    Desenvolvimento Antes de Nascer 326
        De zigoto flutuante a embrião protegido 326
        Dividindo em trimestres 329
    A Duração da Vida Humana 331
        Alterações no nascimento 332
        Infância e pré-adolescência 333
        Adolescência 334
        Jovem adulto 335
        Meia-idade 336
        Crescimento desordenado 337

PARTE 6: A PARTE DOS DEZ 341

CAPÍTULO 16: **Dez (ou Quase) Conceitos Químicos** 343
    A Energia Não Pode Ser Criada Nem Destruída 343
    Tudo que Vai 344
    Então Libera Geral! 345
    Regras de Probabilidade 345
    Os Opostos Se Atraem 345
    Água de Beber 346
    Fluidos e Sólidos 347
    Sob Pressão 347
    As Oxirreduções Transferem Elétrons 348

CAPÍTULO 17: **Dez Fatos Fisiológicos** 349
    Mãos, Dedos e Polegares 349
    Quem Não Chora Não Mama 350
    Evidências: O Fio de Cabelo no Paletó 350
    A Única Razão para Temer É… 351
    Eu Quero Banho de Cheiro! 352
    Micro-organismos: Nós Somos o Mundo Deles 353
    Apêndice: Pra que Te Quero? 354
    Controle da Respiração 355
    O Primeiro Suspiro 355
    O Sangue É Mesmo Azul? 356

ÍNDICE 357

Introdução

Parabéns por decidir estudar a anatomia e a fisiologia humanas. Entender essas áreas é de valor inestimável para muitos aspectos de sua vida.

Comece com o mais óbvio: o valor social desse conhecimento. A anatomia e a fisiologia humanas são sempre um bom tópico para discussão em contextos sociais, porque permitem às pessoas falar sobre seu assunto favorito (elas mesmas) de uma maneira impessoal. Assim, alguns detalhes particularmente interessantes sobre anatomia e fisiologia são a melhor forma de puxar conversa com estranhos charmosos ou com aqueles parentes distantes e esquisitões. (Em primeiro lugar, que fiquem completamente claras em sua mente as fronteiras entre a anatomia e a fisiologia científicas, por um lado, e os detalhes clínicos pessoais, por outro.) Escolha o tópico específico com cuidado, para ter certeza de obter o efeito pretendido. Por exemplo, dizer a um rapaz que ele tem a mesma densidade de folículos pilosos em seu corpo que um chimpanzé provavelmente o fará rir. Mas dizer a mesma coisa à sua irmã adolescente pode deixá-la chateada. Use esse poder com sabedoria!

Um pouco de conhecimento sobre anatomia e fisiologia deveria ser parte fundamental da educação de qualquer pessoa, pois questões ligadas à saúde e à medicina estão presentes em situações universais e também no cotidiano. O conhecimento básico de anatomia e fisiologia permite que você comece a entender as notícias sobre epidemias, novos medicamentos, dispositivos médicos e supostos perigos ambientais, para citar apenas alguns exemplos, além de torná-lo mais versátil e bem informado, e ajudá-lo a ser melhor como pai, mãe, cônjuge, cuidador, vizinho, amigo ou colega.

A compreensão desses temas beneficia também sua saúde. Algumas vezes, o entendimento de um fato ou conceito específico orienta decisões sobre questões de saúde de longo prazo, como os benefícios de se exercitar regularmente, e sobre quais medidas tomar frente a um problema de saúde, como uma infecção, um infarto, um corte ou uma tensão muscular. E você também acabará entendendo melhor as instruções de seus médicos durante um tratamento, o que lhe proporcionará um resultado muito melhor.

Sobre Este Livro

Este livro o guiará por um rápido passeio pela anatomia e pela fisiologia humanas, mas ele não tem o mesmo nível de detalhes técnicos de um livro didático. Por exemplo, não são apresentadas aqui muitas listas de estruturas anatômicas importantes.

Esperamos que a maioria dos leitores use este livro como uma ferramenta complementar para os trabalhos das aulas de anatomia e fisiologia do ensino médio, faculdade ou para o treinamento de carreira de um profissional recém-formado. A maioria das informações aqui se combina às que você consegue por outros meios. No entanto, às vezes, uma apresentação ligeiramente diferente dos fatos ou da relação entre eles leva a uma pequena epifania. Após a leitura deste livro, pode ser mais fácil dominar alguns detalhes técnicos vistos em seus outros materiais. Leia os capítulos relevantes antes das aulas, assim, quando seu professor abordar o conteúdo, você o reterá com mais facilidade.

O objetivo deste livro é apresentar uma abordagem informal, mas ainda científica; resumida, mas bem trabalhada; e rica de informações, mas acessível aos leitores com todos os níveis de conhecimento sobre o tema. Trazemos uma pesquisa leve, porém séria, sobre anatomia e fisiologia humanas, com informações que você pode aproveitar e que o ajudarão a ter um desempenho melhor em suas provas. Como sempre, o leitor é quem decide seu sucesso.

Você não encontrará informações clínicas neste livro. Os Capítulos de 4 a 15 têm uma seção de fisiopatologias que usa distúrbios e doenças para explorar os detalhes de alguns processos fisiológicos, mas este livro não contém nada relacionado ao cuidado com o paciente ou ao autocuidado. Ele também não é um manual de saúde e bem-estar, e nem um guia de estilo de vida.

Penso que...

Ao escrever este livro, supomos que você se enquadre em uma destas categorias:

» **Educação formal:** Você é estudante do ensino médio ou universitário, matriculado em um curso básico de anatomia e fisiologia, ou aluno de um programa de treinamento profissional voltado a uma certificação ou credencial. Você precisa realizar alguns testes ou demonstrar compreensão e retenção de dados, terminologia e conceitos sobre anatomia e fisiologia.

» **Autodidatismo:** Você não está matriculado em curso algum, mas quer estudar a anatomia e a fisiologia humanas por motivos pessoais ou profissionais.

» **Leitura casual:** Este livro caiu de paraquedas em suas mãos, e você está com tempo para lê-lo. Tem tudo a ver com você!

Ícones Usados Neste Livro

As pequenas figuras redondas nas margens do livro são ícones que o alertam para vários tipos de informações.

DICA

O ícone Dica mostra formas de melhorar sua compreensão de uma estrutura anatômica.

LEMBRE-SE

O ícone Lembre-se agita sua memória. Às vezes o texto é uma informação que achamos que você deveria armazenar permanentemente em seu arquivo de anatomia e fisiologia. Outras vezes, as informações indicadas por ele se conectam às de outras partes do livro.

PAPO DE ESPECIALISTA

O ícone Papo de Especialista marca informações extras que aprofundam sua compreensão da anatomia ou da fisiologia, mas que não são essenciais para entender o sistema de órgãos em questão.

Além Deste Livro

Além do livro que você está lendo agora, preparamos um brinde que você acessa de qualquer lugar pela web. Confira a Folha de Cola online para saber muito mais sobre tudo, desde os termos até os planos anatômicos do corpo e mais. Basta acessar o site da editora, www.altabooks.com.br, e procurar o livro pelo título (**Anatomia & Fisiologia Para Leigos**) ou ISBN.

De Lá para Cá, Daqui para Lá

Se você pretende frequentar um curso formal (ou seja, um em que planeje se matricular) sobre o tema, para ter um melhor aproveitamento, uma ou duas semanas antes de tal curso começar, familiarize-se com este material. Comece pelo Caderno Colorido, no meio do livro. Suas ilustrações, tanto encantadoras quanto científicas, foram organizadas para acompanhar o fluxo do texto, e as chamadas destacam terminologias técnicas importantes.

Leia-o atentamente, como faria com qualquer livro de ciências; dê uma olhada no sumário e no índice. Leia a introdução. (Veja, você já começou!) E então comece a ler os capítulos. Olhe as figuras, especialmente as do Caderno Colorido, para complementar a leitura. Você conseguirá ler todo o livro facilmente após algumas dessas sessões de reconhecimento. Em seguida, volte e releia os capítulos que achou particularmente interessantes, relevantes ou intrigantes. Estude as ilustrações com cuidado, todas elas estão intimamente relacionadas ao texto e, muitas vezes, esclarecem fatos importantes. Preste atenção à terminologia técnica, pois seus instrutores a usarão e esperam que você faça o mesmo.

Se você é um leitor casual (não está matriculado em um curso e tem pouca ou nenhuma experiência com biologia), a seguinte abordagem funcionará bem: dedique um tempo ao Caderno Colorido no meio do livro. Ele dá uma boa noção sobre o fluxo de informações (e uma boa impressão do corpo humano). Em seguida, leia o livro todo, do começo ao fim. Observe as figuras, especialmente as do Caderno Colorido, conforme ler. Depois de ter folheado todas essas partes rapidamente, volte e releia os capítulos que achou particularmente interessantes, relevantes ou intrigantes. Desenvolva o hábito de estudar as ilustrações enquanto lê o texto relacionado. Não se preocupe muito com a terminologia, pois, para seus propósitos, dizer "dos meus pulmões" comunica tão bem quanto "pulmonar". (Se você também gosta de jogos de palavras, aprenderá um vocabulário totalmente novo.) Deixe o livro à mão para servir de referência da próxima vez que você se perguntar sobre de que diabos eles estão falando em uma matéria sobre medicamentos. Só o Caderno Colorido já faz o espaço na sua estante valer a pena.

1
O Local da Fisiologia na Teia dos Saberes

NESTA PARTE...

Familiarize-se com os conceitos básicos da anatomia e da fisiologia.

Saiba mais sobre o metabolismo — todas as reações químicas que o mantêm vivo.

Descubra como tudo permanece sob controle — mantendo o equilíbrio em nosso corpo.

Recapitule a bioquímica.

Desvende os fundamentos da biologia celular.

Veja como as células se organizam nos tecidos.

NESTE CAPÍTULO

» Entendendo a anatomia e a fisiologia no quadro científico geral

» Tagarelando com jargões

» Olhando para a anatomia: planos, regiões e cavidades

» Delimitando os níveis de organização da vida

Capítulo **1**

Anatomia e Fisiologia: O Quadro Geral

A *anatomia* humana é o estudo das estruturas do corpo humano — todas as partes que o compõem. Já a fisiologia é o estudo de como o corpo funciona; como todas as partes anatômicas atuam juntas para manter um indivíduo vivo. A anatomia e a fisiologia caminham juntas. Assim, este livro abandona a velha técnica de aprender tudo sobre anatomia e só depois estudar a fisiologia, como se fossem independentes. Aqui examinamos cada sistema do corpo, identificamos as estruturas dentro desse sistema e discutimos suas funções.

Cientificamente Falando...

A anatomia e a fisiologia humanas estão intimamente relacionadas à biologia, que é o estudo dos seres vivos e de sua relação com o restante do Universo, incluindo todos os outros seres vivos. Se já estudou biologia, você entende o básico de como os organismos funcionam. A anatomia e a fisiologia restringem a biologia ao se concentrar nas particularidades de uma espécie: o *Homo sapiens*.

A ANATOMIA E A FISIOLOGIA DE TODO O RESTO

Cientificamente falando, a biologia humana não é mais nem menos complexa, especializada ou cosmicamente significativa do que a de quaisquer outras espécies, e todas elas são interdependentes. Todas as espécies de animais, plantas e fungos do planeta têm anatomia e fisiologia. O mesmo acontece com cada espécie de *protista* (criaturas unicelulares, como amebas) e bactérias. No nível celular (veja o Capítulo 3), todos esses grupos são assombrosamente semelhantes. Em termos de tecidos, órgãos e sistemas, as plantas são muito diferentes dos animais, e ambos são igualmente diferentes dos fungos.

Cada um desses grupos principais, os *reinos*, tem uma anatomia e uma fisiologia específicas. Todos na praia percebem que uma estrela-do-mar e um ser humano são animais, enquanto as algas marinhas nas poças de marés e o cedro na costa são plantas. Detalhes óbvios de anatomia (presença de tecido verde brilhante) e de fisiologia (presença de movimento) contam essa história. As diferentes formas dentro de cada reino também têm diferenças gritantes: o cedro precisa ficar na margem, mas ali as algas morrem. A estrela-do-mar pode se mover dentro de um alcance limitado, enquanto os seres humanos podem (teoricamente) ir a qualquer lugar do planeta e sobreviver lá por pelo menos um tempo. Os cientistas usam essas diferenças para classificar os organismos em grupos cada vez menores dentro do reino, até que cada organismo seja classificado em seu próprio grupo particular.

Não que a anatomia e a fisiologia humanas não sejam especiais. A postura bipedal e o estilo de locomoção dos seres humanos são muito especiais. Não há nada similar à mão humana em outro lugar que não seja o braço humano. Talvez a característica mais especial de todas da anatomia e da fisiologia seja a que permite (ou talvez obriga) aos seres humanos se engajar na ciência: nosso cérebro e um sistema nervoso altamente desenvolvidos. Segundo as normas da teoria evolutiva, é natural que as pessoas se interessem mais pela própria espécie, portanto os seres humanos tendem a achar a anatomia e a fisiologia humanas mais interessantes do que as das árvores, por exemplo. A partir daqui, restringimos nossa discussão à nossa espécie.

LEMBRE-SE

Anatomia é forma, e fisiologia é função. Você não pode falar de uma sem considerar a outra.

Como a anatomia e a fisiologia se encaixam na ciência

Os biólogos baseiam seu trabalho na suposição de que toda estrutura e processo, por menor que seja seu escopo, devem, de alguma forma, contribuir para a sobrevivência do indivíduo. Assim, cada processo — e a química e a física que o impulsionam — deve ajudar a manter o indivíduo vivo e a enfrentar os desafios implacáveis de um ambiente em constante mudança. Embora a anatomia e a fisiologia juntas sejam classificadas como uma subseção da biologia, elas são inegavelmente uma ciência interdisciplinar.

A *fisiopatologia* humana é o estudo da "anatomia e fisiologia humanas que deram errado". (Em grego, *pathos* significa "sofrimento".) Ela é a interface da biologia humana e da ciência médica. A *medicina clínica* é a aplicação da ciência médica para aliviar um problema anatômico ou fisiológico de um ser humano específico.

Fisiopatologia e medicina clínica não são o assunto deste livro, mas discutimos suas aplicações quando são particularmente relevantes para a fisiologia. Provavelmente você está lendo este livro para complementar o material didático de seu treinamento voltado à clínica, de modo que todas as informações aqui contidas serão usadas nesse sentido. As condições que examinamos brevemente objetivam demonstrar algumas características dos sistemas, especialmente sua interação com os outros, mas não discutimos diagnóstico nem tratamento.

Anatomia, anatomia macroscópica e outras

Alguns biólogos se especializam na anatomia e fisiologia de animais de vários níveis hierárquicos (cavalos, peixes, rãs) ou de órgãos específicos (sistema circulatório de mamíferos, olfativo em peixes, hormonal de insetos). Alguns se concentram apenas em humanos, outros, em outras espécies, e há ainda os que examinam as áreas de sobreposição entre humanos e outras espécies animais. Essas várias áreas de estudo contribuem para nosso conhecimento da biologia geral e têm importantes aplicações na medicina, como o aprimoramento de técnicas cirúrgicas e o desenvolvimento de próteses resultantes de bioengenharia.

TAXONOMIA DO *HOMO SAPIENS*

Taxonomia é uma ciência de classificação e organização, expressa como uma série de categorias mutuamente exclusivas. Na taxonomia biológica, a categoria mais alta (mais abrangente) é o domínio, que inclui Archea, Bacteria, Eucarionte. Cada um deles é dividido em reinos, subdivididos até que cada organismo tenha uma única espécie. Tirando as bactérias, todos os seres vivos estão no domínio Eucarionte, e os reinos são Protista, Fungi, Plantae e Animalia. Dentro de cada reino, o sistema classifica cada organismo em subgrupos hierárquicos (e às vezes subsubgrupos) de filo, classe, ordem, família, gênero e espécie. Esta é a classificação da humanidade:

Domínio Animalia: Todos os animais.

Filo Chordata: Animais com várias estruturas em comum, particularmente a *notocorda* (ou corda dorsal), uma estrutura em forma de haste que forma o eixo de suporte do corpo.

Subfilo Vertebrata: Animais que têm coluna vertebral.

Superclasse Tetrapoda: Vertebrados que têm quatro membros.

Classe Mammalia: Tetrápodes que têm pelos. Outras classes de vertebrados são Pisces (peixes), Amphibia (anfíbios), Aves (pássaros) e Reptilia (répteis).

Ordem Primatas: Mamíferos com cérebro mais desenvolvido, quadril e ombros flexíveis, e mãos e pés preênseis (capazes de agarrar objetos).

Superfamília Hominoidea: Primatas (chipanzés, gorilas, orangotangos, humanos).

Família Hominidae: Grandes primatas, incluindo os humanos.

Gênero Homo: A espécie humana é a única sobrevivente de nosso gênero, embora ele tenha incluído várias ao longo da evolução.

Espécie Sapiens: Todas as espécies recebem um nome duplo em latim, e para isso, os biólogos que nomeiam espécies costumam usar o seguinte modelo: o gênero vem primeiro, seguido de um termo que defina uma característica marcante da espécie. Para os humanos, eles poderiam ter escolhido "bípede" ou "falante" ou "sem pelos", mas escolheram "pensador".

> **Variedade Sapiens:** Algumas espécies recebem um nome "variado", geralmente indicando uma diferença que é óbvia, mas não necessariamente importante do ponto de vista evolutivo. A espécie humana tem outra variedade, o *Homo sapiens neanderthalensis*, extinto há dezenas de milhares de anos. Todos os seres humanos que vivem desde então são de uma variedade da espécie, o *Homo sapiens sapiens*. Na classificação evolutiva dos seres humanos não há categoria biologicamente válida abaixo da variedade de espécie.

Ao longo deste livro você encontra algumas informações sobre cada vertente da anatomia, incluindo:

- **Anatomia macroscópica:** Estuda as grandes partes do corpo animal — qualquer animal —, que são visíveis a olho nu. É nessa vertente que este livro se concentra.
- **Anatomia histológica:** O estudo dos diferentes tipos de tecidos e das células que os compõem. Anatomistas histológicos utilizam vários tipos de microscópios para estudar as células e os tecidos que formam as partes do corpo.
- **Anatomia de desenvolvimento:** O estudo do ciclo de vida do indivíduo, do óvulo fertilizado até a idade adulta, senescência (envelhecimento) e morte, pois as partes do corpo mudam ao longo da vida. Para ler mais informações sobre essa vertente da anatomia, veja o Capítulo 15.
- **Anatomia comparativa:** O estudo das semelhanças e diferenças entre as estruturas anatômicas de diferentes espécies, incluindo as extintas. As informações da anatomia comparativa ajudam os cientistas a entender as estruturas e os processos do corpo humano. Por exemplo, comparar a anatomia dos macacos com a dos seres humanos indica quais estruturas específicas nos permitem caminhar em pé sobre duas pernas.

Um Papo sobre Jargões

Por que a ciência tem tantas palavras engraçadas? Por que os cientistas simplesmente não dizem o que querem dizer em bom português? Uma pergunta pertinente, com uma resposta em duas partes.

Melhorando a comunicação

Os cientistas precisam se comunicar bem com os outros de seu campo. Eles dizem o que realmente querem dizer (a maioria deles, na maioria das vezes, com o máximo de sua capacidade); mas o que querem dizer não pode ser dito no português que as pessoas usam para falar sobre assuntos rotineiros.

Como os profissionais de qualquer área, os cientistas desenvolveram uma terminologia técnica e outros tipos de jargão para se comunicar melhor uns com os outros. É importante que o cientista que envia as informações e o que as recebe usem as mesmas palavras para se referir ao mesmo fenômeno. Para entender anatomia e fisiologia, você também precisa conhecer e usar a mesma terminologia. Os jargões podem fazê-lo se sentir confuso no começo, mas entender o que os originou e dedicar um tempo para aprendê-los antes de mergulhar nos conteúdos mais complexos tornará sua experiência de aprendizado menos penosa.

Especificando a terminologia

A segunda parte da resposta começa com uma pequena conversa sobre jargões. Diferentemente do que muitos pensam, eles são ótimos. O j*argão* é um conjunto de palavras e frases que as pessoas que sabem muito sobre um determinado assunto usam para conversar. Há jargões em todos os campos (científicos ou não), locais de trabalho, cidades e até em todos os lares. Famílias e amigos próximos quase sempre usam jargões nas conversas. Encanadores os usam para se comunicar sobre seu trabalho. Anatomistas e fisiologistas também, e grande parte desse jargão é compartilhada com a medicina e com outros campos da biologia, especialmente a humana.

Os cientistas tentaram criar uma terminologia precisa e fácil de entender, desenvolvendo-a sistematicamente. Ou seja, eles criaram novas palavras reunindo elementos existentes e conhecidos. Eles usaram repetidamente certas sílabas ou fragmentos de palavras para criar novos termos. Com uma pequena ajuda deste livro, você logo começará a reconhecer alguns desses fragmentos, para juntar seus significados e adivinhar com precisão o que um termo que você nunca ouviu quer dizer, da mesma forma como você entende uma frase que nunca havia lido. A Tabela 1-1 é um bom começo, listando alguns fragmentos de palavras relacionados aos sistemas de órgãos que abordamos neste livro.

TABELA 1-1 **Fragmentos de Palavras Técnicas sobre Anatomia**

Sistema do Corpo	Raiz ou Palavra	Significado do Fragmento
Sistema ósseo	os-, oste-; art-	osso; articulação
Sistema muscular	mio-, sarco-	músculo, músculo estriado
Sistema tegumentar	derm-	pele
Sistema nervoso	neur-	nervo
Sistema endócrino	aden-, estr-	glândulas, hormônios
Sistema cardiovascular	card-, angi-, hema-, vaso-	coração, veias, vasos sanguíneos

Sistema do Corpo	Raiz ou Palavra	Significado do Fragmento
Sistema respiratório	pulmon-, bronc-	pulmão, traqueia
Sistema digestório	gastr-, enter-, dent-, hepat-	estômago, intestino, dentes, fígado
Sistema urinário	ren-, nef-; ur-	rins; urina
Sistema linfático	limb-, leuc-, -ites	linfa, glóbulos brancos, inflamações
Sistema reprodutor	andr-, uter-	masculino, uterino

Mas por que esses termos têm de vir de sílabas e fragmentos de palavras em latim e grego? Por que você tem que dissecar e recompor um termo como *iliohipogástrico*? Bem, os termos que as pessoas usam no cotidiano têm uma interpretação ligeiramente diferente de acordo com quem os ouve, e seus significados estão sempre se transformando. Não faz muito tempo, ninguém usava o termo *sinistro* como elogio ou *híbrido* para falar sobre um carro. É possível que daqui a muitos anos quase ninguém entenda o que as pessoas queriam dizer com essas palavras. Os cientistas, no entanto, precisam de estabilidade e precisão para descrever o que falam em um contexto científico, e a imprecisão relativa e a mutabilidade dos termos na linguagem cotidiana tornam isso impossível. Em contrapartida, o grego e o latim pararam de mudar há séculos: *ilio*, *hipo* e *gastro* têm hoje o mesmo significado de 200 anos atrás.

DICA

Toda vez que você se deparar com um termo anatômico ou fisiológico novo, tente reconhecer alguma parte dele. Vá o mais longe que seu conhecimento lhe permitir para adivinhar o significado de todo o termo. Depois de estudar a Tabela 1-1 e as outras listas de vocabulário deste capítulo, você saberá fazer algumas suposições muito boas.

Observando o Corpo da Perspectiva Certa

Lembra-se daquela história sobre um amigo de um amigo que se internou para amputar um pé e, ao despertar da cirurgia, descobriu que haviam lhe removido o pé saudável? Essa história destaca a necessidade de uma perspectiva coerente para entender o jargão. Termos que indicam direção não fazem sentido se você observar o corpo da perspectiva errada. Você provavelmente identifica seu lado direito a partir do esquerdo, mas ignorar a perspectiva pode deixá-lo todo confuso. Esta seção mostra as posições anatômicas, os planos, as regiões e cavidades e as principais membranas que alinham o corpo e o dividem em seções.

Assumindo uma posição

Pare de ler um pouco e faça o seguinte. Levante-se e olhe para a frente. Estenda seus braços ao longo do corpo com as palmas viradas para a frente. Agora você está em uma *posição anatômica* (veja a Figura 1-1). A menos que seja dito o contrário, qualquer referência à localização (diagrama ou descrição) se baseia nessa posição. Usá-la como padrão evita confusão.

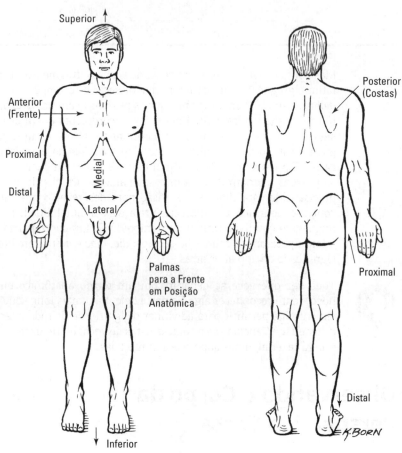

FIGURA 1-1: A posição anatômica padrão.

Ilustração de Kathryn Born, MA

Esta lista contém os termos descritivos anatômicos (palavras de direção) mais comuns usados neste livro e em qualquer outro do tema:

> » **Direita:** À direita do paciente.
>
> » **Esquerda:** À esquerda do paciente.
>
> » **Anterior/ventral:** Na frente ou próximo à frente do corpo.

- » **Posterior/dorsal:** Atrás ou próximo à parte de trás do corpo.
- » **Medial, ou mediano:** Próximo ao centro do corpo.
- » **Lateral:** De lado ou próximo à lateral do corpo.
- » **Proximal:** Mais próximo do ponto de referência ou do tronco.

DICA

Observe que essa lista de termos é dicotômica. Aprendê-los como pares é mais eficaz e funcional.

Dividindo a anatomia

Se você já estudou geometria, sabe que *planos* são superfícies sem saliências e que uma linha reta pode conectar dois pontos nessa superfície plana. Planos geométricos podem ser posicionados em qualquer ângulo. Em anatomia, três planos dividem o corpo em seções. A Figura 1-2 mostra cada um deles. A razão para dividir o corpo com linhas imaginárias — ou fazer *cortes* — é saber qual *metade* ou *parte* está em questão. Ao identificar ou comparar estruturas, você precisa conhecer o quadro de referência. Os planos anatômicos são os seguintes:

- » **Plano frontal, ou coronal:** Divide o corpo ou órgão em anterior e posterior — pense em frente e trás.
- » **Plano sagital, ou mediano:** Divide o corpo ou órgão verticalmente em lado esquerdo e direito. Se o plano vertical corta o corpo exatamente no meio, é chamado de *sagital mediano*.
- » **Plano transversal:** Divide o corpo horizontalmente, em superior e inferior — pense em cima e baixo. Os diagramas dessa perspectiva podem ser bastante perturbadores. Você pode pensar nesse plano como uma caixinha de música com uma tampa que se abre por meio de uma dobradiça. O plano transversal é o ponto em que a tampa se separa da parte inferior da caixa. Imagine-se levantando a tampa para abrir a caixinha e observar o material que a reveste.

LEMBRE-SE

Os planos anatômicos nem sempre criam duas porções iguais e podem "atravessar" o corpo em qualquer ângulo. Os três planos oferecem uma referência importante, mas não espere que as estruturas do corpo, especialmente as articulações, alinhem-se ou movam-se conforme os planos e eixos padrões.

Mapeando suas regiões

Os planos anatômicos são uma orientação para segmentar o corpo, mas as *regiões* (mostradas na Figura 1-3) o compartimentalizam. Como um mapa, elas indicam áreas específicas. O corpo se divide em duas grandes áreas:

CAPÍTULO 1 **Anatomia e Fisiologia: O Quadro Geral** 15

axial e apendicular. O *corpo axial* segue exatamente o eixo central c engloba tudo, menos os membros, ou seja, cabeça, pescoço, tórax (peito e costas), abdômen e pelve. O *corpo apendicular* consiste dos apêndices (membros), também conhecidos como *extremidades superiores e inferiores* (o que você chama de braços e pernas).

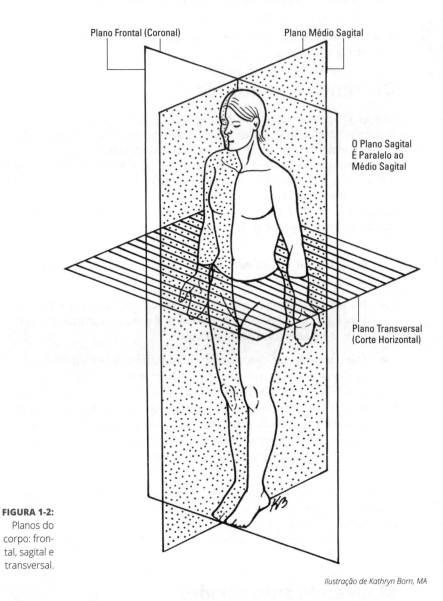

FIGURA 1-2: Planos do corpo: frontal, sagital e transversal.

Ilustração de Kathryn Born, MA

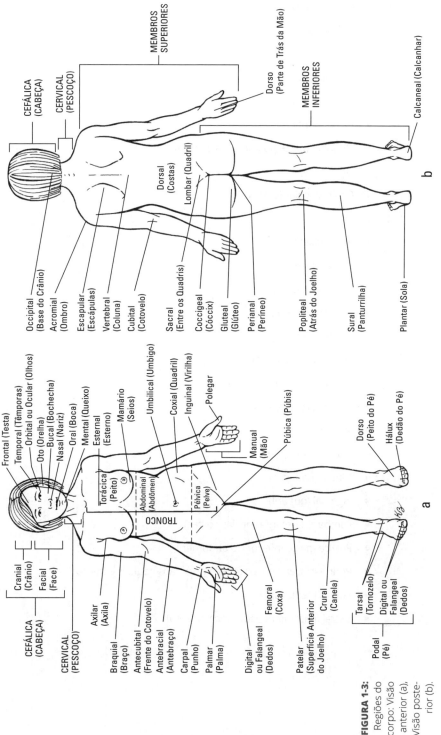

FIGURA 1-3: Regiões do corpo: Visão anterior (a), Visão posterior (b).

CAPÍTULO 1 **Anatomia e Fisiologia: O Quadro Geral** 17

» **Cabeça e pescoço**
- Cefálica (cabeça)
- Cervical (pescoço)
- Cranial (crânio)
- Frontal (testa)
- Nasal (nariz)
- Occipital (parte posterior da cabeça)
- Oral (boca)
- Orbital/ocular (olhos)

» **Tórax**
- Axilar (axila)
- Costal (costela)
- Deltoide (ombro)
- Mamária (mama)
- Peitoral (peito)
- Escapular (escápula)
- Esternal (esterno)
- Vertebral (vértebras)

» **Abdômen**
- Celíaca (abdômen)
- Glútea (nádegas)
- Inguinal (quadril)
- Lombar (parte inferior das costas)
- Pélvica (parte inferior do abdômen)
- Perineal (área entre o ânus e os órgãos genitais externos)
- Púbica (genitais)
- Sacral (parte final da coluna vertebral)

Eis uma lista das principais regiões apendiculares do corpo:

» **Extremidade superior**

- Antebraquial (antebraço)
- Antecubital (parte frontal do cotovelo)
- Braquial (parte superior do braço)
- Cárpica (punho)
- Cubital (cotovelo)
- Digital (dedos)
- Manual (mão)
- Palmar (palma)

» **Extremidade inferior**

- Crural (canela, parte anterior e inferior da perna)
- Femoral (coxa)
- Patelar (parte anterior do joelho)
- Podal (pé)
- Plantar (arco do pé)
- Poplíteo (parte posterior do joelho)
- Sural (panturrilha, parte posterior e inferior da perna)
- Tarsal (tornozelo)

Explorando as cavidades

Se removessem todos seus órgãos internos, o corpo ficaria vazio, exceto pelos ossos e tecidos que formam o espaço em que os órgãos estavam. Como uma cárie é um buraco em um dente, as cavidades do corpo são os "buracos" em que os órgãos se encaixam (veja a Figura 1-4). As duas principais são a *cavidade dorsal* e a *cavidade ventral*.

A dorsal consiste de duas cavidades que contêm o sistema nervoso central. A primeira é a *cavidade cranial*, o espaço dentro do crânio que contém seu cérebro. A segunda é a *cavidade vertebral*, o espaço dentro das vértebras por onde passa a medula espinhal.

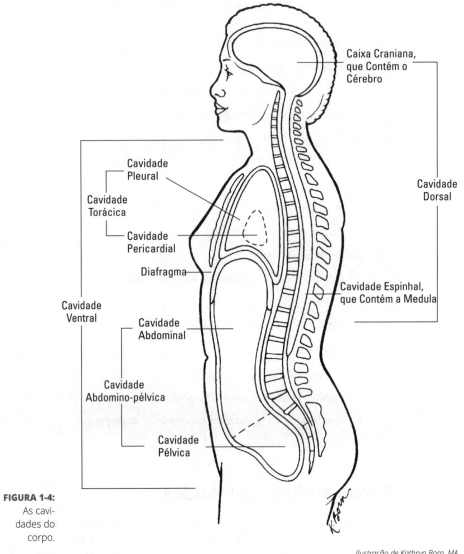

FIGURA 1-4: As cavidades do corpo.

Ilustração de Kathryn Born, MA

20 PARTE 1 **O Local da Fisiologia na Teia dos Saberes**

A cavidade ventral é muito maior e, salvo seu cérebro e medula espinhal, contém todos os demais órgãos. Ela é dividida pelo diafragma em cavidades menores: *cavidade torácica*, que contém o coração e os pulmões, e *cavidade pélvico-torácica*, que contém os órgãos do abdômen e da pelve. A torácica se divide em *cavidade pleural* direita e esquerda (pulmões) e *cavidade pericardial* (coração). A cavidade abdominal também se subdivide; ela contém o estômago, o fígado, a vesícula, o baço e a maior parte dos intestinos. A *cavidade pélvica* contém os órgãos reprodutores, a bexiga, o reto e a parte inferior dos intestinos.

Além disso, o abdômen é dividido em quadrantes e regiões. O plano sagital mediano e um plano transversal se cruzam em um eixo imaginário que passa através do *umbigo* e divide o abdômen em *quadrantes* (quatro partes). Imagine uma cruz dividindo o abdômen em quadrante superior direito, superior esquerdo, inferior direito e inferior esquerdo. Os médicos se referem a essas áreas quando um paciente descreve sintomas de dor abdominal.

As regiões da cavidade abdomino-pélvica são:

- **Epigástrica:** Acima do estômago e na parte central do abdômen, logo acima do umbigo.

- **Hipocondríaca:** Não quer dizer que ela sinta e reclame de qualquer dorzinha ou mal-estar. É a região à direita e à esquerda da epigástrica, imediatamente abaixo da caixa torácica (*hipo-* quer dizer "abaixo", e *condros-*, "cartilagem").

- **Umbilical:** Ao redor do umbigo.

- **Lombar:** A região posterior e inferior à direita e à esquerda da umbilical.

- **Hipogástrica:** Embaixo do estômago e na parte central do abdômen, logo embaixo do umbigo.

- **Ilíaca:** À esquerda e à direita das regiões hipogástricas, próximas aos ossos do quadril.

Organizando a Si Mesmo em Níveis

A anatomia e a fisiologia estão relacionadas ao corpo como um todo, o que os cientistas chamam de *organismo*. No entanto você não pode se concentrar apenas no todo e ignorar o papel das partes. Os processos vitais do organismo são formados e mantidos em vários níveis físicos, que os biólogos chamam de *níveis de organização*: celular, dos tecidos, dos órgãos, dos sistemas e o nível do organismo (veja a Figura 1-5). Nesta seção revisamos esses níveis, começando do menor.

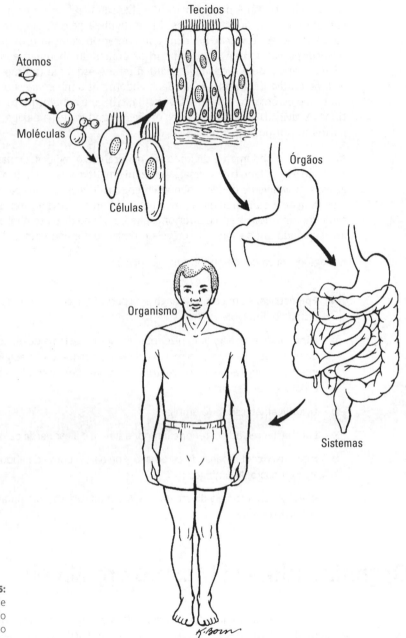

FIGURA 1-5: Níveis de organização do corpo humano.

Ilustração de Kathryn Born, MA

Nível 1: Celular

Se você examinar uma amostra de qualquer tecido humano sob um microscópio, verá células, possivelmente milhões delas. Todos os seres vivos são feitos de células. Na verdade, "ter um nível celular de organização" é inerente a qualquer definição de "organismo". O trabalho em si do corpo ocorre nas células. Por exemplo, seu coração bate para bombear o sangue para todo seu corpo devido ao que acontece dentro das células que formam as paredes daquele órgão.

Nível 2: Dos tecidos

Um *tecido* é uma estrutura feita de muitas células — geralmente de vários tipos — para exercer uma função específica. Tecidos se dividem em quatro categorias:

» O **tecido conjuntivo** sustenta as partes do corpo e as une. Tecidos tão diferentes como ossos e sangue são classificados como conjuntivos.

» O **tecido epitelial (epitélio)** funciona para alinhar e revestir os órgãos, bem como para realizar absorção e secreção. A camada externa da pele é composta de tecido epitelial.

» O **tecido muscular** — surpresa! — é encontrado nos músculos e permite a movimentação das partes do corpo; nas paredes dos órgãos ocos (como intestinos e vasos sanguíneos), para ajudar a movimentar seu conteúdo; e no coração, para mover o sangue por meio da contração e do relaxamento. (Saiba mais sobre os músculos no Capítulo 6.)

» O **tecido nervoso** transmite impulsos e forma nervos. O tecido cerebral é um tecido nervoso. (Falamos sobre o sistema nervoso no Capítulo 7.)

Nível 3: Dos órgãos

Um *órgão* é um agrupamento de tecidos que exerce uma função fisiológica especializada. Por exemplo, o estômago é um órgão que tem a função específica de quebrar alimentos. Por definição, os órgãos são compostos por pelo menos dois tipos de tecidos, mas muitos contêm os quatro. Embora possamos nomear e descrever todos os quatro tipos de tecido que compõem todos os órgãos, como fizemos na seção anterior, listar todos os órgãos já não seria tão fácil.

Nível 4: Dos sistemas de órgãos

Anatomistas e fisiologistas humanos dividiram o corpo em *sistemas de órgãos* — grupos de órgãos que trabalham juntos para atender a uma grande demanda fisiológica.

O sistema digestório é um dos sistemas de órgãos responsáveis pela obtenção de energia a partir do meio ambiente. Perceba, porém, que esse não é um sistema de classificação para seus órgãos. Os órgãos que "pertencem" a um sistema podem ter funções integrantes de outro. O pâncreas, por exemplo, produz enzimas vitais para a quebra dos alimentos (digestório), assim como os hormônios que mantêm nossa homeostase (endócrino).

A estrutura de capítulos deste livro se baseia na definição de sistemas de órgãos.

Nível 5: Do organismo

O pacote completo. O verdadeiro "você". Quando estudamos os sistemas, os órgãos, os tecidos e as células, estamos sempre observando como eles sustentam você no nível do organismo.

FAZENDO IMAGENS INTERNAS

As imagens que os primeiros anatomistas, como Hipócrates e Da Vinci, tinham eram os esboços que faziam para si mesmos. Os desenhos feitos por Andreas Vesalius foram compilados no primeiro atlas anatômico, e a precisão, considerando que era o século XVI, é impressionante. No entanto é Wilhelm Conrad Roentgen, um físico alemão, que é lembrado como "o pai da imagiologia médica". Em 1895, Roentgen mudou o jogo registrando a primeira imagem de partes internas de um ser humano vivo: um raio X da mão de sua esposa. Em 1900, os raios X estavam em uso generalizado para a detecção precoce da tuberculose, naquela época uma causa comum de morte. Os raios X são feixes de radiação emitidos por uma máquina em direção ao corpo do paciente, e imagens de raios X mostram detalhes apenas de tecidos duros, como ossos, que refletem a radiação. Dessa forma, assemelham-se às fotografias. Refinamentos e aprimoramentos de técnicas de raios X foram desenvolvidos durante todo o século XX, com uso extensivo e grandes avanços durante a Segunda Guerra Mundial. O raio X ainda é um método amplamente usado para diagnóstico médico, não apenas para fraturas ósseas, mas para o rastreamento de sinais de doenças, especialmente tumores.

Na década de 1970, a tecnologia informática decolou, levando consigo a da imagiologia. As técnicas de imagem digital começaram a ser aplicadas para converter várias imagens de fatias planas em uma imagem tridimensional. A primeira tecnologia desse tipo foi denominada *tomografia axial computadorizada* (ou tomografia computadorizada, no popular). A técnica combina várias imagens de raios X de diferentes profundidades em imagens de estruturas inteiras dentro do corpo. O corante de contraste pode ser usado para destacar áreas específicas, o que é especialmente útil para uma avaliação rápida (por exemplo, após um trauma).

Outra classe de tecnologia de imagem que utiliza radiação é a tomografia por emissão de pósitrons (PET). Um isótopo radioativo pode ser ligado a uma molécula específica — de uma medicação, por exemplo. Após a administração do medicamento ao paciente, o isótopo emite radiação, que pode ser rastreada e seguida com detectores de radiação. Isso é especialmente útil para testar a eficácia de medicações em um contexto de pesquisa clínica. É o único método em que a varredura fornece informações da função do órgão em um nível celular.

A tecnologia de *ultrassonografia* utiliza os ecos das ondas sonoras enviadas ao corpo para gerar um sinal que um computador transforma em uma imagem em tempo real da anatomia e da fisiologia. O ultrassom também produz sons audíveis, de modo que o anatomista ou fisiologista consegue, por exemplo, observar as pulsações de uma artéria enquanto ouve o som do sangue fluindo por ela. Embora todas essas tecnologias sejam consideradas não invasivas, a ultrassonografia, pela ausência de radiação, é a menos invasiva, e por isso é usada mais livremente, especialmente em situações delicadas, como a gravidez.

A *ressonância magnética* (RMN) utiliza campos magnéticos e pulsos de radiofrequência para criar uma imagem do interior do corpo. Estruturas de tecido mole são mais difíceis de digitalizar usando-se outros métodos, especialmente aquelas que ficam embaixo de ossos. A imagem em 3D resultante identifica anomalias dentro de um órgão, muitas vezes em grandes detalhes. Desde o início da década de 1990, neurocientistas têm usado um tipo de ressonância magnética especializada, a *ressonância magnética funcional* (fMRI), para obter imagens do cérebro. Essas imagens podem ser gravadas ao longo do tempo, e as áreas ativas "acendem" durante a varredura, mostrando quais partes estão ativas durante tarefas específicas. Basicamente, a fMRI permite que os cientistas observem os pensamentos de um paciente ou participante de uma pesquisa enquanto ele está pensando!

Essas tecnologias produzem imagens digitais extremamente claras e detalhadas, que hoje são produzidas de forma muito mais rápida e barata do que as tecnologias antigas permitiam, além de serem facilmente duplicadas, transmitidas e armazenadas. As tecnologias de imagem digital ampliaram incomensuravelmente o conhecimento em anatomia e fisiologia nos últimos 30 anos, o que transformou a ciência biológica e a médica. Como as técnicas são continuamente pesquisadas e desenvolvidas, nossa compreensão da fisiologia e a precisão dos diagnósticos continuará a se aprimorar.

> **NESTE CAPÍTULO**
>
> » **Entendendo as atividades que seu corpo executa todos os dias**
>
> » **Compreendendo o que acontece dentro de cada célula**
>
> » **Descobrindo a importância da homeostase**
>
> » **Construindo e mantendo as partes do todo**

Capítulo **2**

O que Seu Corpo Faz Todos os Dias

Este capítulo trata de sua vida como um organismo. Como o Capítulo 1 explica, o *organismo* é o quinto dos cinco níveis de organização dos seres vivos. Embora essa palavra tenha muitas definições, para os propósitos deste capítulo um organismo é uma unidade viva que metaboliza e mantém a própria existência.

Neste capítulo você entenderá por que sua lista de tarefas, lotada como está, não inclui itens como *Respire dez vezes por minuto* ou *Às 11h30, abra as glândulas sudoríparas*. Os processos que seu corpo deve realizar minuto a minuto para manter a vida, sem mencionar as reações bioquímicas que acontecem milhões de vezes por segundo, não podem ser deixados para os distraídos lóbulos frontais (a parte consciente e planejada de seu cérebro). Em vez disso, seus órgãos e sistemas funcionam juntos para realizar automaticamente esses processos e reações, sem que a atividade chegue à sua atenção consciente. Todo dia e toda a noite, ano após ano, seu corpo constrói, mantém e sustenta cada parte de você, mantém sua temperatura e seu teor de fluidos dentro de intervalos definidos com precisão, e transfere substâncias de fora para dentro, e depois, para fora novamente. Esses processos são a *homeostase* e o *metabolismo*.

Transferindo Energia: A Função do Corpo no Mundo

As leis da termodinâmica são a base de como a física e a química do Universo são compreendidas. Elas estão no âmbito "assumidas como verdades óbvias" para químicos, físicos e biólogos de todas as especialidades. A primeira lei da termodinâmica afirma que a energia não pode ser criada nem destruída — só pode mudar de forma. (Veja o Capítulo 16 para ler um breve exame da primeira lei e de outras leis básicas da química e da física.) As mudanças de energia se formam continuamente — dentro de estrelas, dentro de motores de todos os tipos e, de maneiras muito especiais, dentro de organismos.

A função mais básica desse organismo que é você neste planeta é participar desse fluxo contínuo de energia. Como um *heterotrófico* (um organismo que não fotossintetiza), você ingere (absorve) energia sob a forma de matéria — isto é, você come os corpos de outros organismos. Você usa a energia armazenada nas ligações químicas dessa matéria para alimentar os processos de seu *metabolismo* e de sua *homeostase*. Dessa forma, essa energia se transforma na matéria chamada "você" (o material em suas células), matéria que "não é você" (o material exalado em sua respiração e eliminado em sua urina) e no calor irradiado de seu corpo para o meio ambiente.

PAPO DE ESPECIALISTA

Hetero significa "outro", e *trófico*, "nutrição". O *heterotrófico* se alimenta dos outros, em oposição ao *autotrófico*, que produz o próprio alimento, como as plantas.

As plantas convertem a energia luminosa do Sol em energia química de carboidratos, que compõem a maior parte da matéria de seus corpos, reciclando os resíduos (dióxido de carbono) de seus processos metabólicos. A energia circula, e parte dela está sempre fluindo pelo seu corpo, sendo constantemente transformada ao fazê-lo. Você, meu amigo, faz parte de um ciclo de dimensões cósmicas!

Construindo e Destruindo: O Metabolismo

A palavra *metabolismo* descreve todas as reações químicas que ocorrem dentro de seu corpo. Elas são de dois tipos — as *reações anabólicas* constroem coisas (moléculas), e as *reações catabólicas* destroem.

DICA

Para não confundir os termos anabólico e catabólico, associe a palavra *catabólico* com *catástrofe*, para se lembrar de que reações catabólicas quebram os produtos, e assim você sabe que as reações anabólicas criam produtos.

Seu corpo exerce ambas as funções, catabólicas e anabólicas, simultaneamente, 24 horas por dia, para se manter vivo e em pleno funcionamento. Mesmo quando você dorme, suas células trabalham. Você nunca descansa (pelo menos não até morrer).

O Capítulo 11 apresenta os detalhes de como o sistema digestório decompõe os alimentos em nutrientes e os coloca na corrente sanguínea. O Capítulo 9 explica como a corrente sanguínea transporta os nutrientes pelo corpo para todas as células e os produtos residuais para o sistema urinário. O Capítulo 12 mostra como o sistema urinário filtra o sangue e remove os resíduos do corpo. Este capítulo descreve as reações que suas células sofrem para converter combustível na energia que você utilizará. Está pronto?

Por que suas células metabolizam

Mesmo quando o exterior de seu corpo está parado, o interior está em movimento. Dia e noite, seus músculos se contraem e mantêm o "tônus". Seu coração bate. Seu sangue circula. Seu diafragma se move para cima e para baixo a cada respiração. Os impulsos nervosos viajam. Seu cérebro monitora tudo. Você pensa. Mesmo quando você está dormindo, você sonha (uma forma de pensar). Seus intestinos empurram a comida que você comeu horas antes ao longo do canal alimentar. Seus rins filtram seu sangue e produzem urina. Suas glândulas sudoríparas se abrem e se fecham. Seus olhos piscam, e mesmo durante o sono eles se movem. Os homens produzem espermatozoides. As mulheres passam pelo ciclo menstrual. Os processos que o mantêm vivo estão sempre ativos.

Cada célula do corpo é como uma pequena fábrica, convertendo matérias-primas em moléculas funcionais, como proteínas e milhares de outros produtos, muitos dos quais discutimos ao longo deste livro. As matérias-primas (nutrientes) vêm dos alimentos que você come, e as células usam esses nutrientes nas reações metabólicas. Durante essas reações, parte da energia dos nutrientes catabolizados é usada para gerar a *adenosina trifosfato* (ATP), a única molécula que as células realmente podem usar para alimentar todas as reações químicas.

LEMBRE-SE

Então os nutrientes são catabolizados (quebrados), e, quando necessário, o ATP é anabolizado (para energia). Esse princípio de reações anabólicas e catabólicas combinadas é um dos pilares da fisiologia humana e é necessário para manter a vida. O metabolismo celular também produz resíduos que devem ser removidos (exportados) da célula e, finalmente, do corpo.

O ATP funciona como uma bateria recarregável. Contém três fosfatos alinhados em fila (veja a Figura 2-1). A quebra de um deles produz energia, deixando para trás uma *adenosina difosfato* (AD) e um fosfato (P). No entanto, assim como você pode conectar seu telefone para recarregar a bateria, a energia nas ligações de glicose é usada para reconectar o ATP recriador de P (embora de uma maneira incrivelmente complicada).

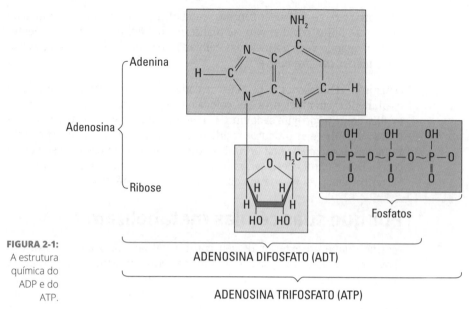

FIGURA 2-1: A estrutura química do ADP e do ATP.

© John Wiley & Sons, Inc.

Como suas células metabolizam

As reações que convertem combustível (especificamente glicose) em energia utilizável (moléculas de ATP) incluem a glicólise, o ciclo de Krebs (respiração aeróbica e a anaeróbica), e a fosforilação oxidativa. Juntas, essas reações formam a *respiração celular*. Esses são caminhos complexos, então espere levar um tempo para compreendê-los. Veja a Figura 2-2 e consulte-a quantas vezes forem necessárias para entender o que acontece na respiração celular. (**Nota**: a fermentação alcoólica é incluída como referência, mas não ocorre no corpo humano.)

Aqui nos concentramos nos detalhes dos três principais componentes da respiração celular.

Via glicolítica (glicólise)

Partindo do topo da Figura 2-2, você pode ver que a glicose — a menor molécula na qual um carboidrato é quebrado durante a digestão — passa pelo processo de glicólise, que inicia a respiração celular e usa um pouco da energia (ATP). A glicólise ocorre no citoplasma e não precisa de oxigênio. Duas moléculas de ATP são necessárias para fazer cada molécula de glicose descer pela via glicolítica. Embora quatro moléculas de ATP sejam geradas durante a glicólise, a produção líquida de ATP é de duas moléculas. Além dos dois ATPs, duas moléculas de *ácido pirúvico* (os piruvatos) são geradas. Elas se movem dentro da mitocôndria e entram no ciclo de Krebs.

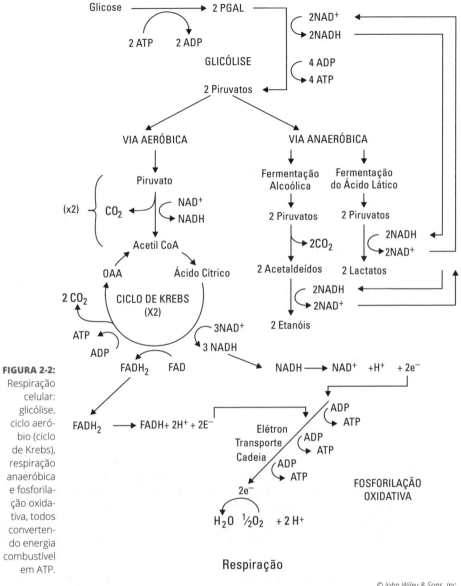

FIGURA 2-2: Respiração celular: glicólise, ciclo aeróbio (ciclo de Krebs), respiração anaeróbica e fosforilação oxidativa, todos convertendo energia combustível em ATP.

© John Wiley & Sons, Inc.

O ciclo de Krebs

O *ciclo de Krebs* é uma importante via biológica no metabolismo de todos os organismos multicelulares. É um *caminho aeróbico*, que precisa de oxigênio.

Quando o piruvato entra na mitocôndria, a molécula de um composto chamado *nicotinamida adenina dinucleotídeo* (NAD+) entra em ação. NAD+ é um transportador de elétrons (isso quer dizer que transporta energia) e alavanca o processo introduzindo um pouco de energia na via. O NAD+ fornece tanta energia que, quando se junta com o piruvato, libera dióxido de carbono, e forma a molécula NADH. A *flavina-adenina dinucleótido* (FAD) funciona da mesma maneira, tornando-se FADH$_2$. O produto final dessa reação completa é a *acetil coenzima*, que é uma molécula de carboidrato que inicia o ciclo de Krebs.

LEMBRE-SE

Ciclos são infinitos. Produtos de algumas reações são usados em seguida para iniciar outras reações. Um exemplo é o acetil coenzima CoA: esse produto é gerado durante o ciclo de Krebs, mas também ajuda a iniciar o ciclo. Junto com água e o acetil coenzima A, o *oxaloacetato* (OAA) é convertido em ácido cítrico. Em seguida, uma série de reações ocorre durante o ciclo.

Fosforilação oxidativa

A fosforilação oxidativa, ou *cadeia de transporte de elétrons* (ETC), ocorre na membrana interna da mitocôndria. Os transportadores de elétrons produzidos durante o ciclo de Krebs — NADH e FADH$_2$ — são formados quando NAD+ e FAD, respectivamente, são "reduzidos". Quando uma substância é *reduzida*, ganha elétrons; quando é *oxidada*, perde. (Vá para o Capítulo 16 para obter mais informações sobre essas "reações de oxirredução".) Então NADH e FADH$_2$ são compostos que ganharam elétrons e, portanto, energia. Na ETC, as reações de oxidação e redução ocorrem repetidamente como forma de transportar energia. No final da cadeia, os átomos de oxigênio aceitam os elétrons, produzindo água. (A água das reações metabólicas não faz uma contribuição significativa para a necessidade de água do corpo.)

À medida que o NADH e o FADH2 passam pela cadeia respiratória (ou transportadora de elétrons), eles perdem energia com a oxidação e redução, oxidação e redução etc. Parece muito cansativo, não? Bom, pelo menos as suas reservas de energia são esgotadas por uma boa causa. A energia que esses transportadores de elétrons perdem é usada para juntar uma molécula de fósforo a uma de *di*fosfato de adenosina (ADP) para criar o tão desejado *tri*fosfato adenosina— a famosa ATP. Para cada molécula de NADH produzida no ciclo de Krebs, três moléculas de ATP são geradas. Para cada molécula de FADH$_2$ produzida no ciclo de Krebs, duas moléculas de ATP são geradas.

LEMBRE-SE

Teoricamente, todo o processo de *respiração celular* aeróbica — glicólise, ciclo de Krebs e fosforilação oxidativa — gera 38 moléculas de ATP a partir da energia de uma molécula de glicose: 2 da glicólise, 2 do ciclo de Krebs e 34 da fosforilação oxidativa. Porém esse rendimento teórico nunca é alcançado, porque os processos, especialmente os biológicos, nunca são 100% eficientes. No mundo real, esperam-se de 29 a 30 moléculas de ATP por molécula de glicose.

Respiração anaeróbica

Às vezes o oxigênio não está presente, mas seu corpo ainda precisa de energia. Nessas ocasiões, um sistema de backup, a *via anaeróbica* (chamada de anaeróbica porque acontece na ausência de oxigênio) se faz presente. A fermentação do ácido lático gera NAD+ para que a glicólise, que resulta na produção líquida de duas moléculas de ATP, possa continuar. No entanto, se o suprimento de NAD+ acabar, a glicólise não acontece, e o ATP não pode ser gerado.

Isso ocorre com mais frequência nas células musculares após exercícios intensos. O subproduto dessa reação, o *ácido lático*, acumula-se nos músculos, contribuindo para a *fadiga muscular* (a incapacidade de uma célula muscular de se contrair). Assim, esse processo não pode ser mantido por longos períodos.

Equilibrando: A Homeostase

As reações químicas não são eventos aleatórios. Elas só ocorrem quando todas as condições são adequadas: todos os reagentes e catalisadores necessários estão juntos nas quantidades certas; o combustível para a reação está presente, em quantidade suficiente e na forma correta; e as variáveis ambientais estão todas dentro da faixa correta, incluindo temperatura, salinidade e pH. A complicada química da vida é extremamente sensível às condições ambientais, e o ambiente é o próprio corpo. *Homeostase* é o termo que os fisiologistas usam para se referir ao equilíbrio de todas as variáveis. Numerosos mecanismos homeostáticos são empregados por nossos corpos para manter tudo sob controle; caso contrário, todas as reações que fazem parte de nosso metabolismo não podem ocorrer.

As seções a seguir examinam algumas variáveis fisiológicas importantes e como os mecanismos de homeostase as mantêm na faixa ideal nas situações cotidianas.

LEMBRE-SE

Como as metabólicas, as reações homeostáticas requerem energia.

Mantendo uma temperatura constante: A termorregulação

Todas as reações metabólicas em todos os organismos exigem que a temperatura do corpo esteja dentro de um determinado intervalo. Como somos *homeotérmicos*, ou "de sangue quente", nossa temperatura corporal é relativamente constante, independentemente da temperatura ambiente. Conseguimos essa estabilidade por meio da regulação da taxa metabólica. O grande número de mitocôndrias por célula possibilita essa alta taxa, o que gera muito calor.

CAPÍTULO 2 **O que Seu Corpo Faz Todos os Dias** 33

LEMBRE-SE

A regulação da temperatura corporal demanda um suprimento constante de combustível (glicose) para os fornos mitocondriais.

Outra maneira de controlar a temperatura corporal é empregando adaptações que, em ambientes frios, conservem o calor gerado pelo metabolismo e o dissipem em condições excessivamente quentes. Algumas dessas adaptações são:

» **Suor:** Os poros da pele se abrem para, através das glândulas sudoríparas, dissipar o calor pela evaporação da água. E, para conservá-lo, eles se fecham. Os músculos na base das glândulas sudoríparas, localizados em uma camada profunda da pele, são responsáveis pelo processo. Veja o Capítulo 4.

» **Circulação sanguínea:** Os vasos sanguíneos próximos à pele se dilatam (ampliam-se) para dissipar o calor no sangue através da pele. Eles se constringem (reduzem-se) para conservar o calor. É por isso que sua pele fica vermelha (avermelhada) quando você está com calor: essa é a cor de seu sangue visível na superfície da pele. Veja o Capítulo 9.

» **Contração muscular:** Fechar os poros e constringir os vasos sanguíneos não é suficiente para conservar o calor em condições frias. Seus músculos começarão a se contrair automaticamente para gerar mais calor. Essa reação é vulgarmente conhecida como "tremer".

» **Isolamento:** Regiões com tecido adiposo sob a pele fornecem isolamento, conservando o calor do corpo. Os pelos também contribuem com isso (embora não o suficiente para evitar que precisemos de um casaco de inverno quente e agradável).

Nadando em H_2O: Equilíbrio de fluidos

Um ambiente aquoso é um requisito para uma grande quantidade de reações metabólicas (o restante precisa de um ambiente lipídico). O corpo contém muita água: no sangue; nas células; nos espaços entre elas; nos órgãos digestórios; aqui, ali e em toda parte. No entanto essa água em seu corpo não é pura; ela é um solvente para milhares de diferentes íons e moléculas (solutos). A quantidade e a qualidade dos solutos mudam o caráter da solução. Como os solutos entram e saem constantemente da solução aquosa à medida que participam ou são gerados por reações metabólicas, suas características devem permanecer dentro de certos limites para que as reações continuem acontecendo.

- » **Mudanças na composição da urina:** O rim é um órgão complexo, capaz de medir a concentração de muitos solutos no sangue, incluindo sódio, potássio e cálcio. Uma função crucial, o rim mede o volume de água no corpo de acordo com a pressão do sangue fluindo (quanto maior o volume de água, maior a pressão arterial). Se precisarem ser feitas mudanças para levar o volume e a composição do sangue de volta à faixa ideal, as várias estruturas do rim acrescentarão mais ou menos água, sódio, potássio, e assim por diante, na urina. É por isso que sua urina muda de cor. Essa e outras funções do sistema urinário são discutidas no Capítulo 12.

- » **O reflexo da sede:** A água passa pelo seu corpo constantemente, principalmente através da boca e de vários sistemas, incluindo a pele, o sistema digestório e o urinário. Se o volume de água cair abaixo do nível ideal (desidratação) e os rins não conseguirem recuperar o equilíbrio, os mecanismos da homeostase se intrometem na parte consciente de seu cérebro para deixá-lo desconfortável. Você sente muita sede. Você ingere líquidos. Seu equilíbrio de fluidos é restaurado, e o reflexo da sede acaba.

Ajustando o suprimento de combustível: Concentração de glicose no sangue

A glicose, o combustível de todos os processos celulares, é dissolvida no sangue e distribuída para todas as células. A concentração de glicose no sangue deve ser alta a ponto de garantir que as células tenham combustível suficiente. No entanto, se ultrapassar as necessidades imediatas das células, ela prejudica muitos órgãos e tecidos importantes, especialmente onde os vasos são pequenos, como na retina do olho, nas extremidades (mãos e, especialmente, pés) e nos rins. O diabetes é uma doença na qual há uma superconcentração crônica de glicose no sangue.

A quantidade de glicose no sangue é controlada principalmente pelo pâncreas. A absorção pelo intestino delgado leva a glicose do alimento ingerido para o sangue. A insulina é um hormônio liberado pelo pâncreas em resposta ao aumento dos níveis de glicose no sangue. A maioria das células tem receptores que se ligam à insulina, o que permite que a glicose entre nas células para a respiração celular. As células do fígado, dos músculos e do tecido adiposo (gordura) a absorvem e a armazenam como glicogênio (veja o Capítulo 3). Às vezes, quando seus intestinos não absorvem muita glicose, quando já se passaram horas após uma refeição, a produção de insulina é suprimida, e a glicose armazenada é liberada no sangue novamente. Consulte o Capítulo 8 para obter mais informações sobre o controle pancreático dos níveis de glicose no sangue.

O FEEDBACK NA FISIOLOGIA

Na biologia e em outras ciências, o *feedback* é a informação que um sistema gera sobre si mesmo ou os efeitos que influenciam a continuidade de seus processos. Mecanismos de feedback podem ser *negativos* ou *positivos*. Esses termos não significam que um é prejudicial, e o outro, benéfico, e eles não são opostos — isto é, não se contrapõem em um mesmo sistema ou processo. Os organismos usam os dois tipos de mecanismos de feedback para controlar diferentes aspectos de sua fisiologia.

A função do *mecanismo de feedback negativo* é manter os processos dentro de certos limites. Ele avisa ao sistema para parar, desacelerar ou diminuir sua saída quando a quantidade ou faixa ideal é atingida, ou para acelerar ou aumentar sua saída quando a quantidade estiver abaixo dela. Em outras palavras, ele diz a um processo para começar a fazer o oposto do que está fazendo. Os mecanismos de feedback negativo mantêm ou regulam as condições fisiológicas dentro de um intervalo definido e estreito. A homeostase depende de uma vasta gama de mecanismos de feedback negativo.

O *mecanismo de feedback positivo* informa um processo para continuar ou aumentar sua saída. Um feedback positivo diz: "Um pouco está bom; mas seria melhor mais." Ele acelera ou aprimora a saída criada por um estímulo que já foi ativado. Um mecanismo de feedback positivo é geralmente um processo em cascata que aumenta o efeito do estímulo e faz os níveis extrapolarem os intervalos normais, geralmente para um propósito específico e temporário. Como o feedback positivo pode ficar fora de controle (pense no fogo), há relativamente poucos mecanismos de feedback positivo. Um exemplo é a "cascata de coagulação", que ocorre em resposta a um corte em um vaso sanguíneo, descrito neste capítulo. Outro é a liberação de ocitocina para intensificar as contrações uterinas durante o parto (descrita no Capítulo 14).

Medindo variáveis importantes

Como o pâncreas sabe quando liberar insulina e em que quantidade? Como o rim sabe quando o teor de sal no sangue está muito alto, ou o volume do sangue, muito baixo? O que diz às glândulas sudoríparas para se abrirem e fecharem para esfriar o corpo ou reter o calor? Bem, continue lendo!

Todo mecanismo homeostático tem três partes: um receptor, um integrador e um efetor. Numerosos *receptores*, ou sensores, estão estrategicamente localizados em todo seu corpo. Alguns respondem a mudanças químicas (como o pH), outros, a alterações mecânicas (como a pressão arterial), e há muitos mais. Esses receptores são células nervosas especializadas e comunicam ao cérebro — o *integrador* — quaisquer alterações em nosso equilíbrio. O cérebro processa todas as informações recebidas e "decide" se uma resposta é justificada. Se for, uma mensagem será enviada por meio dos neurônios ou dos hormônios para os *efetores*, que realizam a resposta do corpo (o efeito).

Crescendo, Substituindo e Renovando

Nossa, como você mudou e ainda está mudando! Crescendo, envelhecendo e vivendo todos os dias, você está construindo novas partes para seu corpo e substituindo as antigas. Desde a concepção até a idade adulta, seu corpo esteve ocupado fazendo tudo — do zero.

No entanto, depois que você cresceu, o trabalho não terminou. Quase todos os tecidos e órgãos vivos e complexos necessitam de peças de reposição em algum momento, e muitos precisam delas o tempo todo. Essa necessidade é uma das características que definem os organismos — a capacidade de organizar a matéria nas estruturas que os compõem e de substituir e renová-las conforme necessário, como descrevemos nas seções a seguir.

LEMBRE-SE

Como discutimos na seção "Construindo e Destruindo: O Metabolismo", no início do capítulo, produzir novas células e tecidos é tarefa do *metabolismo anabólico*, e quebrar e eliminar velhas células e tecidos, do *metabolismo catabólico*.

Crescendo

Você começou a vida como uma única célula e se formou a partir daí, com a ajuda de sua mãe, no começo. Seu corpo se desenvolveu ao longo de um plano, construindo uma espinha dorsal com uma cabeça no topo e uma cauda na parte inferior (de alguma forma, você a perdeu). Agora olhe para você: 100 trilhões de células, quase todas com a própria estrutura e função. Bom trabalho! Encontre mais informações sobre os processos de desenvolvimento no Capítulo 15.

Substituindo

Assim como o organismo do qual fazem parte, muitos tipos de células têm um ciclo de vida: nascem, desenvolvem-se, trabalham, desgastam-se e morrem. Para um organismo continuar seu ciclo de vida, essas células devem ser substituídas continuamente, seja pela divisão do mesmo tipo de célula ou pela diferenciação de *células-tronco*. Essas células relativamente indiferenciadas esperam pacientemente até serem convocadas para se dividir. Algumas das células-filhas se diferenciam em seu tipo específico programado, enquanto outras permanecem como células-tronco e aguardam para serem chamadas na próxima vez. As células-tronco fazem parte de uma área ativa de pesquisa em fisiologia e no campo da medicina regenerativa.

CAPÍTULO 2 **O que Seu Corpo Faz Todos os Dias** 37

Alguns tipos de células e tecidos que devem ser sempre substituídos são:

- » **Glóbulos vermelhos:** O ciclo de vida de um glóbulo vermelho é de cerca de 120 dias. Isso significa que você substitui todos os seus glóbulos vermelhos três vezes por ano. Os novos se originam na medula vermelha dos ossos, e os velhos têm o ferro reabsorvido no baço e depois são destruídos no fígado.

- » **Epiderme:** As células da epiderme, a camada externa da pele, são constantemente retiradas da superfície e substituídas por baixo. Seu corpo substitui toda a epiderme a cada seis semanas. Esse processo é discutido no Capítulo 4.

- » **Revestimento intestinal:** As células epiteliais do revestimento intestinal são substituídas toda semana. Você perceberá essa façanha quando ler sobre o intestino, no Capítulo 11.

- » **Membrana respiratória:** Seu corpo substitui as células epiteliais que revestem a parede alveolar e os vasos capilares pulmonares toda semana. Veja o Capítulo 10 para ler uma descrição da membrana respiratória.

- » **Esperma:** O processo de *espermatogênese* (produção de esperma) é contínuo, começando na puberdade masculina e terminando com a morte. A quantidade e a qualidade variam de acordo com a idade e a saúde. Veja o Capítulo 14 para ler mais detalhes.

- » **Osso:** Como você lê no Capítulo 5, os ossos são um tecido vivo e muito ativo de diversas maneiras. Eles suportam o peso do corpo e o estresse do impacto. Pequenas rachaduras se desenvolvem neles o tempo todo e são reparadas rápida e constantemente, um processo conhecido como *remodelação*. Os ossos servem como um depósito para armazenar íons metálicos, especialmente cálcio, que flui para dentro e para fora deles constantemente.

Alguns tecidos substituem suas células a uma taxa muito lenta, como estes:

- » **Células cerebrais:** Os cientistas pensaram por muitas décadas que não há substituição para as células cerebrais que morrem, e, em geral, que nenhuma nova célula era desenvolvida no cérebro durante a idade adulta. Pesquisadores do cérebro mostraram que isso não é verdade.

    Ainda assim, os neurônios são feitos para não precisarem de substituição, mas para durar a vida inteira. Os processos que produzem novas células no cérebro adulto atraíram muito interesse de pesquisa. Veja o Capítulo 7.

» **Músculo cardíaco:** Até recentemente, os fisiologistas acreditavam que as células musculares cardíacas não eram capazes de se regenerar, mas essa crença foi recentemente questionada. Em 2009, pesquisadores na Suécia relataram evidências de que, em corações saudáveis, as células musculares cardíacas de fato se dividem, mas lentamente. Os pesquisadores estimaram que um jovem de 20 anos renove cerca de 1% das células do músculo cardíaco por ano, e que cerca de 45% das células musculares cardíacas de uma pessoa de 50 anos foram geradas após o nascimento. Pesquisas publicadas no início dos anos 2000 mostraram evidências de que as células musculares cardíacas se regeneram, em certa medida, após um ataque cardíaco.

Renovando

Seu corpo repara alguns tecidos conforme necessário, como após uma lesão:

» **Músculo esquelético:** Células musculoesqueléticas maduras, as *fibras*, não se dividem nem são substituídas, a menos que estejam danificadas. Depois que são formadas, as fibras musculares esqueléticas geralmente duram por toda a vida. Mas espere, você disse que está malhando e seus bíceps estão duas vezes maiores do que no ano passado? Parabéns, mas você não adicionou células. As que você já tinha cresceram.

» **Músculo liso:** Como as fibras musculoesqueléticas, as lisas são substituídas quando são feridas.

» **Fibroblastos da pele:** Estes são diferentes das células epidérmicas. Essas células proliferam-se rapidamente para reparar os danos causados por cortes ou feridas, e são responsáveis por gerar tecidos cicatriciais, como discutido na próxima seção.

» **Células do fígado:** Elas raramente se dividem. No entanto, se um grande número de células hepáticas for removido — por remoção cirúrgica de parte do fígado, por exemplo —, as remanescentes se proliferam rapidamente para repor o tecido perdido. Isso possibilita transplantar parte do fígado de um doador vivo para um receptor ou dividir um único fígado de um doador morto entre dois receptores. Nesses casos, quando tudo corre bem, ambas as partes se regeneram em um fígado completo e funcional.

Curando as feridas

Quando você tem uma pequena ferida superficial (um pequeno arranhão), a epiderme simplesmente substitui as células danificadas. Em poucos dias, ela desaparece. Mas, quando a ferida é profunda o suficiente para que os vasos sanguíneos sejam danificados, o processo de cura é um pouco mais complexo. Veja o Capítulo 9 para obter informações sobre sangue e vasos sanguíneos.

O afluxo sanguíneo instantâneo lava os detritos e micro-organismos da ferida. Então os vasos ao redor dela se contraem para desacelerar o fluxo sanguíneo. As *plaquetas*, um componente do sangue, grudam nas fibras colágenas que compõem a parede do vaso, formando um band-aid natural, conhecido como *tampão de plaquetas*.

Após a formação do tampão de plaquetas, uma cadeia complexa de eventos resulta na formação de um *coágulo*, o que impede a perda de sangue. Essa cadeia de eventos é a *cascata de coagulação*, que é iniciada por enzimas chamadas de *fatores coagulantes*. Aqui está um resumo do que acontece, concentrando-se nos passos mais importantes:

- » **Protrombina:** Esse fator de coagulação se converte em trombina. Essa reação requer cálcio.
- » **Trombina:** Esse fator age como uma enzima que faz o plasma proteico *fibrinogênio* formar longos filamentos, as *fibrinas*.
- » **Fibrina:** Rodeando o tampão de plaqueta, esses fios de fibrina formam uma malha que ajuda a formar o coágulo.
- » **Coágulo:** Essa "malha" prende as hemoglobinas para formar o coágulo. As hemoglobinas que ficaram presas do lado de fora do coágulo ressecam (o ar oxida o ferro contido nelas, como ferrugem), ficam meio marrom-
-avermelhadas e viram uma crosta.

Embaixo da crosta, os vasos sanguíneos se regeneram e se recuperam, e na derme os *fibroblastos* estimulam a criação de proteínas para preencher o espaço nas camadas danificadas. As cicatrizes são desenvolvidas para oferecer mais suporte às áreas da pele que estão profundamente danificadas. O tecido cicatricial contém muitas fibras colágenas entrelaçadas, mas não tem folículos pilosos, unhas ou glândulas. Geralmente perdemos a sensação na área coberta pelo tecido cicatricial por causa da danificação dos nervos.

As mais resistentes

Como mencionamos anteriormente no capítulo, *quase* todos os tecidos e órgãos necessitam de peças de reposição em algum momento. No entanto aqui estão algumas exceções:

» **Sistema nervoso central:** Na maioria das vezes, as células e tecidos do sistema nervoso central são incapazes de autorreparo e regeneração. Esse é o motivo do mau prognóstico em casos de lesão medular.

» **Nervos periféricos:** São as células nervosas que transmitem sensações ou mensagens motoras entre o sistema nervoso central e a pele e os músculos esqueléticos (veja o Capítulo 7). Muitos tipos de neurônios periféricos não são submetidos a substituições regulares no funcionamento normal. Eles são, portanto, algumas das células mais antigas de seu corpo. Infelizmente, eles não são regenerados quando morrem por lesão, então alguns tipos de danos nos nervos são permanentes. Como eles não são substituídos quando morrem, diminuem ao longo da vida.

» **Óvulos:** Ao nascer, uma mulher já tem todos os óvulos nos ovários. Para a maioria, isso é cerca de meio milhão a mais do que o necessário. A maior parte dos óvulos morre antes da puberdade, poucos amadurecem e participam dos eventos mensais do ciclo ovariano (menstrual), e apenas alguns participam dos eventos de reprodução, descritos no Capítulo 14.

NESTE CAPÍTULO

» Descobrindo o que as células fazem

» Observando a estrutura celular de perto

» Expressando seu genoma

» Entendendo os tipos de tecidos que formam seu corpo

Capítulo **3**

Uma Pitada de Biologia Celular

Os biólogos entendem a vida em cinco "níveis de organização", dos quais o nível celular é o primeiro (veja o Capítulo 1 para ler mais informações sobre eles). Um princípio básico da biologia diz que todos os organismos são compostos por células e que tudo que tem células é um organismo. Entender os conceitos básicos da biologia celular é necessário para entender qualquer aspecto da biologia, incluindo a anatomia e a fisiologia humanas.

A primeira coisa a saber é que a biologia celular é incrivelmente complexa, e para compreender essa complexidade em detalhes são necessários anos de estudo intenso. Este capítulo apresenta uma ideia geral de como a biologia celular é complexa, de modo a contextualizar os vários milagres fisiológicos que descrevemos nos próximos capítulos.

As Funções das Células

Quase todas as estruturas da anatomia são formadas por células, e quase todas as funções da fisiologia são realizadas dentro das células. Seria impossível fazer uma lista abrangente das funções celulares, mas podemos agrupá-las em algumas categorias principais, o que faremos nas seções a seguir.

Construção

As células surgem de outras células e de nenhum outro lugar. No começo da vida de um organismo, duas células se fundiram para formar uma nova. Daí em diante, duas células surgem da divisão de uma célula, e, em última análise, todas derivam da primeira. É por esse processo que um organismo se constrói a partir de uma única célula genérica, o *zigoto*, e se transforma em um organismo complexo que compreende trilhões de células altamente diferenciadas, especializadas e eficientes trabalhando juntas de maneira coordenada. Aqui está uma visão geral de como uma célula se transforma em muitas.

União: O zigoto

A primeira célula do organismo é o *zigoto*, originado da fusão de células sexuais: um *óvulo* (célula-ovo) da mãe e um *espermatozoide* do pai. (Veja o Capítulo 14 para mais saber informações sobre células sexuais, e o Capítulo 15 para ler mais sobre o zigoto.) O zigoto tem duas cópias completas de DNA: uma de seu pai e outra de sua mãe, e essas duas cópias se combinam no núcleo do zigoto. Por isso, o zigoto é *diploide* — tem dois conjuntos completos de DNA.

Divisão: Mitose

Na divisão celular, ou *mitose*, uma célula se divide em duas *células-filhas* completas, mas menores que a original. Detalhes desse processo são discutidos mais adiante neste capítulo.

PAPO DE ESPECIALISTA

O processo de mitose ocorre apenas em células diploides — que têm duas cópias do DNA. Ou seja, em todas as células, exceto nas células sexuais maduras, que são *haploides*, o que significa que têm apenas uma cópia do DNA do organismo.

Diferenciação

Depois que a mitose é concluída, cada célula-filha passa a ter a própria vida independente. Uma ou ambas podem iniciar ou continuar por um caminho de *diferenciação*, o processo que dá às células suas estruturas e funções específicas. Uma célula destinada a se tornar uma célula nervosa inicia um caminho de diferenciação, e uma destinada a se tornar muscular começa outro caminho.

Uma variação desse mecanismo envolve um tipo especial de célula, que é a *célula-tronco*. A célula-tronco se divide por mitose, e uma célula-filha permanece como célula-tronco e continua se dividindo, enquanto a outra se diferencia em um tipo específico de célula em um determinado tecido. Apenas alguns tecidos têm as próprias células-tronco, como a pele e o sangue.

Os detalhes da diferenciação celular vão além do escopo deste livro. Sua complexidade é maior do que se pode imaginar, e esta é a única explicação de que você realmente precisa: está tudo sob o controle da genética.

Construindo tecidos

Todos os tecidos são feitos de células, e essas células os constroem e mantêm. As células de um tecido são sempre *diferenciadas* ou *especializadas* conforme sua função anatômica ou fisiológica no tecido.

Além das células, muitos tecidos também contêm proteínas estruturais (que são feitas pelas células). As células diferenciadas produzem proteínas diferentes: algumas produzem apenas algumas proteínas diferentes, e outras produzem muitas proteínas diferentes em resposta a sinais que recebem de outras células. O processo de construção de proteínas é basicamente o mesmo para todas as células e proteínas.

LEMBRE-SE

Para fins de anatomia e fisiologia, lembre-se de que todas as células têm certas características muito importantes em comum, mas elas se diferenciam em uma grande variedade de aspectos, contendo estruturas muito diversas, e com diferentes funções e ciclos de vida.

Energia transformadora

A maioria das células produz ATP para abastecer o próprio metabolismo. Para isso, elas usam glicose no processo de respiração celular. Veja o Capítulo 2 para ler uma descrição de como as células produzem ATP.

Algumas células, como as que revestem o intestino delgado, absorvem a glicose apenas para enviá-la para o outro lado — permitindo que outras células tenham acesso a esse valioso combustível. Às vezes o sistema digestório disponibiliza mais glicose do que o corpo pode usar naquele momento. Assim, algumas células, como as do fígado, encurralam e armazenam essas moléculas extras. Mais tarde, quando os níveis de glicose estão baixos, essas células liberam algumas de suas reservas, disponibilizando-as para outras células.

Fazendo e transportando produtos

Muitos tipos de células produzem substâncias químicas especiais que são incorporadas aos tecidos e participam de reações metabólicas. Os produtos celulares incluem milhares de proteínas e polipeptídeos específicos, substâncias químicas sinalizadoras, como neurotransmissores e hormônios, pequenas moléculas e íons, lipídios de vários tipos e moléculas estruturais de vários tipos.

Algumas células especializadas não fazem praticamente nada além de fabricar e exportar um produto para ser usado por outras células, e outras fabricam produtos e executam outras funções.

Algumas células são especializadas no transporte de produtos de outras células dentro do corpo ou no de resíduos metabólicos para fora deste, e algumas dessas células transportadoras também têm outras funções. Outras não fazem nada além desse único trabalho durante todo seu ciclo de vida. Os glóbulos vermelhos são um exemplo extremo de única função. Eles perdem seus núcleos durante a diferenciação e, posteriormente, não fazem nada além de transportar moléculas de gás de um lugar para outro. Eles não se dividem, não produzem ATP e não se mantêm. Quando as estruturas de transporte de gás se desgastam, perdem a função e são removidos da circulação e quebrados no fígado.

Comunicação

Algumas células transmitem sinais de vários tipos, permanecendo em um lugar no corpo. O único propósito de algumas células nervosas é gerar e conduzir sinais elétricos. Elas normalmente vivem por anos, muitas vezes até a morte do próprio organismo. Outras células produzem vários tipos de moléculas sinalizadoras, como hormônios e neurotransmissores, ou recebem e reagem a elas.

Olhando o Interior das Células Eucarióticas

Embora sejam surpreendentemente variadas, as células também são incrivelmente parecidas. (Esse é o tema da biologia celular.) Não basta dizer que todas as células de um organismo ou até mesmo de uma espécie são parecidas. Todas elas, pelo menos as *eucarióticas*, são iguais. Plantas, animais e fungos são *eucariontes* (organismos compostos por células eucarióticas), e todas as suas células, em toda sua enorme complexidade e variação, são fundamentalmente semelhantes. Sim, as células da pele, dos rins e ósseas são similares às das folhas e raízes das cenouras, às de um fungo, cogumelo ou levedura, e à única célula dos *protistas*, micro-organismos que vivem na água e no solo.

Aqui está uma descrição reducionista de uma célula eucariótica: é um saco, ligado à membrana, que contém *organelas* ("pequenos órgãos"), estruturas menores, mas distintas, suspensas no *citoplasma*, uma matriz gelatinosa. Como o nome sugere, as organelas são subunidades funcionais de uma célula, já que os órgãos são subunidades funcionais de um organismo. Uma das maiores e mais proeminentes organelas, o *núcleo*, controla o funcionamento de uma célula, similar à maneira como o sistema nervoso controla o funcionamento do organismo. O termo *eukaryote* deriva do grego *carios*, que significa "noz", ou "kernel", como os primeiros biólogos se referiam ao núcleo. A Figura 3-1 mostra a estrutura geral de uma célula eucariótica. Consulte-a ao ler sobre as várias estruturas celulares nas seções seguintes. A Tabela 3-1 fornece uma visão geral das estruturas encontradas dentro de uma célula eucariótica.

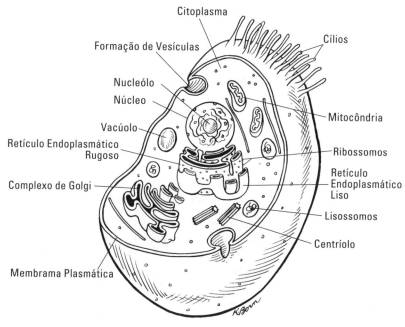

FIGURA 3-1: Corte de uma célula animal básica, com suas organelas.

Ilustração de Kathryn Born, MA

PAPO DE ESPECIALISTA

As *bactérias* são constituídas por células *procarióticas*, que são muito diferentes e muito mais simples do que as eucarióticas em sua estrutura e organização básicas. Essa diferença entre organismos eucariontes e procariontes representa uma grande divisão na biologia. No nível celular, as diferenças entre animais, plantas, fungos e protistas são quase insignificantes em comparação com as diferenças entre esses grupos e os procariontes (bactérias).

CAPÍTULO 3 **Uma Pitada de Biologia Celular** 47

TABELA 3-1 Organelas de Células Animais (Incluindo Humanas)

Organela	Função
Núcleo	Controla a célula; abriga o material genético.
Mitocôndria	A "usina" celular; local de respiração celular.
Retículo endoplasmático	Desempenha um papel importante na produção de proteínas e transporta produtos celulares; também está envolvido no metabolismo de gorduras e de medicamentos.
Ribossomo	Liga os aminoácidos sob a direção do mRNA para produzir proteína.
Complexo de Golgi	Transforma proteínas em formas funcionais; "empacota" produtos celulares em vesículas por meio das quais os produtos podem atravessar a membrana para sair da célula.
Vacúolos	Espaços delimitados por membranas no citoplasma que auxiliam a endocitose e a exocitose.
Lisossomos	Contêm enzimas que quebram produtos celulares nocivos e materiais residuais e os transportam para fora da célula.

Contendo a célula: Membrana celular

Uma célula é ligada por uma membrana, a *membrana celular*, também chamada de *membrana plasmática* ou *plasmalema*. A membrana celular de todos os eucariontes é feita de moléculas de *fosfolipídio*. Moléculas são feitas por células, um processo que requer energia. Elas se agrupam espontaneamente (sem entrada de energia) na membrana, obedecendo às forças de *polaridade*. Vá para o Capítulo 16 para ler uma discussão sobre a polaridade e como a membrana assume sua forma específica, muitas vezes chamada de *bicamada fosfolipídica*.

LEMBRE-SE

Não confunda *membranas celulares* com *paredes celulares*. Toda célula tem uma membrana celular, uma de suas características fundamentais. Algumas células também têm paredes celulares externas separadas da membrana. Nenhuma célula animal tem parede celular, mas algumas células vegetais e fúngicas sim. Elas são diferentes das membranas celulares em estrutura e função.

Permeando a membrana: O modelo do mosaico fluido

A bicamada fosfolipídica está embutida em estruturas de muitos tipos diferentes. Embora ela seja essencialmente similar em todas as células, as estruturas embutidas são tão variadas e especializadas quanto as próprias células. Algumas identificam a célula para outras células (muito importante no funcionamento do sistema imunitário), e algumas controlam o movimento de certas substâncias dentro ou fora da célula através da membrana. A Figura 3-2 é uma representação esquemática da bicamada fosfolipídica em estruturas embutidas. Esse modelo da membrana celular é o *modelo do mosaico fluido*. "Fluido" descreve a capacidade de as moléculas na bicamada se moverem, e "mosaico" refere-se às estruturas incorporadas.

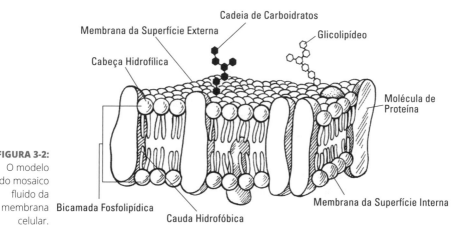

FIGURA 3-2: O modelo do mosaico fluido da membrana celular.

Ilustração de Kathryn Born, MA

As propriedades químicas da bicamada fosfolipídica e das estruturas incorporadas contribuem para uma característica muito importante da membrana: controle de quais substâncias passam por ela e quais não passam. Isso significa que ela é *semipermeável*.

Atravessando a membrana de forma passiva

Algumas substâncias, principalmente pequenas moléculas e íons, atravessam a membrana por um mecanismo de *transporte passivo*, o que significa que elas fluem mais ou menos sem obstáculos através da bicamada, impulsionadas pelas forças da química "comum", como gradientes de concentração, movimento molecular aleatório e polaridade. Aqui estão algumas formas passivas pelas quais as substâncias atravessam as membranas:

» **Difusão:** Uma substância se move espontaneamente por um *gradiente de concentração* (de uma área altamente concentrada para uma menos). Se você derramar uma colher de chá de sal em um pote de água, os íons de sódio e cloreto dissolvidos irão, com o tempo, *difundir-se* (espalhar-se uniformemente pela água). Você pode medir o tempo em segundos, se mexer a solução, ou em dias, se a mantiver perfeitamente imóvel à temperatura ambiente. (Para entender por que, veja o Capítulo 16.) Fluidos celulares e extracelulares estão constantemente em movimento e em temperaturas entre 35 e 37,7 graus Celsius. Moléculas que têm membrana celular permeável (como oxigênio e dióxido de carbono) podem se difundir para dentro ou para fora da célula, constantemente tentando alcançar o equilíbrio.

A membrana celular geralmente não é permeável a íons e moléculas maiores, como a glicose. Eles devem entrar (ou deixar) na célula através de uma proteína de transporte via *difusão facilitada*. Isso ainda não demanda energia, porque as moléculas estão passando pelo gradiente de concentração — elas só precisam de uma porta para abrir para elas.

» **Osmose:** A difusão de moléculas de água através de uma membrana seletivamente permeável recebe um nome especial: *osmose*. Tal como acontece com a difusão, um gradiente de concentração aciona o mecanismo. Quando a pressão da passagem da água por uma membrana se estabiliza (isto é, quando a concentração das soluções em ambos os lados da membrana é igual), é denominada de *pressão osmótica* do sistema.

» **Filtração:** Essa forma de transporte passivo ocorre durante a troca de nutrientes nos capilares. (*Capilares* são os menores vasos sanguíneos — eles ligam as arteríolas e as vênulas; veja o Capítulo 9.) Os capilares têm a espessura de apenas uma camada de células, e a parede capilar atua como um filtro, controlando a entrada e saída de pequenas moléculas, que, dissolvidas no fluido dos tecidos, como dióxido de carbono e água, são empurradas pela parede capilar, deslizando entre as células e entrando no sangue, enquanto as substâncias dissolvidas no sangue, como glicose e oxigênio, fazem o caminho oposto. A força pulsátil constante do fluxo sanguíneo impulsiona esse movimento.

A pressão arterial nos capilares é mais alta na extremidade arterial e mais baixa na extremidade venosa. Na extremidade arterial, a pressão arterial empurra as substâncias através da parede capilar para o fluido intersticial. Na extremidade venosa, a pressão arterial mais baixa (portanto, com maior pressão osmótica líquida) puxa a água do líquido extracelular (e qualquer coisa dissolvida nela) para o capilar.

LEMBRE-SE

O transporte passivo contradiz a ideia de que a célula controla o que entra e o que sai pela membrana? Não. As substâncias que se movem dessa forma são pequenas moléculas "comuns" e íons que estão sempre presentes em abundância dentro e entre todas as células, mantidas dentro de uma faixa de concentração fisiologicamente saudável pelas forças da homeostase, a primeira linha de defesa contra anormalidades fisiológicas. Se em algum momento os níveis fisiológicos ficarem muito altos ou baixos, a célula tem bombas que neutralizam o transporte passivo.

Atravessando a membrana de forma ativa

O *transporte ativo* permite que uma célula controle quais macromoléculas biológicas ativas entram e saem do citoplasma. O transporte ativo é uma característica fundamental das células vivas (enquanto você pode preparar um sistema de difusão, como observamos anteriormente, em um pote de água).

Como muitos tópicos da biologia celular, os mecanismos de transporte ativo são numerosos e amplamente variados. Quando a célula precisa de uma molécula que está fora dela, um mecanismo de transporte ativo simples é usado. As membranas celulares têm proteínas incorporadas para o transporte ativo de uma única molécula específica. Elas devem ser ativadas ou abertas para que a molécula seja bombeada para dentro ou para fora. Isso geralmente é feito por uma ligação na mesma proteína, mas também pode ser acionado por outra proteína com a membrana.

Quando as moléculas são muito grandes, é usado um método de transporte que demanda energia. Por exemplo, uma proteína grande feita dentro da célula pode precisar de muito espaço para sair — efetivamente, rompendo a célula. Assim, a proteína é empacotada por uma membrana cuja composição é a mesma da bicamada fosfolipídica da membrana celular. Durante esse processo de transporte, a *exocitose*, os lípidos se realinham, deixando a proteína sair da célula sem rompê-la. Esse mesmo processo ocorre no sentido inverso, quando se chama de *endocitose*, levando as macromoléculas para dentro da célula.

Centro de controle: O núcleo

Como mencionamos, a característica que define uma célula eucariótica é a presença de um núcleo, que controla sua atividade. A maior organela, o núcleo é ovalado, ou arredondado, e é claramente visível com um microscópio. Veja a Figura 3-1 para ver a relação do núcleo com a célula. A Figura 3-7 mostra uma visão mais precisa da estrutura do núcleo.

PAPO DE ESPECIALISTA

Todas as células têm núcleo, pelo menos no início de seu ciclo de vida. À medida que se desenvolvem, elas podem perder o núcleo, assim como os glóbulos vermelhos e os queratinócitos do tegumento, ou a célula pode se fundir com outras, com a célula mesclada retendo os núcleos de todas elas, como as fibras do músculo esquelético. Esse tipo de célula é chamado de *sincício*.

LEMBRE-SE

O núcleo contém uma cópia completa (diploide) do *genoma* do organismo — o DNA que incorpora seu material genético. Todos os núcleos de todas as células de um organismo têm uma cópia completa e exata do genoma. Ele se prende ao *envoltório nuclear*, uma membrana semipermeável.

As células produzidas a partir desse DNA idêntico são inimaginavelmente variadas em estrutura, função e nas substâncias que produzem (proteínas, hormônios e assim por diante). As especificações da célula (a estrutura que assume) e tudo relacionado ao que produz são responsabilidade do núcleo, que controla a *expressão gênica*, a ativação seletiva de cada um dos genes.

Citoplasma

Na membrana celular, há uma matriz fluida que cerca todas as organelas, o *citoplasma*, ou *citosol*, e que funciona como um andaime interno composto por *microfilamentos* e *microtúbulos* que sustentam a célula, viabilizam o espaço de que os processos precisam para ocorrer e protegem as organelas, que ficam suspensas no citoplasma.

A textura do citoplasma é gelatinosa por causa das proteínas dissolvidas, que são responsáveis por dividir a glicose em *piruvatos* no começo da respiração celular (veja o Capítulo 2). Outras substâncias dissolvidas são os ácidos graxos e os aminoácidos. Os resíduos dos produtos respiratórios e da formação proteica são ejetados no citoplasma, envolvidos por vacúolos e expelidos da célula.

PAPO DE ESPECIALISTA

As organelas — incluindo o núcleo, as mitocôndrias, o retículo endoplasmático e o complexo de Golgi — contêm um fluido com uma composição particular, semelhante ao citosol, mas adequado às suas necessidades específicas.

Membranas internas

A plasmática não é a única membrana de uma célula. Há bicamadas fosfolipídicas (sem o "mosaico" das estruturas embutidas) por toda a célula, encapsulando cada organela e flutuando, esperando para ser útil. Essa rede de membranas é comumente chamada de *sistema endomembranoso*. Quando uma organela produz uma substância que deve ser expelida da célula, um pedaço da bicamada se move e encapsula (envolve) o material para que ocorra a exocitose.

Casa de força: A mitocôndria

A *mitocôndria* é uma organela que transforma a energia para abastecer o metabolismo e as funções da célula, como um tipo de "casa de força". Discutimos o papel da mitocôndria na respiração celular no Capítulo 2.

O número de mitocôndrias em uma célula depende de sua função. Células cuja função requer apenas um pouco de energia, como as nervosas, têm relativamente poucas mitocôndrias. Já as musculares podem conter vários milhares de mitocôndrias, porque sua função é usar a energia para produzir "trabalho". Uma mitocôndria pode se dividir, como uma célula, para produzir mais mitocôndrias, e pode crescer, se mover e combinar com outras mitocôndrias, tudo para satisfazer as necessidades energéticas da célula.

As mitocôndrias são organelas muito pequenas, geralmente em forma de bastão (veja a Figura 3-3), recobertas por uma membrana externa. O fluido dentro da mitocôndria, chamado de *matriz mitocondrial*, é composto por água e enzimas que catalisam a oxidação da glicose em ATP. Dentro da matriz há uma membrana interna altamente enrolada (dobrada), que aumenta a área da superfície para as reações químicas.

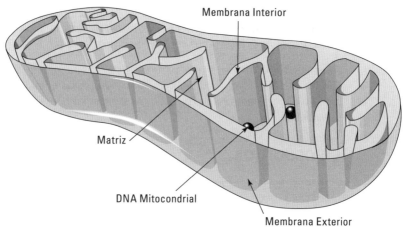

FIGURA 3-3: Uma mitocôndria poderosa.

© John Wiley & Sons, Inc.

Única entre as organelas, a mitocôndria contém uma pequena quantidade de DNA em um cromossomo separado. O comportamento desse DNA é específico, independente dos cromossomos do núcleo. Ele se duplica e divide para originar novas mitocôndrias dentro da célula, um evento separado da mitose.

LEMBRE-SE

As duas membranas da mitocôndria não são iguais à bicamada nuclear.

A fábrica de proteínas

O processo de formação de proteínas é verdadeiramente refinado, como você vê na seção "Sintetizando proteínas", mais adiante no capítulo. Aqui nos concentramos nas estruturas intracelulares e organelas, bem como em suas relações.

O processo de formação de proteínas começa no núcleo. Em resposta a muitos tipos de sinais, certos genes tornam-se ativos, desencadeando a produção de uma molécula específica de proteína (expressão gênica). Pense no núcleo como o departamento administrativo de uma fábrica.

O *retículo endoplasmático* (RE; literalmente, "rede dentro no plasma") é uma cadeia de cavidades e canais ligados à membrana que atua em um caminho retorcido, conectando a membrana ao envoltório nuclear. O RE reúne os componentes necessários para a síntese proteica. O *ribossomo*, outra organela envolvida nesse processo, adere à superfície externa de algumas partes da membrana, projetando-se no citoplasma. Essas áreas formam o *retículo endoplasmático rugoso*, em contraste com o *retículo endoplasmático liso*, no qual nenhum ribossomo adere. Pense no RE como a logística da fábrica.

O ribossomo é o local da síntese proteica, onde ocorrem as reações de ligação que formam uma cadeia de aminoácidos. Os ribossomos podem flutuar no citoplasma ou ligar-se ao RE. Eles são minúsculos, mesmo pelo padrão das organelas, mas são altamente vigorosos, e uma célula contém milhares deles. Pense nos ribossomos como a maquinaria de produção.

O *complexo de Golgi* forma uma parte do sistema endomembranar da célula. Sua função é estocar, modificar e secretar proteínas e lipídios. Pense nele como o departamento de expedição. As caixas para envio de produtos são as vesículas.

Lisossomos

Partes antigas e gastas precisam ser removidas das células, senão tornam-se fonte de toxinas ou drenos de energia. Os *lisossomos* são organelas voltadas à autodigestão. As enzimas lisossômicas destroem outra parte da célula, digamos, uma mitocôndria antiga, em um processo de digestão. As moléculas que podem ser recuperados da mitocôndria são recicladas naquela célula ou em outra. Os resíduos são excretados da célula em um vacúolo ligado à membrana.

Os Legos que Formam Você

Embora os processos vitais pareçam milagrosos, a biologia segue sempre as leis da química e da física. Os processos bioquímicos são muito mais variados e complexos que outros da química, e ocorrem apenas com as moléculas de células vivas. Moléculas milhares de vezes maiores que a da água ou do dióxido de carbono são construídas nas células e reagem juntas de formas aparentemente milagrosas. Esta seção fala dessas *macromoléculas* e de suas interações complexas.

Juntando: As macromoléculas

As quatro categorias de macromoléculas, as *biomoléculas vitais*, incluem os polissacarídeos (carboidratos), os lipídeos, as proteínas e os ácidos nucleicos. Todos são feitos principalmente de carbono, com proporções variáveis de oxigênio, hidrogênio, nitrogênio e fósforo, e muitos incorporam outros elementos, como magnésio, enxofre e cobre.

Como o termo sugere, as *macromoléculas* são enormes, assim, são feitas de partes menores, como uma turma é composta de alunos. Um aluno é uma subunidade da classe, semelhante em muitos aspectos importantes aos outros, mas único de outras formas críticas. As macromoléculas são constituídas por subunidades moleculares chamadas, genericamente, de *monômeros* ("um pedaço"). Cada macromolécula tem o próprio tipo de monômero. Elas são, portanto, *polímeros* ("muitos pedaços").

LEMBRE-SE

Na acepção popular, *polímeros* sugerem plástico. Bem, os plásticos são polímeros, mas nem todos os polímeros são plásticos. O termo refere-se a moléculas compostas de subunidades similares — seus monômeros. O comportamento químico dos polímeros é diferente daquele de seus monômeros constituintes.

A química das macromoléculas é como um conjunto infinito de Lego. Qualquer bloco (monômero) pode se conectar a outro se seus conectores corresponderem. Com blocos suficientes, alguns conectores especiais e a energia necessária para fazê-lo, você cria uma estrutura complexa, com tudo o que tem direito. Então você faz isso mais mil vezes e depois conecta todas as estruturas complexas em outra muito grande, complexa e altamente funcional. (O quê? Você não tem os materiais nem a energia para fazer isso? Nem saberia como fazer uma estrutura adequada para o museu de Lego? Está tudo bem. Suas células constroem coisas muito mais complexas o dia todo, todos os dias. Tudo o que você precisa fazer é continuar fornecendo combustível.)

Polissacarídeos

A molécula de glicose, um carboidrato simples, é a principal molécula de energia na fisiologia. Um *polissacarídeo* (polímero de monômeros de carboidrato) comum é o glicogênio, que é formado pela ligação de várias moléculas de glicose a fim de funcionar como armazenamento de combustível.

Os polissacarídeos também estão presentes em estruturas celulares. As cadeias de carboidrato podem ser encontradas ligadas a proteínas incorporadas na membrana celular para reconhecimento e ligação a outras células.

Lipídeos

Os *lipídeos* são polímeros de glicerol e ácidos graxos (três cadeias deles), insolúveis em água. Os lipídeos mais comuns são as gorduras, uma fonte de energia incrivelmente eficiente. (O que é lamentável para nós, mas explica a propensão do corpo a armazená-la!) O colesterol também é um importante lipídeo usado para fabricar hormônios esteroides (veja o Capítulo 8) e pode ser encontrado nas membranas celulares que fornecem estabilização.

Os fosfolipídios, que discutimos, também pertencem a essa categoria. Eles substituem uma das cadeias de ácidos graxos por um grupo fosfato — dando-lhes uma cabeça hidrofílica que interage com a água (veja a Figura 3-2).

Proteínas

Proteínas são polímeros de *aminoácidos*. Os monômeros de aminoácidos são dispostos em uma cadeia linear, chamada de *polipeptídica*, e podem ser dobrados e redobrados de forma globular. As proteínas estruturais compreendem cerca de 75% do material de seu corpo, e o tegumento, os músculos, as articulações e os outros tipos de tecido conjuntivo são feitos principalmente de proteínas estruturais, como colágeno, queratina, actina e miosina. Além disso, as *enzimas* que catalisam todas as reações vitais químicas complexas são proteínas.

Aminoácidos

Há 20 aminoácidos na natureza. Os próprios aminoácidos são, pelos padrões da química da matéria não viva, enormes e complexos. Uma proteína típica compreende centenas de monômeros de aminoácidos, que devem ser anexados exatamente na ordem correta para que a proteína funcione adequadamente.

A propensão à ligação de todos os aminoácidos resulta na predisposição estrutural que torna as proteínas propícias para os exigentes processos biológicos. Ou seja, a ordem dos aminoácidos determina como a proteína se torce e dobra. Toda proteína depende de sua estrutura tridimensional única para funcionar. Uma proteína mal dobrada não funciona e, em alguns casos, resulta em doenças.

Enzimas

Enzimas são moléculas de proteína que *catalisam* as reações químicas vitais. Elas só aceleram uma reação quimicamente possível. Quão eficazes são as enzimas para acelerar as reações? Bem, uma reação que levaria um século ou mais para acontecer espontaneamente acontece em uma fração de segundo com a enzima certa. E, melhor ainda, eles não se "gastam" no processo. As enzimas estão envolvidas em todo processo fisiológico e são extremamente específicas para uma ou algumas reações. Seu corpo tem milhares de enzimas diferentes.

LEMBRE-SE

Sempre que uma enzima é descoberta, é nomeada, geralmente com alguma abreviatura da fisiologia para sua função, com o sufixo *-ase*. O *piruvato desidrogenase* é uma enzima que remove átomos de hidrogênio de moléculas de piruvato nos processos de respiração celular (veja o Capítulo 2).

PAPO DE ESPECIALISTA

O mau funcionamento de uma única enzima, que pode ser causado por um único nucleotídeo fora de ordem, é responsável por algumas doenças muito desagradáveis, às vezes fatais. A *fenilcetonúria* (PKU) é uma doença metabólica hereditária causada pela *hidroxilase de fenilalanina*. A incapacidade de metabolizar adequadamente o aminoácido fenilalanina, encontrado em muitos alimentos, resulta em retardo mental, danos aos órgãos, postura atípica e até morte, a menos que a pessoa afetada limite a ingestão de alimentos que contêm fenilalanina, o que é algo muito difícil de se fazer.

Ácidos nucleicos

Os ácidos nucleicos, *ácido desoxirribonucleico* (DNA) e *ácido ribonucleico* (RNA), são polímeros feitos de monômeros chamados de *nucleotídeos* e organizados em cadeia, um após o outro. As moléculas de DNA têm milhares de nucleotídeos (veja a Figura 3-4), e o funcionamento dos genes é inseparável da estrutura química dos monômeros de ácido nucleico.

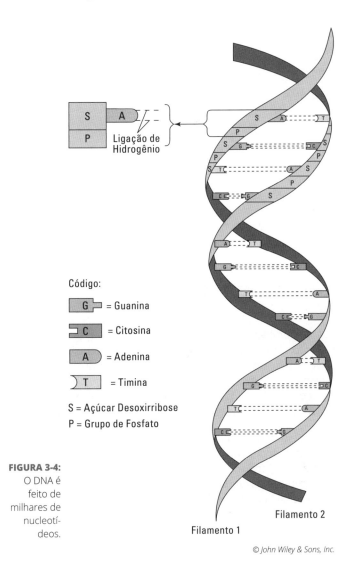

FIGURA 3-4: O DNA é feito de milhares de nucleotídeos.

© John Wiley & Sons, Inc.

Um nucleotídeo é composto por uma molécula de açúcar e um grupo fosfato ligado a uma base nitrogenada. A molécula de açúcar é a desoxirribose (no DNA) e a ribose (no RNA). A base nitrogenada é uma das quatro:

» Citosina (C), guanina (G), timina (T) ou adenina (A), no DNA.

» Citosina (C), guanina (G), uracila (U) ou adenina (A), no RNA.

As bases conectam-se umas com as outras em pares específicos. (Consulte a seção "Estrutura genética", mais adiante neste capítulo, para ler uma discussão sobre o significado biológico desse emparelhamento complementar.) Os *pares complementares* são:

» C com G.

» A com T, no DNA.

» A com U, no RNA.

As semelhanças e diferenças estruturais entre o DNA e o RNA permitem que eles trabalhem juntos para produzir proteínas dentro das células. A molécula de DNA permanece estável no núcleo durante o funcionamento normal da célula, protegida de danos pelo envoltório nuclear. Uma molécula de RNA é construída sob demanda para transmitir as instruções codificadas de um gene para a formação de proteínas, e então se desintegra. Algumas de suas subunidades nucleotídicas permanecem intactas e são recicladas em novas moléculas de RNA.

Genes e Material Genético

Suas estruturas anatômicas são especificadas em detalhes, e todos os seus processos fisiológicos são controlados pelo conjunto exclusivo de genes. A menos que você seja um gêmeo idêntico, esse conjunto de genes, ou *genoma*, é exclusivamente seu, criado no momento em que o óvulo de sua mãe e o esperma de seu pai se fundiram. O próprio genoma (todos os seus genes) é incorporado ao DNA no núcleo de cada uma de suas células.

PAPO DE
ESPECIALISTA

O genoma consiste em muitos milhares de genes. Pesquisas iniciais sobre o número de genes individuais no genoma humano produziram estimativas variadas, de cerca de 23 mil a 75 mil, com predominância de estimativas em direção ao extremo inferior da faixa. Dentro de qualquer célula, apenas alguns desses genes são *expressos* — isto é, ativados e usados na formação de proteínas.

As características certas

Seus genes são responsáveis pelas suas *características*. Se especificarem que você crescerá até atingir 1,80m (uma característica), eles farão com que seus ossos e tecidos cresçam até seu corpo alcançar essa altura, e o sustentarão depois disso (instituindo um ambiente favorável), para que as células dos genes trabalhem até a morte. Se você tem genes para olhos castanhos (uma característica), eles o farão produzir pigmentos que colorem os olhos. E, se seus genes incluírem aqueles para a produção abundante de colesterol de baixa densidade, você terá tendência a desenvolver aterosclerose, outra característica. Em uma dieta rica em carne vermelha, essa característica pode lhe causar problemas. Caso contrário, ela é inofensiva.

PAPO DE ESPECIALISTA

Chamar as características de "inofensivas" é incorreto do ponto de vista técnico. Supor que elas tenham algum propósito na melhora da sobrevivência, pelo menos sob algumas condições ambientais, é provavelmente mais correto, mesmo que você não saiba qual seja ele.

Estrutura genética

A *dupla hélice*, a estrutura física da molécula de DNA, é fundamental para o funcionamento dos genes (veja a Figura 3-4). A dupla hélice se assemelha a uma escada ou a um zíper. Na prática, é um sistema de códigos.

Codificando "você"

Os nucleotídeos são os símbolos do código genético. No português moderno, uma palavra escrita é um código feito de certas subunidades (letras) estabelecidas em uma ordem específica. Por exemplo, *cala*, *cara*, *casa* e *cama* são palavras diferentes, com diferentes significados e funções na expressão de um pensamento. Um *gene* é feito de certos nucleotídeos em uma certa ordem. Ele pode ter alguns ou muitos nucleotídeos (imagine uma única palavra que ocupe 20 páginas), mas um dado gene tem sempre exatamente os mesmos nucleotídeos exatamente na mesma ordem ao longo de uma cadeia de DNA. A ordem dos nucleotídeos é absolutamente crucial: "ACTTAGGCT" não é o mesmo que "ACTAAGGCT". De acordo com a teoria vigente, no modelo *um gene, uma proteína*, cada gene especifica a construção de uma molécula de proteína. Se os nucleotídeos estiverem fora de ordem, a molécula proteica que produzem provavelmente será inútil, e o funcionamento do organismo provavelmente será prejudicado em algum nível.

LEMBRE-SE

Todo modelo usado para explicar a biologia celular, incluindo o *um gene, uma proteína*, está sujeito a alterações à medida que mais informações são descobertas, mas é provável que as mudanças sejam menores para o entendimento da anatomia e da fisiologia básicas.

Emparelhando ao nível molecular

Você se lembra dos pares complementares de nucleotídeos? (Se não, veja a seção "Ácidos nucleicos e nucleotídeos", no início do capítulo.) Então, se um nucleotídeo está no lugar em um filamento de DNA, e considerando que cada tipo de nucleotídeo se liga apenas a seu par complementar (A com T, C com G e assim por diante), o que está no outro filamento de DNA? Claro — os pares complementares! Se há um G em um filamento, há um C no outro, e o par está ligado. E, se os dois filamentos se separarem (o que eles fazem), o que você acha que acontecerá? Os nucleotídeos de cada filamento atrairão e prenderão outras moléculas de seus parceiros complementares, criando, assim, duas cadeias de dupla hélice idênticas à original. É assim que ocorre a replicação do DNA.

Sintetizando proteínas

Um gene ativo envia mensagens para a própria célula ou para outras, ordenando que produzam as moléculas de sua proteína específica, a única que podem produzir. A mensagem é enviada pelo DNA por intermédio do *mRNA* (RNA mensageiro, que faz um pedido à fábrica de proteínas da célula e fica por perto por um tempo para supervisionar a produção. A primeira parte do processo, a *transcrição* ("escrevendo adiante"), por meio da qual o DNA "escreve a ordem" sob a forma de uma sequência de nucleotídeos no mRNA, ocorre no núcleo. A próxima parte do processo, na qual o RNA faz o pedido à fábrica, é a *tradução* ("transportando"). A última parte, em que os monômeros de aminoácidos são separados e montados no polipeptídeo, começa no ribossomo. A Figura 3-5 mostra esse processo. Os retoques são colocados na molécula de proteína no retículo endoplasmático e no complexo de Golgi. Todo esse processo de transcrição se chama *expressão gênica*.

LEMBRE-SE

Tenha em mente a relação entre o *genoma* e a *expressão gênica*. Seu genoma inteiro está contido em moléculas de DNA idênticas no núcleo de cada uma de suas células e permanece inalterado durante sua vida. Qualquer gene dado pode ser expresso em apenas algumas células, ocasionalmente apenas sob certas condições fisiológicas ou possivelmente nunca. A totalidade da expressão gênica muda a cada segundo durante toda sua vida, tão rapidamente quanto os nervos transmitem impulsos e as células reagem.

LEMBRE-SE

Os termos *expressão gênica*, *síntese proteica*, *transcrição* e *tradução* significam essencialmente a mesma coisa, mas são usados em diferentes contextos na biologia celular e na fisiologia.

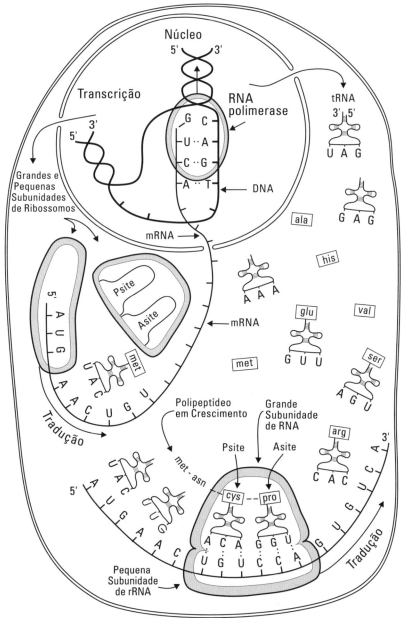

FIGURA 3-5: O processo da síntese proteica.

CAPÍTULO 3 **Uma Pitada de Biologia Celular** 61

O Ciclo Celular

O ciclo de vida de uma célula individual é conhecido como *ciclo celular*. O momento de *clivagem celular*, quando uma membrana celular cresce atravessando a linha média de uma célula em divisão, é considerado o fim do ciclo para a célula-mãe e o início para cada uma das células-filhas.

Normalmente, mas não obrigatoriamente, a *interfase* é o maior período do ciclo celular. A interfase chega ao fim quando a célula se divide no processo de *mitose*. Discutimos esses dois períodos do ciclo celular nas seções a seguir.

Bem-me-quer, malmequer

Todas as células surgem da divisão de outra, mas nem todas se dividem novamente.

- » **Zigoto:** É a célula diploide que surge quando as células sexuais (óvulo e esperma, ambos haploides) fundem-se na concepção. Quase imediatamente, o zigoto se divide em duas células somáticas.

- » **Células somáticas:** Incluem todas as células do corpo, exceto as sexuais — em outras palavras, todas as células diploides. As células somáticas podem ser *relativamente diferenciadas* (um pouco especializadas), *terminantemente diferenciadas* (nunca se dividirem novamente) ou células-tronco.

- » **Células-tronco:** São tipos especiais de células somáticas "genéricas", que se dividem para produzir uma nova célula-tronco e uma nova célula somática, que passa a se diferenciar em um tipo particular de célula em um tipo particular de tecido. O *embrião* (organismo nos primeiros estágios de desenvolvimento) tem células-tronco, chamadas de células-tronco *pluripotentes* ("muitos poderes"), capazes de originar praticamente qualquer tipo de célula de que um organismo precisa, dado o ambiente químico correto. Quando um organismo ultrapassa o estágio embrionário, as células-tronco embrionárias desaparecem, e outros tipos de células-tronco, as células-tronco *multipotentes* ou *adultas*, surgem em determinados tipos de tecidos e se especializam na produção de novas células para ele. (Veja o Capítulo 9 para ler uma descrição de como as células-tronco na medula óssea originam muitos tipos de células sanguíneas.)

- » **Células sexuais (gametas):** Formam-se quando as células somáticas especializadas do sistema reprodutor se dividem por *meiose*, o único processo celular no ciclo de vida humano que produz células *haploides*. Veja o Capítulo 14 para mais detalhes sobre as células sexuais e a meiose.

CRESCIMENTO DESENFREADO

Nossas células têm genes que controlam o *ciclo celular* — isto é, quantas vezes as células sofrem mitose. Mutações nesses genes fazem as células se dividir desenfreadamente. Esse crescimento celular desenfreado é a própria definição de *câncer*. Como resultado, qualquer tecido em seu corpo tem o potencial de se tornar canceroso. Os cânceres mais comuns (em todo o mundo) são os de pulmão, mama, próstata e o colorretal.

Os cânceres se agrupam por sua origem e pelo tipo de célula afetada. As células que se dividem fora de controle podem invadir o tecido circundante, criando um *tumor*. Elas também podem se soltar e se alojar em outro lugar, originando uma *metástase*, o que complica o tratamento, pois você pode encontrar um tumor na próstata que na verdade é um tecido cancerígeno da bexiga que sofreu metástase.

Como as células de cada tecido são únicas, não há cura padronizada para o câncer. Se for possível, é comum a remoção cirúrgica do tumor. A *radioterapia* pode ser usada para matar as células cancerosas de um tumor, mas também mata as células próximas saudáveis. A *quimioterapia* usa produtos químicos que têm como alvo o tipo de célula específico afetado. O tratamento geralmente envolve uma combinação dos três processos.

Pesquisadores de todo o mundo estão tentando encontrar tratamentos específicos e bem-sucedidos que deixem as células saudáveis ilesas. Infelizmente, temos que combater o câncer em um tipo de tecido por vez.

A Tabela 3-2 resume como diferentes tipos de células se comportam quando chega a hora de se dividir.

TABELA 3-2 Divisão de Diferentes Tipos de Células

Tipo da Célula	Deriva	Divide?	Origina
Zigoto	Fusão de duas células sexuais	Y	Duas células somáticas
Células somáticas	Célula somática ou célula-tronco	Y ou N*	Células somáticas; células sexuais**
Células-tronco	Célula-tronco	Y	Uma célula somática especializada e uma célula-tronco
Células sexuais	Célula somática	N	NA

*Algumas células somáticas vão para a diferenciação terminal e nunca se dividem novamente.
**As células sexuais surgem da meiose de certas células somáticas. São células haploides que nunca se dividem novamente.

Interfase

A *interfase* começa quando a membrana celular envolve completamente a nova célula e dura até o início da mitose ou meiose. A duração da interfase pode ser de minutos a décadas. De modo geral (sempre há exceções na biologia celular), as células fazem a maior parte de sua diferenciação e de sua metabolização rotineira na interfase. As células-tronco crescem em tamanho e duplicam as organelas durante a interfase, em preparação para a mitose (leia mais sobre a mitose em breve). Algumas outras células entram na mitose após um longo período de metabolismo no estado estacionário, e às vezes uma célula permanece em interfase, realizando sua função fisiológica por anos até que morra.

Replicação do DNA

A *replicação do DNA* é um dos primeiros eventos da divisão celular, ocorrendo durante a interfase, antes da mitose, ou da meiose, sob a proteção do envoltório nuclear. Manter a integridade do código do DNA é absolutamente vital.

Durante a replicação do DNA, a dupla hélice se destorce e "descompacta" a fim de separar os dois filamentos do DNA. Como mostrado na Figura 3-6, cada filamento é um modelo para a construção da nova cadeia complementar. Esse processo ocorre aos poucos ao longo de uma cadeia de DNA. A cadeia não se desfaz e se separa de uma só vez. Quando a parte superior da hélice está aberta, o filamento original de DNA parece um Y. Essa área parcialmente aberta/parcialmente fechada, em que a replicação acontece, chama-se *garfo de replicação*.

PAPO DE ESPECIALISTA

Na Figura 3-6, os símbolos 5' e 3' (leia *cinco linha* e *três linha*) indicam a direção na qual a replicação do DNA ocorre. A cadeia do modelo é lida na direção de 3' a 5', e as bases complementares ao filamento modelo são adicionadas na direção de 5' para 3'.

Mitose

Uma célula entra em processo de *mitose* (divisão) em resposta a sinais enviados pelo núcleo. Conforme mostrado na Figura 3-7, a mitose é um processo de múltiplos estágios, que são os seguintes:

1. **Prófase: O envoltório nuclear é desfeito, e o DNA duplicado, sob a forma de *cromatina*, se adensa e se espirala em *cromossomos*.** Cada cromossomo duplicado é composto por dois filamentos idênticos de DNA, as *cromátides*. Elas são unidas pelos *centrômeros*, uma massa de proteína. (**Nota:** Quando as cromátides se separam, cada uma é considerada um novo cromossomo.) Estruturas celulares chamadas de *centríolos* e *fibras de fuso* são formadas e passam para os polos da célula.

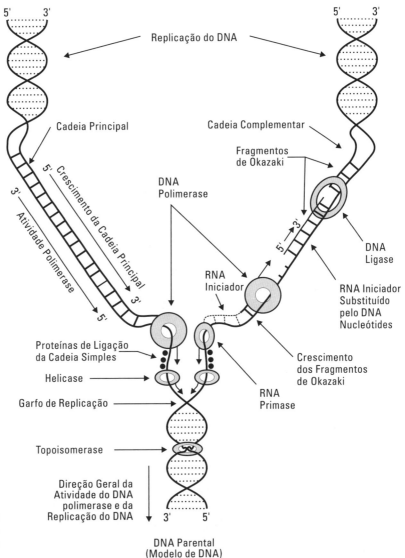

FIGURA 3-6: O processo de replicação do DNA.

© John Wiley & Sons, Inc.

2. **Metáfase: Os cromossomos se alinham para formar uma linha perfeita no centro da célula. As fibras do fuso, presas aos centríolos em uma extremidade, fixam-se aos cromossomos.** Nesse ponto, 92 cromátides estão em um conjunto duplo de 46 cromossomos.

3. **Anáfase: O centrômero é dividido pela atividade enzimática, e as cromátides são separadas pelas fibras do fuso em direção a um dos centríolos: 46 para um, 46 para o outro.** Após esse processo,

os cromossomos se chamam *cromossomos-filhos*, e o conjunto em um polo é idêntico ao do oposto. Mas a célula ainda não está pronta para se dividir.

4. **Telófase: Uma nova membrana nuclear é remontada em torno de cada conjunto de cromossomos.** Os fusos se dissolvem, o que libera os cromossomos-filhos.

Nesse ponto, quando cada um dos dois núcleos idênticos está em um polo da célula, a mitose tecnicamente terminou. No entanto o citoplasma da célula ainda tem que realmente se dividir em duas massas, passando pelo processo de *citocinese*. O centro da célula-mãe recua e espreme a membrana celular através do citoplasma até que duas células se formem. As duas células-filhas entram na interfase e passam ou não para a diferenciação, dependendo das instruções para a célula do genoma.

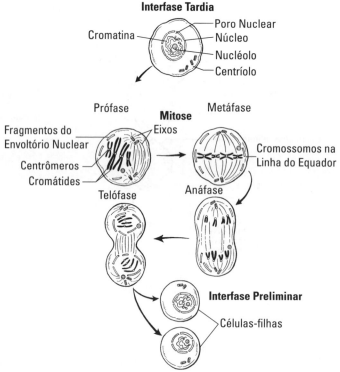

FIGURA 3-7: As etapas da mitose: prófase, metáfase, anáfase e telófase.

Ilustração de Kathryn Born, MA

Organizando as Células em Tecidos

Um *tecido* é um conjunto de células, não necessariamente idênticas, mas da mesma origem, que juntas desempenham uma função específica. Como discutimos no Capítulo 1, o tecido é o segundo nível de organização no organismo, acima (maior que) do nível das células e abaixo (menor que) do nível dos órgãos.

Como tudo o mais na anatomia, os tecidos são muitos e variados, e são agrupados em um número razoável de "tipos" para que seja mais fácil discutir e entendê-los. Os tecidos do corpo do animal são agrupados em quatro tipos: *conjuntivo*, *epitelial*, *muscular* e *nervoso*. Todos os tecidos do corpo são classificados em um desses grupos.

Conectando-se com tecidos conjuntivos

Os tecidos conjuntivos conectam, sustentam e unem as estruturas do corpo e são os mais abundantes em peso. Eles tipicamente são compostos por células que estão espaçadas em uma matriz, semissólida, sólida ou fluida. (Uma *matriz* é um material que envolve e sustenta as células. Em um cookie, a massa é a matriz das gotas de chocolate.)

O tecido conjuntivo tem muitas funções e, portanto, muitas formas; é o mais variado de todos os agrupamentos de tecidos. Em algumas partes do corpo, como os ossos, o tecido conjuntivo suporta o peso de outras estruturas, que podem ou não estar diretamente conectadas a ele. Outro tecido conjuntivo, como o adiposo (blocos de gordura), amortece outras estruturas do impacto. Você encontra muitas informações sobre o tecido conjuntivo nos capítulos porque todo sistema de órgãos tem algum tipo dele.

Falamos sobre os tecidos conjuntivos especializados *osso* e *cartilagem* em detalhes no Capítulo 5, e discutimos o importante tecido conjuntivo *sangue* no Capítulo 9. (O quê?! O sangue é um tecido? Um tecido conjuntivo? Sim, e você verá por quê.)

Os outros tipos de tecido conjuntivo são todos meios de fazer conexões. Assim como temos diferentes tipos de fitas e colas, temos variedades de tecido conjuntivo. Eles contêm proporções variadas de proteínas fibrosas de dois tipos: colágenas e elásticas. As *fibras colágenas* são feitas de colágeno, uma proteína volumosa, e são estruturais. As *fibras elásticas* são feitas de elastina, uma proteína fina, e sua função é propiciar o alongamento.

Os tecidos conjuntivos dessa categoria encontrados no corpo humano são:

» **Areolar (um tipo de tecido conjuntivo frouxo):** Esse tecido envolve e separa estruturas em todas as partes do corpo. Forma uma membrana fina com amplo espaço para a passagem dos vasos sanguíneos. As fibras colágenas e elásticas são predominantes em sua matriz gelatinosa.

» **Tecido conjuntivo regular denso:** É caracterizado por sua fibras colágenas compactadas dispostas de forma paralela, o que as torna muito fortes. Há poucas células presentes e pouco fluxo sanguíneo. Os tendões e ligamentos são feitos de tecido regular denso (veja o Capítulo 5).

» **Tecido conjuntivo irregular denso:** Muito semelhante ao regular denso; as fibras nesse tecido são desorganizadas, deixando mais espaço para o fluxo sanguíneo. A derme é um tecido típico (veja o Capítulo 4).

» **Tecido adiposo (um tipo de tecido conjuntivo frouxo):** Composto por células adiposas, ele fornece armazenamento de energia e isolamento térmico, bem como suporte e proteção às estruturas subjacentes.

» **Tecido reticular (um tipo de tecido conjuntivo frouxo):** Esse tipo de tecido usa uma variedade mais fina de fibras colágenas para formar uma rede. Cria a estrutura de órgãos como o baço, os gânglios linfáticos e o fígado.

» **Tecido conjuntivo elástico:** As fibras colágenas são agrupadas de forma paralela com bandas de fibras elásticas intercaladas (como em uma lasanha). Isso torna esse tecido forte, mas elástico — perfeitamente adequado para as paredes de órgãos ocos e artérias.

Prolongando com o tecido epitelial

O *tecido epitelial* forma a epiderme do *tegumento* (a pele e suas estruturas acessórias; veja o Capítulo 4), cobre todos seus órgãos internos e reveste as superfícies internas dos vasos sanguíneos e dos órgãos ocos.

Os tecidos epiteliais criam coberturas e revestimentos; eles estão sempre cercados por "espaço vazio" de um lado. O outro lado é uma *membrana basal* que permite que os recursos se difundam para dentro do tecido a partir do tecido conjuntivo abaixo (os tecidos epiteliais não têm fluxo sanguíneo).

Há oito tipos de tecido epitelial, que são definidos pela maneira como as células epiteliais são combinadas e moldadas (veja a Figura 3-8).

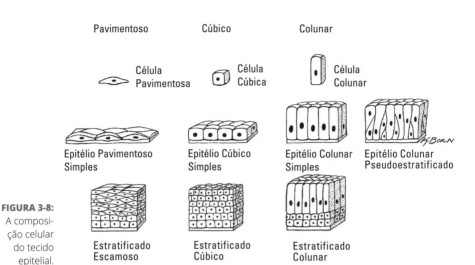

FIGURA 3-8: A composição celular do tecido epitelial.

Ilustração de Kathryn Born, MA

> » **Epitélio pavimentoso simples:** Com uma única camada de células planas, esse tecido funciona em rápida difusão e filtração. O revestimento dos alvéolos (pequenos sacos) do pulmão é um típico tecido desse tipo.
>
> » **Epitélio cúbico simples:** Com uma única camada de células cúbicas, a função desse tecido é absorver e secretar. Ele é tipicamente encontrado nas glândulas. As células cúbicas têm a capacidade de produzir e modificar o produto glandular (por exemplo, suor, sebo e leite).
>
> » **Epitélio colunar simples:** Uma única camada de células que são alongadas em uma dimensão (como uma coluna). Como o epitélio cúbico simples, esse tecido atua na secreção e absorção. Esse tipo de tecido é encontrado principalmente alinhando-se porções do trato digestório.
>
> As células também podem ser *ciliadas*, quando têm *cílios* — estruturas semelhantes a pelos que movem substâncias ao longo das ondulações que produzem. O epitélio colunar ciliado simples é encontrado ao se alinhar o tubo uterino.
>
> » **Epitélio colunar pseudoestratificado:** Uma única camada de células colunares. Note que o prefixo *pseudo* significa "falso". O tecido aparece estratificado, ou em camadas, porque os núcleos das células não se alinham em fila, como acontece no epitélio colunar simples. Fora isso, são os mesmos e têm funções similares de absorção e secreção. Esse tipo de tecido se alinha em ductos nas estruturas testiculares.
>
> Mais comumente, esse tipo de tecido é ciliado. Está presente no revestimento do trato respiratório, funcionando de maneira mais ou menos idêntica ao epitélio ciliado colunar simples.

CAPÍTULO 3 **Uma Pitada de Biologia Celular** 69

> **Epitélio pavimentoso estratificado:** Esse tecido consiste em várias camadas de células: células epiteliais pavimentosas no exterior com camadas mais profundas de células epiteliais cúbicas ou colunares. É encontrado em áreas em que a camada externa está sujeita a desgastes e precisa ser substituída continuamente. A epiderme da pele é um exemplo de um tipo específico desse tecido, chamado de *tecido epitelial pavimentoso estratificado queratinizado*.

> **Epitélio cúbico estratificado:** Várias camadas de células cuboides que revestem os ductos associadas às glândulas sudoríparas, mamárias e salivares.

> **Epitélio colunar estratificado:** Várias camadas de células alongadas atuam principalmente na proteção de estruturas, como a conjuntiva do olho e a faringe.

> **Epitélio transicional:** As células desse tecido podem mudar (ou passar por *transição*) de cúbicas, quando relaxadas, a pavimentosas, quando esticadas, conforme a necessidade do tecido. Esse tecido é encontrado no revestimento da bexiga, em que um pequeno espaço para expansão é útil. Veja um diagrama do epitélio de transição no Capítulo 12.

Misturando-se com tecido muscular

Há três tipos de tecido muscular: músculo esquelético, músculo liso e músculo cardíaco. Discutimos as semelhanças e diferenças de sua composição celular no Capítulo 6, bem como a anatomia e a fisiologia do sistema de grandes órgãos, chamado de *sistema muscular*, dos quais o tecido muscular esquelético é um componente importante. No Capítulo 9, discutimos a função do músculo cardíaco no contexto do sistema cardiovascular, bem como o papel do músculo liso na circulação sanguínea. Abordamos o papel do músculo liso no sistema digestório no Capítulo 11.

Irritando-se com o tecido nervoso?

Não mesmo. O tecido nervoso é relativamente simples: seu corpo tem apenas um tipo de tecido nervoso, e é feito principalmente de um tipo de célula, o *neurônio*. Você obtém mais informações sobre o sistema nervoso no Capítulo 7, se sentir o *estímulo* para descobrir mais.

2
O Local da Fisiologia na Teia dos Saberes

NESTA PARTE...

Entre nas principais estruturas anatômicas dos sistemas tegumentar, esquelético e muscular.

Descubra as funções especializadas da pele.

Considere a estrutura dos ossos e suas funções relacionadas.

Saiba como o esqueleto se move.

Observe a fisiologia da contração muscular.

> **NESTE CAPÍTULO**
>
> » Entendendo o que o tegumento faz
>
> » Explicando sua estrutura
>
> » Esmiuçando cabelos, unhas e glândulas
>
> » Descobrindo o que sua pele faz por você
>
> » Conferindo a fisiopatologia do tegumento

Capítulo **4**

Ficando por Dentro da Pele, do Cabelo e das Unhas

A pele é o maior órgão do corpo humano. Em um adulto, ela reveste uma área de cerca de 2 metros quadrados, o tamanho de um pequeno cobertor — um cobertor macio, maleável, forte, impermeável e regenerativo. E ela é responsável por algo entre 5% e 7% do peso do corpo.

A pele e seus anexos (cabelos, unhas etc.) formam seu revestimento, ou *tegumento*. Embora seja uma de suas partes mais bonitas, também é um sistema de órgãos complexo, com vários tipos de tecidos e muitas estruturas especializadas. Cada 6,5 centímetros quadrados (aproximadamente) de pele contém 650 glândulas sudoríparas, 20 vasos sanguíneos, mais de mil folículos pilosos, meio milhão de melanócitos (células pigmentares) e mais de mil terminações nervosas. Consulte a figura "Pele (Corte Transversal)", no Caderno Colorido, para ver um detalhamento da pele.

A pele é feita de inúmeras camadas e subcamadas. As novas células começam a vida nos níveis mais baixos e são gradualmente empurradas para a superfície para substituir as células mortas. No momento em que atingem o topo, as células se tornam rígidas e planas, como as telhas de um telhado. Em algum momento elas se desprendem, como telhas sopradas por um vento forte.

Surpreendentemente, a cada minuto, de 30 mil a 40 mil células mortas caem de seu corpo. Em aproximadamente um mês, todas as células da camada superior são substituídas.

Neste capítulo, explicamos a você o que é sua pele e como seu cabelo e suas unhas se formam. Também observamos as funções da pele e quais são as doenças e condições que podem afetá-la.

Funções do Tegumento

O ser conhecido como *você* é limitado pelo seu tegumento. A pele é responsável por muito da interação entre *você* e o *não você*, ou seja, o ambiente. Seu tegumento identifica você para as outras pessoas, uma função muito importante para os membros da espécie humana, que é hipersocial. Aqui nos aprofundamos em outras funções importantes do tegumento:

» **Proteção:** A pele protege o resto do corpo, afastando-o de muitas ameaças do ambiente, como patógenos, danos provenientes da radiação solar e substâncias desagradáveis advindas de inúmeros outros lugares.

» **Termorregulação:** A pele e seus anexos, em particular, são responsáveis pela termorregulação (mantêm a temperatura corporal) de várias maneiras. Veja a seção "A pele que habito", mais adiante no capítulo.

» **Equilíbrio hídrico:** As camadas externas da pele são relativamente impermeáveis, mantendo a água e os sais em um nível ideal dentro do corpo e evitando a perda excessiva de fluidos. Um pequeno excesso de água e alguns resíduos celulares são eliminados através da pele.

» **Mensagens de entrada:** Muitos órgãos sensoriais estão incorporados à sua pele, incluindo receptores de calor e frio, pressão, vibração e dor. Veja a seção "Não dá para fugir dessa coisa de pele", mais adiante neste capítulo.

» **Mensagens de saídas:** A pele e o cabelo são mensageiros para o ambiente externo, principalmente para as outras pessoas, que recebem informações sobre seu estado de saúde observando sua pele e seus cabelos. Seu estado emocional é sinalizado por palidez, rubor, arrepios e sudorese, e os odores do suor de certas glândulas sudoríparas indicam excitação sexual.

» **Produção de substâncias:** As *glândulas sebáceas* da pele, geralmente associadas a folículos pilosos, produzem o sebo, uma substância cerosa que objetiva a impermeabilização. Já as glândulas sudoríparas da pele produzem o suor. De fato, sua pele tem vários tipos de glândulas, e cada uma produz um tipo específico de suor. Veja a seção "As glândulas não são vândalas", mais adiante no capítulo.

As células da pele produzem *queratina*, uma proteína fibrosa que é um importante componente estrutural e funcional da pele e é, essencialmente, o único do cabelo e das unhas. Veja o box "Querendo queratina", mais adiante no capítulo.

PAPO DE ESPECIALISTA

A raiz da palavra "tegumento" é *teg-*, que significa "todo", como em integral, integrar e integridade.

Estrutura do Tegumento

O tegumento envolve os sistemas musculoesqueléticos, assumindo a forma de seus ossos e músculos e adicionando as próprias estruturas, para dar forma. Embora sua pele pareça justa, é ligada com folga à camada de músculos abaixo. Nos locais em que não há músculos, como nos nós dos dedos, a pele se liga diretamente ao osso.

É útil imaginar, caso fosse possível, como seria abrir um zíper e remover sua pele e depois espalhá-la viva em uma mesa para observá-la. O que você veria e sentiria, e que cheiro ela exalaria?

Uma das características mais óbvias é que a própria camada fina é composta de várias camadas. A estratificação é visível a olho nu porque cada camada é diferente das outras e as transições entre elas são relativamente abruptas. A camada superficial (ou mais externa) é a epiderme, seguida pela derme e pela hipoderme. Observamos todas essas camadas nas próximas seções.

LEMBRE-SE

O prefixo *epi* significa "em cima de". Assim, a epiderme fica acima da derme. Muitas estruturas anatômicas estão em cima de outras, então você vê esse prefixo em muitos capítulos deste livro. Outros termos relacionados que você verá são *endo* (dentro), *ecto* (fora) e *hipo* (abaixo ou inferior).

LEMBRE-SE

Nesta discussão, *acima* e *sobre* significam "em direção às extremidades do corpo", e *abaixo* e *sob*, "em direção ao centro do corpo". Esses termos não significam "em direção à cabeça" e "em direção aos pés", respectivamente. Os anatomistas usam os termos *superficial* e *profundo* na mesma acepção.

COSMÉTICOS E ESTRATO CÓRNEO

O uso de cosméticos é muito mais antigo do que temos nos registros históricos, junto a outros identificadores de aparência e de subgrupos, como tatuagens e escarificações (queimadas ou gravuras). Dois cosméticos usados na sociedade de hoje são os hidratantes e os esfoliantes.

Hidratantes

O que os hidratantes fazem? Depois que a água neles se evapora no ar, os lipídios que contêm permanecem na superfície da pele, adicionando outra barreira à prova d'água para evitar que a água saia da pele. Isso aumenta a quantidade de água na camada e bloqueia partículas e produtos químicos. Simples assim.

Quanto aos efeitos na pele, todos os hidratantes são essencialmente iguais, seja de vaselina, um "serum" de luxo, uma loção comercial ou um creme à base de vitamina E da loja de produtos naturais. Não que não contenham os ingredientes alegados pelos fabricantes; é que nenhum deles ultrapassa o estrato córneo. Todos os peptídeos anti-idade, as micropartículas metálicas, os extratos orgânicos, as vitaminas, os produtos botânicos raros e os antioxidantes ficam na camada lipídica, na superfície da pele, e vão pelo ralo com o lipídio e a sujeira acumulada quando ela é lavada.

Esfoliantes

Falando em lavar, e os esfoliantes? *Esfoliar* significa remover as células superiores do estrato córneo por meios mecânicos ou químicos. Sua pele desprende essas células mortas o tempo todo, mas a esfoliação apressa o processo para as células que alcança. Geralmente ela não prejudica nem ajuda nenhum processo fisiológico da pele: o estrato córneo continua a ser uma barreira eficaz. Algumas pessoas acham que ter células um pouco mais jovens (mas ainda mortas) na superfície da pele melhora a aparência.

O barbear é uma forma comum de esfoliação mecânica à medida que as células são removidas com os pelos que são cortados. Cosméticos esfoliantes mecânicos (como os de açúcar) contêm substâncias abrasivas incorporadas ao sabão. Pessoas e peles diferentes preferem diferentes abrasivos. A esfoliação química (como máscaras e cascas) geralmente envolve a aplicação de uma substância ácida que quebra as fibras que mantêm juntas as células do estrato córneo. Mas não se preocupe, as fileiras de células queratinizadas estão sempre se movendo de cima abaixo para ocupar seu lugar. Os produtos químicos também produzem uma ligeira irritação que leva a uma reação de inflamação temporária, provocando algumas rugas superficiais na pele (novamente, o objetivo é a atratividade).

> Isso significa que hidratantes e esfoliantes são um desperdício de dinheiro? Não necessariamente. Manter a pele úmida, lubrificada e limpa é bom. Você pode escolher um cosmético em detrimento de outro por uma série de razões: textura ou perfume mais agradável, ausência de perfume ou de ingredientes que irritem a pele. E, para algumas pessoas, o uso de um produto de cuidado pessoal caro melhora a autoestima ("Porque você vale muito", como diz o slogan de uma marca). A autoestima e a autoconfiança aumentam o bem-estar psicológico, o que aumenta o sucesso reprodutor e a sobrevivência.

Cara na cara, pele na pele

A parte mais familiar do tegumento é a *epiderme*, que é o que você vê nos outros ou quando se olha no espelho. Ela é macia, ligeiramente oleosa, elástica, resistente e forte. Em algumas partes do corpo, sua superfície contém pelos densos e grossos; em outras, tem uma cobertura de pelos mais finos; e há, ainda, partes que não têm pelos. As unhas cobrem as pontas dos dedos das mãos e dos pés.

A epiderme é composta pelo *tecido pavimentoso estratificado* e não recebe suprimento sanguíneo direto. Sua nutrição é proveniente da difusão da membrana basal da derme, abaixo. À medida que suas células envelhecem e se distanciam desses suprimentos, elas enfraquecem e morrem. Isso confere à epiderme sua aparência de camadas (invisível a olho nu). A Figura 4-1 ilustra essas camadas.

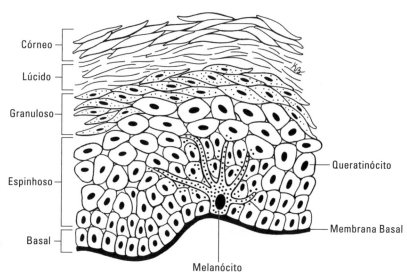

FIGURA 4-1: Camadas da epiderme.

Ilustração de Kathryn Born, MA

CAPÍTULO 4 **Ficando por Dentro da Pele, do Cabelo e das Unhas**

QUERENDO QUERATINA

As *queratinas* são proteínas fibrosas produzidas pelas células da pele em mamíferos, aves e répteis. As estruturas anatômicas que as contêm são duras, resistentes e impermeáveis. As α-queratinas são o principal componente do cabelo — e também da lã, de unhas, garras, cascos e chifres. (Mas não chifres galhados, que derivam de ossos.) A barbatana das baleias de alimentação por filtragem é feita principalmente de α-queratinas. O outro tipo, as β-queratinas, são ainda mais duras e são encontradas em unhas humanas, garras de mamíferos e espinhos de porco-espinho, nas conchas, em escamas e nas garras dos répteis, e nas penas, bicos e garras dos pássaros. Os estudiosos da anatomia e a fisiologia dos dinossauros acreditam que as queratinas eram provavelmente um componente importante de garras, chifres e placas de blindagem dessas criaturas.

Melanogênese, a produção de melanina em resposta à radiação ultravioleta, é o termo fisiológico para o bronzeamento. Quanto mais exposição a pele tiver aos raios ultravioleta, maior será a produção de melanina, que é liberada dos melanócitos e absorvida pelas células da pele, que viajam para o estrato córneo e são eliminadas. Então seu bronzeado se "descama", célula por célula, mas o dano ao DNA das células do estrato basal permanece por toda a vida.

A camada mais saudável e macia de células epidérmicas fica ao longo da membrana basal e se chama *estrato basal* (ou *estrato germinativo*). Essa camada é a única que tem células que se reproduzem. As células mais antigas deslocam-se para cima, tornando-se fusiformes, formando o *estrato espinhoso*, a camada epidérmica mais espessa. Em seguida forma-se o *estrato granuloso*, cujas células são achatadas, e os núcleos e as organelas começam a murchar. A camada mais superficial é o *estrato córneo*, que contém células endurecidas e mortas, cheias de queratina. A pele espessa, como a da palma das mãos, tem uma camada adicional entre o granuloso e o córneo, chamada de *estrato lúcido*, que é assim nomeado porque as células aparecem de forma lúcida (clara) sob um microscópio. Essa camada protege as áreas que sofrem muito desgaste.

LEMBRE-SE

As células são continuamente eliminadas do topo da epiderme e substituídas por células das camadas mais profundas, que são empurradas para cima. Toda a epiderme é substituída a cada período de seis a oito semanas ao longo da vida.

O revestimento fino e impermeável

Pense no *estrato córneo* como uma folha de fibra de vidro regenerativa sobre as outras camadas da epiderme. Tem apenas de 25 a 30 células de espessura, densas e relativamente duras. Todas as células são *queratinizadas*, à medida que são preenchidas com essa proteína (queratina) enquanto são empurradas para a superfície. A queratina e as outras proteínas estabilizam mecanicamente a célula contra o estresse físico. As glândulas sebáceas da derme liberam o *sebo* na superfície para amolecimento e impermeabilização, e o estrato córneo protege todo o corpo, para que algumas substâncias permaneçam e outras sejam impedidas de entrar. (Veja o próximo box, "Cosméticos e estrato córneo".)

No entanto algo de que o estrato córneo não protege é a radiação ultravioleta. Essa forma de energia atravessa direto a superfície da pele e até as camadas abaixo, onde estimula a produção de vitamina D. Em altas doses, queima a pele e danifica o DNA, o que pode fazer com que as células se tornem cancerosas. Um pouco de exposição à radiação ultravioleta é necessário para nossa saúde, mas muita radiação é algo bastante problemático. As células especiais do estrato basal produzem *melanina*, que absorve a radiação ultravioleta prejudicial e transforma a energia em calor inofensivo. Leia mais sobre isso ainda nesta seção.

A área de transição

O *estrato lúcido*, encontrado apenas nas palmas das mãos e solas dos pés (pele grossa), o *granuloso* e o *espinhoso* estão em camadas distintas abaixo do estrato córneo. Células velhas se desprendem, e novas células se empurram para baixo, finalmente subindo para o estrato córneo. O processo leva de 14 a 30 dias. Os queratinócitos são a maioria das células que compõem a epiderme. Eles criam proteínas estruturais (como a queratina), lipídios e até mesmo algumas moléculas antimicrobianas. À medida que são empurrados para longe da fonte de nutrientes (vasos sanguíneos na derme), tornam-se progressivamente mais queratinizados. Essas camadas também contêm células de Langerhans, células imunes que prendem invasores microbianos e os transportam para os nódulos linfáticos, a fim de serem destruídos.

A fazenda de células

O *estrato basal*, também chamado de *estrato germinativo* ou *camada basal*, é como uma fazenda de células, produzindo constantemente novas células e empurrando-as para a camada de cima. Essa camada também contém melanócitos, que produzem o pigmento de melanina que dá cor à sua pele, cabelo e olhos, e protege a pele dos efeitos prejudiciais da radiação ultravioleta na luz solar. A melanina absorve a radiação ultravioleta e dissipa mais de 99,9% dela como calor.

O estrato basal de todo mundo tem aproximadamente o mesmo número de melanócitos (de meio milhão a um milhão ou mais por 2,5 centímetro quadrado de pele), mas a quantidade de melanina produzida varia principalmente em função da genética (hereditariedade). O ambiente também atua na variedade da cor da pele, porque a exposição à radiação ultravioleta estimula o aumento da produção de melanina. Os grupos humanos que vivem perto da linha do Equador desenvolveram genes que estimulam os melanócitos a produzir mais melanina como proteção contra a radiação ultravioleta. Sem a melanina, a radiação queima a pele, danifica o DNA e até causa câncer de pele.

Explorando a derme

Abaixo das camadas da epiderme, muito mais espessa, está a derme. A própria derme é composta por duas camadas: a região papilar e a reticular.

Sob o solo

A *região papilar* é composta pela *membrana basal*, que fica logo abaixo da epiderme, e pelas papilas (projeções semelhantes a dedos), que empurram a membrana basal, aumentando a área de contato entre a derme e a epiderme. Nas palmas das mãos, nos dedos, nas solas e nos dedos dos pés, as papilas que se projetam na epiderme formam *cristas de fricção*. (Elas auxiliam suas mãos e seus pés a agarrar os objetos aumentando o atrito.) O padrão dos sulcos de atrito de um dedo compõe a sua *impressão digital*.

LEMBRE-SE

A região papilar é um exemplo de "estratégia" anatômica típica para aumentar a área de superfície entre duas estruturas. Mais áreas de contato direto levam a chances maiores de as moléculas viajarem de um lado para o outro. Pense na diferença entre sair de um estacionamento lotado, depois de um show, com apenas 2 saídas em relação a sair e de um com 20 saídas. Discutimos outro exemplo proeminente, os intestinos, no Capítulo 11.

Como uma fábrica

A *região reticular* é repleta de fibras proteicas, e é uma camada complexa e metabolicamente ativa. As células e estruturas da região fabricam muitos dos produtos característicos da pele: cabelos e unhas, sebo, e suor aquoso e apócrino. (Veja a seção "Ficando no Seu Corpo Feito Tatuagem", mais adiante neste capítulo.) A região também contém estruturas que conectam o tegumento a outros sistemas de órgãos: estruturas sensoriais para se comunicar com o sistema nervoso, vasos linfáticos e um suprimento de sangue muito rico.

Os vasos sanguíneos da derme proporcionam nutrição e remoção de resíduos das próprias células, bem como do estrato basal. Os vasos sanguíneos da derme se dilatam (ficam maiores) quando o corpo precisa perder calor e se contraem para mantê-lo. Eles também se dilatam e se contraem em resposta a seu estado emocional, clareando ou escurecendo a cor da pele, funcionando, assim, como um tipo de sinalizador para interações sociais.

Um passeio pela pele: A hipoderme

A *camada subcutânea* (ou *hipoderme,* ou *fascia superficial*) é a camada de tecido diretamente abaixo da derme. Ela é composta principalmente por tecido conjuntivo e *adiposo*. Suas funções fisiológicas incluem isolamento, armazenamento de energia e ancoragem da pele. Contém vasos sanguíneos, linfáticos e fibras nervosas maiores do que aqueles encontrados na derme. Suas fibras de elastina arranjadas de forma livre ancoram a hipoderme no músculo abaixo.

A espessura da camada subcutânea é determinada em alguns locais pela quantidade de gordura depositada nas células do *tecido adiposo*, que constitui a maior parte da camada subcutânea. Recentemente, pesquisadores descobriram que o tecido adiposo exerce um papel ativo no sistema endócrino (veja o Capítulo 8).

Ficando no Seu Corpo Feito Tatuagem

Na verdade, esta seção não trata de tatuagens e piercings, mas das *estruturas acessórias* da pele, que trabalham com ela: cabelos, unhas e glândulas.

Olha a cabeleira do Zezé

Seu corpo tem milhões de folículos pilosos (embora não saibamos quem contou todos eles), aproximadamente o mesmo número que o do chipanzé, o parente evolutivo mais próximo da humanidade. Como nos chipanzés, as palmas, as solas, os lábios e os mamilos dos seres humanos não têm pelo. Diferente de um chipanzé, a maioria de seus pelos é leve e fina. O cabelo é mais grosso e comprido para ajudar a manter o calor do corpo. A puberdade provoca uma onda de hormônios sexuais que estimula o crescimento de pelos nas regiões *axilares* e pélvicas e, nos homens, também na face e no pescoço, e mulheres que tenham algum desequilíbrio hormonal também podem desenvolver pelos faciais. Veja o Capítulo 8 para ler mais informações sobre hormônios.

Um fio de cabelo ou pelo surge em um *folículo piloso*, um pequeno tubo feito de células epidérmicas que se estendem até a derme para aproveitar seu rico suprimento sanguíneo. Como a epiderme, as *papilas*, células que ficam no fundo do folículo, dividem-se continuamente para produzir novas células que são adicionadas ao final do cabelo e empurram as células mais velhas para cima através das camadas da epiderme. Nesse caminho, as células ciliadas se queratinizam. No momento em que você vê, o cabelo está quase totalmente achatado, são células mortas cheias de queratina. A curvatura do folículo dita a forma do cabelo exposto, variando de cachos fechados a fios lisos.

O cabelo passa por ciclos de crescimento e inatividade. Quando as células da papila começam a se dividir novamente, o cabelo cai. É por isso que existe um limite para o comprimento de seu cabelo. Os cabelos vivem cerca de três a quatro anos antes de cair, e os cílios, de três a quatro meses. As pessoas não ficam carecas do dia para a noite. A calvície (*alopecia*) ocorre quando os folículos inativos não voltam a crescer.

Afiando as garras

Suas unhas das mãos e dos pés ficam em um *leito ungueal*. Na parte de trás, há a *raiz da unha*. Assim como a pele e o cabelo, as unhas começam a crescer perto do suprimento de sangue, que fica sob o leito ungueal, e as células se movem para fora a uma taxa de cerca de um milímetro por semana. Quando saem do leito ungueal, eles se queratinizam. (Veja a Figura 4-2.)

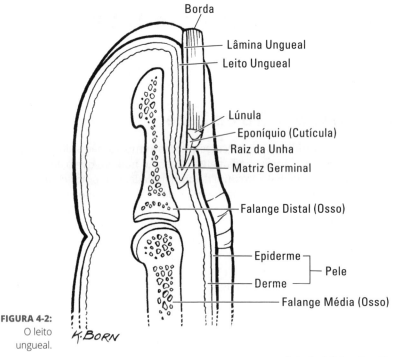

FIGURA 4-2: O leito ungueal.

Ilustração de Kathryn Born, MA

Na base de suas unhas há uma área branca em forma de meia-lua chamada de *lúnula*. (*Lunis*, a raiz em latim de lua.) A lúnula é branca porque é a área de crescimento celular. No corpo da unha, ela parece rosa porque os vasos sanguíneos estão sob o leito ungueal. Mas a maior parte das células está na área de crescimento. Essa camada é mais grossa, então você vê branco, em vez de rosa.

> ## É DE ARREPIAR
>
> Cada folículo capilar tem um ínfimo músculo *eretor de pelo*. Quando esse músculo liso se contrai, o pelo, então dobrado, se ergue. Esse movimento faz com que a epiderme seja empurrada para o lado e surja um arrepio. Quando você está com frio ou medo, a súbita contração desse músculo faz com que o cabelo se levante, e como resultado, o ar fica preso entre o pelo e a pele. Quando você está com frio, o ar preso funciona como um isolante — da mesma forma que um casaco o mantém aquecido. Quando você está com medo, os pelos eriçados objetivam fazê-lo parecer assustador para o que o estiver assustando, uma forma de sinalização usada por muitos mamíferos.

As glândulas não são vândalas

As glândulas da pele produzem e secretam substâncias que são transportadas para a superfície externa de seu corpo, e é a contração de minúsculos músculos na glândula que realiza essa secreção. Os dois principais tipos de glândulas da pele são as *sudoríparas* e as *sebáceas*.

Glândulas sudoríparas

Seu corpo possui dois tipos de glândulas sudoríparas. As *écrinas* estão distribuídas por toda a pele. Essas glândulas se abrem para a superfície da pele e, quando você está com calor, liberam suor para reduzir a temperatura corporal por meio de um processo de resfriamento evaporativo. Quando o suor, que é composto majoritariamente por água, evapora, leva o calor consigo.

As *glândulas sudoríparas apócrinas* se desenvolvem durante a puberdade e se conectam aos folículos pilosos das axilas e da virilha. O suor apócrino contém uma substância branca leitosa e também pode conter *feromônios*, substâncias químicas que comunicam informações a outros indivíduos, alterando seu equilíbrio hormonal. (Algumas pesquisas indicaram que as secreções apócrinas de uma mulher influenciam o ciclo menstrual das outras que convivem com ela.) As glândulas apócrinas são ativadas quando você está ansioso e estressado, e também quando fica sexualmente excitado, e bactérias na pele que digerem a substância branca leitosa produzem subprodutos desagradavelmente fedorentos.

Acredita-se que as glândulas secretoras de leite, no tecido mamário, evoluíram de glândulas sudoríparas apócrinas.

A VITAMINA D

A luz solar tem a desvantagem de danificar a pele, mas você precisa de uma dose regular para manter os ossos saudáveis. Eles precisam de vitamina D para desenvolver novas células saudáveis. A falta de vitamina D leva ao *raquitismo*, que resulta em ossos moles e curvos, que não suportam o peso do corpo.

As células da pele contêm uma molécula que se converte em vitamina D quando é atingida pelos raios ultravioleta (UV) da luz solar. A vitamina D deixa a pele e atravessa a corrente sanguínea até o fígado e os rins, onde D é convertida no hormônio *calcitriol*. Ele então circula por todo o corpo e regula a fisiologia do cálcio e do fósforo, minerais importantes para o desenvolvimento e manutenção de ossos saudáveis. (Os cientistas descobriram que a vitamina D desempenha um papel importante na manutenção da saúde do corpo também de outras formas, como na regulação do humor. Para saber mais, leia *Vitamin D For Dummies*, do Dr. Alan Rubin.)

O uso de filtros e protetores solares impede que a radiação ultravioleta atinja as células da pele e inicie a síntese de vitamina D.

Alguns minutos de sol por dia bastam para que sua pele produza as quantidades adequadas de vitamina D a fim de manter os ossos saudáveis. Se a exposição ultrapassar esse pequeno tempo, já se torna arriscada.

Glândulas sebáceas

As glândulas sebáceas secretam uma substância oleosa nas raízes do cabelo chamada de *sebo*. Além de causar estragos nos poros faciais de adolescentes, o sebo tem funções fisiológicas, como o auxílio na manutenção da saúde capilar, o que é importante para regular a temperatura corporal. Ele flui ao longo da haste capilar, revestindo o cabelo e a epiderme, formando uma camada protetora impermeável. Além disso, o sebo impede a perda de água e ajuda a protegê-lo de infecções, tornando a superfície da pele um local inóspito para algumas bactérias.

No ambiente aquoso da bolsa amniótica, o feto humano produz uma espessa camada de sebo, o *vérnix caseoso*, e a cera de ouvido (*cerume*) é um tipo de sebo produzido por células especializadas no canal auditivo.

Salvando a Pele

Seu sistema tegumentar participa de milhares de reações metabólicas e homeostáticas, entre elas os processos termorregulatórios e a interação da pele com o sistema nervoso.

A pele que habito

Sua pele desempenha um papel importante na homeostase, especificamente na termorregulação (veja o Capítulo 2). Ela tem mecanismos que elevam a temperatura do corpo quando você está com frio e a diminuem quando está com calor.

Seu corpo converte as calorias dos alimentos em energia, sob a forma de ATP (veja o Capítulo 3), o tempo todo. Cerca de 60% da energia dos alimentos é convertida em calor nas reações metabólicas que produzem ATP, e mais calor é liberado nas que o utilizam, como a contração muscular. Esse calor substitui o calor que seu corpo perde continuamente para o ambiente. (Veja o Capítulo 16 para ter uma visão geral dos dez conceitos básicos de química e física.)

A fisiologia humana emprega estruturas integumentárias especialmente adaptadas para a termorregulação. Quando sua temperatura interna ultrapassa o ponto de referência, os vasos sanguíneos na derme se dilatam, dissipando o calor do sangue para o meio ambiente através da epiderme. As glândulas sudoríparas são ativadas, e o calor escapa do corpo quando o suor evapora.

Quando sua pele está fria, as glândulas sudoríparas não são ativadas, diminuindo o resfriamento evaporativo e elevando a temperatura interna, retendo o calor produzido no metabolismo. Os vasos sanguíneos na derme se contraem, limitando o calor que escapa do sangue. Se a temperatura do corpo cair para cerca de 35,5°, os tremores, que são contrações musculares, começam automaticamente, o que produz calor.

LEMBRE-SE

A temperatura corporal normal para um ser humano varia de 35,6° a 37,8°, em graus Celsius (C). Esse é o intervalo ideal para as reações sensíveis à temperatura do metabolismo. Alguns graus acima disso geram convulsões. Alguns graus abaixo fazem o metabolismo gradualmente se desligar, levando à morte.

Outros mamíferos, incluindo primatas, dependem de uma cobertura relativamente densa de pelos na epiderme para conservar o calor do corpo. Durante a evolução da espécie humana, a seleção natural favoreceu o desenvolvimento de uma camada muito leve de pelos na maior parte do corpo. Veja o Capítulo 17 para ler algumas informações relacionadas a essa evolução.

Não dá para fugir dessa coisa de pele

Como seu corpo sabe quando está frio ou calor? Como você sabe quando sofre um corte ou entrou uma farpa em sua pele? Como saber a diferença entre sentir cócegas com uma pena e levar um soco? Sabemos porque a derme contém terminações nervosas que atuam como receptores especializados para calor e frio, toque, pressão e dor. Os receptores, como os *corpúsculos lamelares de Pacini*, os *corpúsculos táteis de Meissner* e os *corpúsculos de Ruffini*, estão espalhados por toda a derme e conectados aos nervos que a atravessam e também a camada subcutânea (hipoderme). Veja o Capítulo 7 para saber mais sobre esses receptores.

Nem todo centímetro quadrado da pele contém todos os tipos de terminações nervosas. Em um ponto de sua pele, você pode sentir um leve toque, enquanto a alguns centímetros de distância pode sentir uma pressão maior. Alguns pontos sentem o frio, e outros, o calor. Essas mensagens mistas se conectam com a rede de nervos que vai até o cérebro, que faz um bom trabalho em entender os tipos de informações.

Discípulas de Wolverine

Danos na pele, como um corte, fazem com que as células epidérmicas se dividam mais rapidamente, tentando preencher o espaço. Se o corte se estender para dentro da derme ou for mais fundo e atingir um vaso sanguíneo, a coagulação do sangue cobrirá primeiro a área, dando tempo para que as células epidérmicas se dividam e preencham o espaço. O revestimento, natural (como uma cicatriz) ou artificial (como um band-aid), evita a saída de fluidos ricos em nutrientes, bem como a entrada de germes. Células especiais, chamadas de *fagócitos*, entram em ação e limpam os detritos. A inflamação também é uma parte essencial desse processo. A dilatação dos vasos sanguíneos leva reforços para a área a fim de acelerar o processo.

Se o corte for particularmente profundo, as células da pele não serão capazes de se dividir rápido o suficiente para preenchê-lo. Como resultado, os *fibroblastos*, células especiais da derme, serão acionados para produzir fibras colágenas. São essas fibras volumosas que criam as cicatrizes.

Fisiopatologias

Considerando seu contato com o ambiente, o tegumento inevitavelmente se depara com substâncias desagradáveis: *patógenos* (organismos causadores de doenças, como bactérias, fungos, protistas e vírus), radiação ultravioleta e forças nocivas, como fogo, produtos químicos e objetos pontiagudos. Existem também fisiopatologias hereditárias. É provável que você tenha vivenciado — ou conhecido quem tenha — uma das condições descritas a seguir.

Câncer de pele

Muitos casos de câncer de pele estão relacionados à exposição aos raios ultravioleta. Eles são classificados como *melanoma* (maligno ou disseminado) ou *não melanoma* (limitado a um espaço).

> O **carcinoma basocelular** é o tipo mais comum. A radiação ultravioleta pode causar o desenvolvimento de um tumor cancerígeno no estrato germinativo. O sistema imunológico se torna cada vez mais incapaz de detectar o tumor à medida que ele cresce. Esse tipo de tumor é removido com relativa facilidade e costuma ser facilmente curado.

> O **carcinoma da célula pavimentosa** é um tipo de melanoma que começa na epiderme. Ele tem maior probabilidade do que o basocelular de se espalhar para um órgão próximo, e para cada 100 pessoas diagnosticadas é provável que uma delas morra.

> O **melanoma maligno** começa nos melanócitos, as células que produzem melanina. Seu aspecto é quase preto, com bordas irregulares. Essas manchas cancerígenas parecem uma mancha de óleo no chão de sua garagem. O melanoma maligno ocorre principalmente em pessoas de pele clara, que têm um histórico de queimaduras graves, especialmente quando crianças. Uma em cada cinco pessoas diagnosticadas morrem em cerca de cinco anos.

Dermatite

A *dermatite* é uma inflamação da pele que toma a forma de uma erupção cutânea que coça e queima. Ela tem várias causas: infecção, picadas de insetos, irritação causada por produtos químicos, alergia, abrasão da pele devido à depilação ou queimaduras solares. Há uma predisposição genética envolvida, como no caso da dermatite seborreica ou do eczema, que afeta o couro cabeludo e o cabelo, assim como a pele das mãos, pés, face ou de qualquer outro lugar.

Muitas pessoas têm episódios de dermatite em algum momento da vida, e algumas sofrem de dermatite crônica. Embora a causa varie, o tratamento é relativamente simples: uma combinação de evitar a causa ou eliminar o organismo infeccioso (o fungo, por exemplo) e aplicar um creme de hidrocortisona para acalmar a inflamação e possibilitar a cura da pele.

Alopecia

Alopecia é o termo técnico para queda atípica de cabelo — ou seja, acima da taxa normal de perda causada pelos folículos em seus períodos de inatividade. Como a dermatite, as causas são bastante diversas.

O tipo mais prevalente é de *alopecia androgenética*, ou calvície de padrão masculino. Ela é uma doença hereditária que afeta cerca de 25% dos homens antes dos 30 anos e dois terços de todos os homens antes dos 60. A condição é menos comum e menos extrema nas mulheres. Pode se desenvolver em adultos mais velhos, resultando em um desbaste geral de todo o cabelo do couro cabeludo, em vez de uma calvície completa.

A *alopecia areata* é um tipo de perda de cabelos em que o sistema imunológico ataca os folículos pilosos, fazendo com que caiam em grandes quantidades. A causa-raiz (não resisti!) é desconhecida, mas danos ao folículo geralmente são temporários. A alopecia areata é mais comum em jovens abaixo dos 20 anos, mas crianças e adultos de qualquer idade podem ser afetados. Ela pode ser tratada, mas não curada.

A *alopecia temporária* resulta de uma longa lista de causas, incluindo estresse, doenças graves, cirurgias, deficiências nutricionais, tratamentos com certas medicações (especialmente agentes quimioterápicos para o câncer, que atacam todas as células ativamente em divisão) e certos medicamentos para artrite, depressão, coração e hipertensão arterial. O uso de alguns cosméticos capilares ou o abuso de penteados (puxar muito o cabelo para trás firmemente por longos períodos de tempo) prejudica a haste capilar e o folículo. A *tricotilomania*, ou o ato compulsivo de puxar os cabelos, também leva à alopecia.

As unhas indicam problemas

Unhas não saudáveis podem ser um sintoma de doenças subjacentes e ajudam no diagnóstico. Por exemplo, unhas azuladas são causadas por má circulação. Indicações mais específicas incluem as seguintes:

- » Unhas frágeis, côncavas (em forma de colher) e com cristas indicam anemia por deficiência de ferro.
- » Unhas que se separam do leito ungueal podem resultar de distúrbios da tireoide, em que uma quantidade excessiva de hormônio tireoidiano é produzida, como a doença de Graves.
- » Marcas pretas que parecem pequenas lascas ajudam a diagnosticar doenças respiratórias ou cardíacas.
- » Unhas rígidas, curvas e amareladas indicam *bronquiectasias* (dilatação crônica dos brônquios) e *linfedemas* (retenção de líquidos nas glândulas linfáticas).

> **NESTE CAPÍTULO**
>
> » **Listando as funções do esqueleto**
>
> » **Esmiuçando sua estrutura**
>
> » **Articulando tudo com articulações**
>
> » **Avaliando os esqueletos axiais e apendiculares à parte**
>
> » **Observando algumas fisiopatologias esqueléticas**

Capítulo **5**

Esquematizando o Sistema Esquelético

Se você tem um esqueleto no armário, é hora de retirá-lo. E isso não é uma metáfora sobre seus segredos profundos e sombrios. Sério! Olhar um modelo de esqueleto é a melhor maneira de entender suas conexões. Se você não tiver um esqueleto no armário, vá para a geladeira. Destrinchar um frango assado pode lhe ensinar muito sobre ossos e articulações, e seu jantar já estará quase pronto!

O esqueleto determina a forma e o tamanho dos humanos como espécie e também sua distintiva postura ereta e bípede. Para obter uma visão geral do esqueleto, veja a figura "Principais Ossos do Esqueleto" no Caderno Colorido.

Nos humanos, como em todos os vertebrados, o esqueleto integra o *sistema musculoesquelético*. A contraparte, o sistema muscular, é o tema do Capítulo 6.

O esqueleto consiste em todos os ossos, articulações que os conectam e vários tipos de tecido denso que revestem, protegem e unem os ossos e as articulações. Neste capítulo, examinamos as estruturas especiais desses tecidos e nomeamos alguns dos principais ossos e articulações. Outras funções do tecido ósseo, como armazenamento mineral e produção de células sanguíneas, são mencionadas brevemente ou abordadas em detalhes em outros capítulos.

Mostrando Serviço: A Função do Esqueleto

As funções estruturais do sistema esquelético são:

» **Proteção:** Os ossos e as articulações são fortes e resistentes. A caixa torácica fornece um espaço interno protegido para seus órgãos mais delicados. A coluna vertebral encapsula parcialmente e protege a medula espinhal, e o crânio encapsula completamente o cérebro.

» **Movimento:** O sistema musculoesquelético é uma máquina do movimento: os ossos ancoram os músculos e atuam como alavancas, as articulações atuam como alavancas e a contração muscular fornece a força para o movimento. (Leia mais no Capítulo 6 sobre músculos e contração muscular.)

» **Suporte:** A coluna vertebral suporta a maior parte do peso de seu corpo (veja a seção "Ficando nos eixos com a coluna vertebral", mais adiante neste capítulo). Já os arcos de seus pés suportam o peso de seu corpo de uma maneira diferente (veja o box "Pés fortes, base firme").

Estruturando o Esqueleto

Esta seção aborda como seu corpo forma os tecidos dos ossos e das articulações e como eles se unem para proteger, movimentar e apoiar todo o corpo.

Considerando o tecido conjuntivo

O esqueleto é composto principalmente por três tipos de tecido conjuntivo: tecido ósseo (ossos), cartilagem e tecido conjuntivo denso.

Tecido ósseo

O *tecido ósseo* é fisiologicamente muito ativo, gerando e reparando a si mesmo todo o tempo, e há um abundante suprimento de sangue através dele. Não só isso, os ossos produzem uma enorme quantidade de "produto para exportação", sobretudo as próprias células do sangue. (Sim, as células sanguíneas são produzidos pelos ossos — veja o Capítulo 9.) Os ossos contém quatro tipos especializados de células: osteócitos, osteoblastos, osteoclastos e células osteogênicas. As funções do sistema esquelético dependem do funcionamento dessas células especializadas do tecido ósseo.

LEMBRE-SE

Tenha em mente a diferença entre o *tecido ósseo*, como um todo, e os ossos específicos. Tanto o *fêmur* (osso da coxa) quanto o *úmero* (osso do braço) contêm tecido ósseo, mas cada um tem uma configuração especializada a partir dos componentes desse tecido.

Pensamos que nossos ossos são duros como pedras, e são, mas a estrutura de seu tecido é bastante complexa. A Figura 5-1 mostra suas partes.

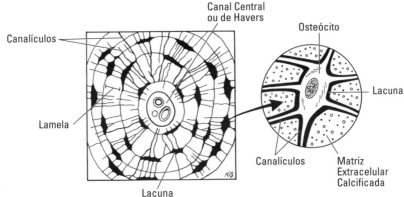

FIGURA 5-1: Estrutura compacta do tecido ósseo.

Ilustração de Kathryn Born, MA

Ao olhar para o tecido ósseo, você logo nota seus grandes buracos, e então vê que tudo parece estar disposto em círculos ao redor desses buracos. Um conjunto desses círculos se chama *osteon*, que são estruturas repetidas e coladas para formar um *osso compacto*. O buraco no meio, o canal de Havers (ou central), dá espaço para os nervos e vasos sanguíneos que atravessam o osso.

O anel que circunda o canal central é a *lamela*, que é formada como um composto de cálcio (como fosfato e carbonato de cálcio) depositado na matriz (o espaço entre as células). Diferente de outros tecidos, em que a matriz é preenchida por fluido, as células ósseas, ou *osteócitos*, são estáticas. Elas são encontradas nas pequenas cavernas conhecidas como *lacunas*.

Devido a essa matriz rígida, as células precisam obter seus nutrientes de outras células. Os osteócitos têm estruturas semelhantes a braços que se comunicam por meio de pequenos túneis, através da matriz, chamados de *canalículos*. As células no anel interno (lamela) têm acesso às substâncias presentes nos vasos sanguíneos, no canal central. Elas então passam essas substâncias para as células do anel seguinte através dos canalículos (túneis). Esse processo continua, célula a célula, como um jogo de telefone sem fio.

CAPÍTULO 5 **Esquematizando o Sistema Esquelético** 91

Cartilagem

A *cartilagem* é um tecido firme, mas flexível, constituído principalmente por fibras proteicas. Se você colocar o dedo na ponta do nariz e empurrar delicadamente, terá uma boa ideia da textura emborrachada e da flexibilidade da cartilagem. Ela é o principal componente das articulações.

A estrutura da cartilagem é menos complexa do que a do tecido ósseo, com menos células, menos tipos de células e pouco ou nenhum suprimento direto de sangue. No entanto entre as funções do tecido cartilaginoso está a construção de novos ossos. Os dois tipos de cartilagem do sistema esquelético são a hialina e a fibrocartilagem.

» A *cartilagem hialina* é o tipo que forma o septo do nariz. Também forma uma porção da primeira versão do esqueleto fetal. É o tipo mais abundante de cartilagem em vários tipos de articulações — é um componente importante das articulações sinoviais, responsáveis pela mobilidade.

» A *fibrocartilagem* é um tecido denso e esponjoso que absorve choques na coluna vertebral e na pelve.

LEMBRE-SE

A cartilagem não é gerada e substituída tão ativamente quanto os ossos, então conta com menos células, e a cartilagem madura não tem suprimento de sangue.

PAPO DE ESPECIALISTA

Há um terceiro tipo: a *cartilagem elástica*. Diferente dos outros dois, ela contém numerosas fibras elásticas, o que a torna muito mais flexível. Você encontra cartilagem elástica na epiglote e no ouvido externo.

Tecido conjuntivo denso

O *tecido conjuntivo denso* (TCD) parece uma fita fibrosa. Ele contém poucas células vivas e é composto principalmente por fibras proteicas, carboidratos complexos e água.

O TCD estrutura o *periósteo*, uma película protetora que recobre os ossos, cujas fibras de colágeno se entrelaçam com as dos *ligamentos* e *tendões*. Essas estruturas semelhantes a cordas conectam um osso a outro (ligamentos) ou a um músculo (tendão).

LEMBRE-SE

Diz-se que o periósteo forma um *contínuo* com os ligamentos e os tendões porque não há separação real entre a "película" e as "cordas". Isso impede que eles se soltem dos ossos.

A estrutura de um osso

Os *ossos* (o fêmur, as vértebras, os ossos dos dedos) são estruturas feitas de tecido ósseo. (*Ah, que surpresa!*, você diz, mas observe que as articulações são feitas de *cartilagem*, outro tecido.) É importante lembrar que cada osso tem formas específicas de tecido ósseo.

Os ossos longos, como o da coxa (fêmur) ou do antebraço (rádio), são o tipo em que as pessoas geralmente pensam primeiro. E, de fato, eles dão uma boa ideia da anatomia geral e da fisiologia do tecido ósseo (veja a Figura 5-2).

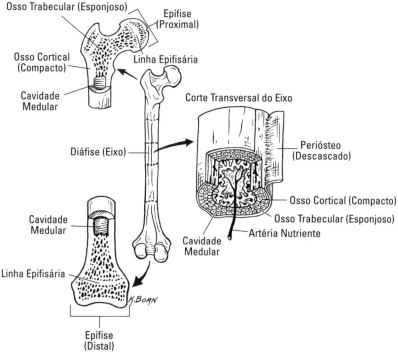

FIGURA 5-2: A estrutura de ossos longos.

Ilustração de Kathryn Born, MA

Na seção transversal, o osso é estruturado em camadas concêntricas, isto é, a camada externa circunda a intermediária, que por sua vez circunda a interna. No corte longitudinal, um osso tem duas extremidades similares e uma área intermediária longa, que tem células e tecidos majoritariamente diferentes daqueles das extremidades. A lista a seguir relaciona e descreve brevemente a composição celular e material das áreas de um osso longo.

» O **osso compacto (cortical)** é uma camada (a mais externa) densa de células em uma matriz dura de fibras proteicas, e compostos de cálcio e outros minerais. É essa camada que confere aos ossos sua força incrível. O tecido ósseo compacto é descrito em detalhes na seção "Considerando o tecido conjuntivo", anteriormente neste capítulo.

» O **osso esponjoso (trabecular)**, a camada do meio, é, como no caso do osso compacto, composto por uma variedade de células em uma matriz de fibras proteicas mineralizadas. Mas o osso esponjoso tem uma estrutura menos densa do que a do compacto, uma troca fisiológica de força por leveza. A matriz do osso esponjoso não está disposta em círculos concêntricos; em vez disso, ela é, bem... esponjosa. As *trabéculas*, que seguem linhas de tensão no osso, são estruturas que atuam como suporte, além de deixar grandes bolsões de espaço. Nos adultos, esse espaço contém a medula vermelha, descrita a seguir.

» A **cavidade medular** é a camada interna do eixo de um osso longo (a diáfise), e ela abriga a medula óssea, que tem duas variedades: a *medula amarela*, composta principalmente por gordura (pense em manteiga), e a *medula vermelha*, onde ocorre a *hematopoiese*, a produção de células sanguíneas. Nos adultos, a maior parte da medula na cavidade medular está desativada e, portanto, é amarela. A medula vermelha ativa é encontrada no osso esponjoso do crânio, nas costelas, nas vértebras, na pelve e no esterno. Nos bebês, as cavidades medulares dos ossos longos são preenchidas com medula vermelha para atender à crescente demanda de células sanguíneas.

» A **epífise** é a extremidade aumentada e nodosa de um osso longo. Consiste em uma camada externa de osso esponjoso sobreposto ao compacto. Esse é o local do alongamento ósseo. Dentro da epífise, o tecido ósseo e cartilaginoso está intimamente ligado: à medida que as células da cartilagem se dividem, ela se transforma em tecido ósseo. Esse processo começa antes do nascimento e continua até os ossos atingirem o tamanho adulto.

Se os níveis das células sanguíneas se reduzirem muito — após uma perda de sangue, por exemplo —, a medula amarela é reativada e realiza novamente a hematopoiese.

Classificando os ossos

Os ossos são extremamente variados. Para criar uma lógica, muitos de seus nomes se relacionam à sua aparência, como ossos achatados, longos, curtos e irregulares. Confira a Tabela 5-1 para conhecer essas diferenças.

TABELA 5-1 Características dos Tipos de Ossos

Tipo de Osso	Exemplo de Localização no Corpo	Características
Achatado	Crânio, omoplatas, costelas, esterno, ossos pélvicos	Como escudos, eles protegem os tecidos moles do cérebro e os órgãos do tórax e da pelve.
Longo	Braços e pernas	Como vigas de aço, esses ossos, que aguentam mais peso, são o suporte estrutural.
Curto	Punhos (ossos do carpo) e tornozelos (ossos do tarso)	Parecem blocos e permitem uma maior amplitude de movimento do que os ossos maiores.
Irregular	Coluna vertebral, rótulas	Os ossos irregulares têm uma variedade de formas e geralmente têm projeções a que músculos, tendões e ligamentos se ligam.

Crescimento Ósseo e Remodelagem

Quando ossos longos se desenvolvem em um feto, eles são formados de cartilagem hialina. A cartilagem mais macia permite que o feto se curve em poses que deixariam um instrutor de ioga orgulhoso. A forma do osso é determinada pela forma da cartilagem, por isso serve como modelo. Os compostos de cálcio são depositados no molde, e a cartilagem torna-se calcificada.

PAPO DE ESPECIALISTA

Os termos *calcificação* e *ossificação* são frequentemente usados como sinônimos para se referir à formação óssea. No entanto a ossificação é propriamente a formação de todo o tecido, enquanto a calcificação é a formação e deposição dos compostos de cálcio.

No nascimento, os ossos ainda não se ossificaram totalmente. Eles continuam a crescer e se desenvolver até a adolescência. Isso ocorre por meio de dois tipos de ossificação:

» **Ossificação intramembranosa:** Ela ocorre em todos os ossos e é o processo em que os ossos curtos, achatados e irregulares crescem, e os longos se expandem em largura. Uma película de tecido conjuntivo é formada abaixo do periósteo. Os osteoblastos são células ósseas especializadas que colocam os compostos de cálcio nas fibras do tecido conjuntivo, criando as trabéculas do osso esponjoso (calcificação). Quando terminam essa estrutura, os osteoblastos se tornam osteócitos. Mais tarde, o novo osso esponjoso pode se tornar um osso compacto à medida que novos osteoblastos preencherem o espaço vazio com compostos de cálcio, até que se entalhem em uma pequena caverna — a lacuna.

> **Ossificação endocondral:** Para crescer, os ossos longos passam por este processo. Na Figura 5-2 você vê uma *linha epifisária* em cada extremidade, que é feita de cartilagem hialina. Quando estimulados pelo hormônio do crescimento (veja o Capítulo 8), os condrócitos (células da cartilagem) se duplicam. As células então aumentam, o que cria mais espaço, alongando o osso. Os osteoblastos, então, calcificam a cartilagem, assim como fizeram com o tecido conjuntivo durante o crescimento intramembranoso.

Quando os ossos longos crescem, sua altura aumenta. Por volta dos 18 anos, os condrócitos param de se dividir. Toda a linha epifisária é *ossificada*. Isso é comumente chamado de fechamento de crescimento.

Mesmo que seu crescimento já tenha se fechado, o desenvolvimento de seus ossos não terminou; ele continua por meio da *remodelação*.

Como os ossos absorvem constantemente o impacto que o corpo sofre, a matriz fica danificada, e a remodelação lhes permite manter a integridade estrutural, substituindo o tecido enfraquecido por um forte e saudável, como a construção de estradas. As estradas se desgastam com o uso contínuo e precisam ser reformadas, mas você não pode aprimorar todas de uma só vez, ou ninguém passaria por elas. Então você trabalha por seções, o tempo todo. Felizmente, a remodelação óssea não causa os mesmos transtornos que a de rodovias!

Antes de ativar os osteoblastos para construir novos tecidos, precisamos limpar a área. Os *osteoclastos* são as células ósseas responsáveis por isso. Eles secretam ácido para quebrar a matriz enfraquecida. Isso libera os íons de cálcio de seus compostos, permitindo que sejam absorvidos pelo fluxo sanguíneo. Então os osteoblastos reciclam o cálcio, formando novos compostos para depositar e reformar ainda mais a matriz.

PAPO DE ESPECIALISTA

Uma função negligenciada dos ossos é armazenar cálcio, um íon essencial para contração muscular e comunicação nervosa (veja os Capítulos 6 e 7). Quando os níveis de cálcio no sangue caem, o hormônio da paratireoide (PTH) é liberado e encaminhado para os ossos a fim de fazê-los reabsorvê-lo.

O Esqueleto Axial

O *esqueleto axial* consiste nos ossos que se encontram ao longo da linha média (centro) de seu corpo, como a coluna vertebral (espinha dorsal). Uma maneira fácil de lembrar quais ossos compõem o esqueleto axial é pensar na coluna vertebral que corre no meio de seu corpo e então nos ossos que estão diretamente ligados a ela — a caixa torácica e o crânio.

OSSOS FLUTUANTES

O *osso hioide*, um minúsculo osso em forma de U, que fica logo acima de sua laringe (caixa de voz), ancora a língua e os músculos usados na deglutição. No entanto o próprio osso hioide não se liga a nenhuma estrutura. Ele é o único osso do corpo que não se articula (conecta) a outro. O osso hioide flutua pelos ligamentos dos processos estiloides dos ossos temporais.

As seções a seguir esmiúçam as principais partes do esqueleto axial.

Ergue a cabeça que a coroa não cai

Em vez de ser um grande pedaço de osso, como um gorro que se encaixa no cérebro, o crânio compreende os ossos cranianos e faciais.

Um crânio humano (veja a Figura 5-3) é formado pelo *crânio* e pelo *ossos faciais*, que contêm os *seios da face*, cavidades cujo propósito, por incrível que pareça, não é apenas produzir infecções respiratórias.

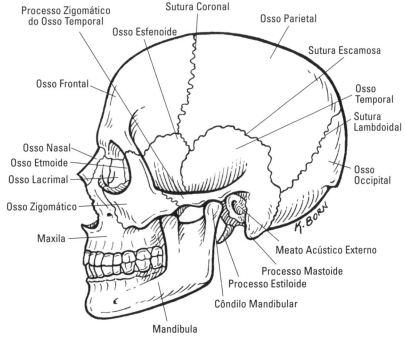

FIGURA 5-3: O crânio humano e os ossos faciais.

Ilustração de Kathryn Born, MA

CAPÍTULO 5 **Esquematizando o Sistema Esquelético** 97

Quebrando a cabeça

Os oito ossos de seu crânio protegem seu cérebro e têm *suturas*, articulações estáticas (muito parecidas com as suturas, ou pontos, que se faz para fechar incisões e feridas). Os ossos do crânio que são unidos por suturas incluem os seguintes:

» **Osso frontal:** Forma a testa e parte das órbitas oculares.

» **Ossos parietais:** Formam o topo e as laterais do crânio.

» **Osso occipital:** Forma a parte de trás e a base do crânio. O forame magno, uma abertura no osso occipital, dá passagem à medula espinhal para que se junte ao cérebro.

» **Ossos temporais:** Formam as laterais do crânio, perto das têmporas. Eles contêm as seguintes estruturas:

- **Meato acústico externo:** A entrada do canal auditivo.
- **Côndilo mandibular:** A união da mandíbula ao maxilar inferior.
- **Processo mastoide:** Fornece o espaço para os músculos do pescoço se unirem à cabeça.
- **Processo estiloide:** Serve como ponto de fixação para os músculos da língua e da laringe (caixa de voz).

» **Osso etmoide:** Contém várias seções, chamadas de *placas*. Forma a parte medial (interna) das cavidades oculares e grande parte da cavidade nasal.

» **Osso esfenoide:** Em forma de borboleta ou sela (dependendo de como você o observa), ele forma o assoalho do crânio e as laterais traseiras e posteriores das órbitas dos olhos. Uma porção central do osso esfenoide, a *sela turca*, abriga a glândula pituitária, que é crucial para controlar as principais funções do corpo. (Veja o Capítulo 8 para ler mais informações sobre a glândula pituitária.)

Encarando os ossos da face

Os ossos que formam a estrutura facial são:

» **Ossos lacrimais:** Dois minúsculos ossos nas paredes internas das órbitas. Um sulco entre os ossos lacrimais nas cavidades oculares e o nariz formam o *canal nasolacrimal*. As lágrimas fluem do globo ocular por esse canal até a cavidade nasal, o que explica por que seu nariz "escorre" quando você chora.

» **Mandíbula:** O maxilar inferior; ela é o único osso móvel do crânio.

- **Maxilar:** Dois ossos que formam a mandíbula superior, parte do palato duro (céu da boca) e a parte inferior das órbitas.
- **Ossos nasais:** Dois ossos retangulares que formam a ponte do nariz. A porção inferior e móvel do nariz é feita de cartilagem.
- **Ossos palatais:** Formam a parte posterior do palato duro e funcionam como assoalho da cavidade nasal.
- **Osso de Vomer:** Junta-se ao osso etmoidal para formar o septo nasal — aquela parte do nariz que pode sofrer um desvio se você se meter em uma briga de bar.
- **Ossos zigomáticos:** Formam as maçãs do rosto e as laterais das órbitas.

Farejando os seios nasais

Os seios nasais permitem que o ar entre no crânio, tornando-o muito mais leve. Esse ar também faz sua voz ressoar, o que significa que, quando você fala, as ondas sonoras reverberam dentro deles.

Os vários tipos de seios nasais são nomeados conforme sua localização:

- O **seio frontal** é uma área oca do osso frontal.
- Os **seios mastoides** fazem um tipo de drenagem para o ouvido médio.
- Os **seios maxilares** são grandes e ficam dentro dos ossos da mandíbula superior (maxilar).
- Os **seios paranasais** consistem nos seios frontais, esfenoidal e etmoidal, que, com os seios maxilares, funcionam como um dreno para o nariz (*para* significa "próximo"; *nas*, "nariz").

Ficando nos eixos com a coluna vertebral

A coluna vertebral (veja a Figura 5-4) começa no crânio e se estende até a pelve. É composta por 33 ossos: 24 separados, as *vértebras*, mais os ossos fundidos do sacro e do cóccix. Entre cada vértebra há um disco intervertebral feito de fibrocartilagem para absorção de impactos.

Sua coluna vertebral é o suporte central para a parte superior do corpo, carregando a maior parte do peso de sua cabeça, tórax e braços. Junto aos músculos e ligamentos das costas, ela lhe permite andar na vertical.

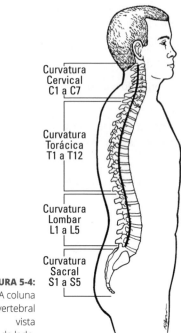

FIGURA 5-4: A coluna vertebral vista de lado.

Ilustração de Kathryn Born, MA

LEMBRE-SE

Um objetivo importante da coluna vertebral é proteger a medula espinhal, o grande canal de dados entre o corpo e o cérebro. Quase todos seus nervos estão conectados diretamente ou através de ramos ligados à medula, que corre diretamente para o cérebro através do *forame magno*, uma abertura no crânio. Leia no Capítulo 7 mais informações sobre a medula espinhal.

Se você olhar para a espinha lateralmente, notará que ela se curva quatro vezes: para dentro, para fora, para dentro e para fora. Essa curvatura da coluna ajuda a absorver o choque e a pressão muito melhor do que se ela estivesse reta. Uma coluna ligeiramente curvada também oferece mais equilíbrio, distribuindo melhor o peso do crânio sobre os ossos pélvicos, o que é necessário para andar em pé; ela evita que a parte de cima do corpo fique muito pesada. Cada curvatura abrange uma região da coluna: cervical, torácica, lombar e sacral. O número de vértebras em cada região e algumas de suas características importantes são mostrados na Tabela 5-2.

TABELA 5-2 Regiões da Coluna Vertebral

Região	Número de Vértebras	Características
Cervical	7	O crânio se liga do topo dessa região à vértebra *atlas*.
Torácica	12	Região à qual as costelas se prendem.
Lombar	5	Vulgarmente chamada de parte inferior das costas, é a região que sofre mais impacto.
Sacral	5 (fundido em um; o sacro)	O sacro forma uma articulação com os quadris e a última vértebra lombar.
Coccígea	4 (fundido em um; o cóccix)	O cóccix absorve o impacto que a coluna sofre quando uma pessoa se senta.

A coluna vertebral também tem pontos nos quais outros ossos podem se anexar. O crânio é acoplado ao topo da coluna cervical. A primeira vértebra cervical (abreviada para C-1; "C" de cervical e "1" por ser a primeira) é o *atlas*, que suporta a cabeça e permite que ela se mova para a frente e para trás (por exemplo, o movimento que indica "sim"). A segunda vértebra cervical (C-2) é o *eixo* e permite que a cabeça gire e vire de um lado para o outro (isto é, o movimento que indica "não").

DICA

Você pode diferenciar esses dois ossos importantes lembrando-se da história de Atlas, na mitologia grega, que carregou o mundo em seus ombros. Seu atlas carrega sua cabeça em seus ombros. Para se lembrar do número de vértebras de cada região, pense nos horários em que você toma café da manhã (7h), almoça (12h) e lancha (5h da tarde).

Pensar dentro da caixa pode ser bom

LEMBRE-SE

A caixa torácica consiste nas vértebras torácicas, costelas e esterno (veja a Figura 5-5). Ela é essencial para proteger o coração e os pulmões, e proporciona um lugar para a cintura escapular (escápula e clavícula) se fixar.

Você tem 12 pares de *costelas*; alguns são de costelas *verdadeiras* (7), outros, de *falsas* (3) e *flutuantes* (2). Todas as costelas estão conectadas aos ossos das costas (as vértebras torácicas). Na parte da frente, as costelas verdadeiras ligam-se ao esterno por *cartilagens costais* individuais; as falsas são conectadas ao *esterno* por cartilagens costais fundidas. Os dois últimos pares de costelas são ditos flutuantes porque são soltos na frente. As costelas flutuantes protegem os órgãos abdominais, como os rins, sem obstruir o espaço do abdômen para os intestinos.

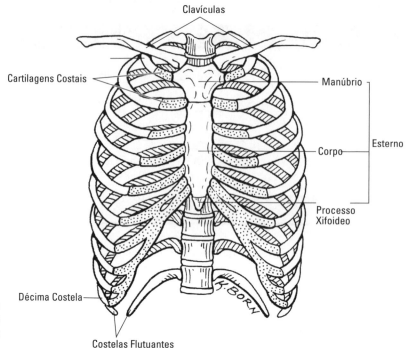

FIGURA 5-5: Os ossos da caixa torácica.

Ilustração de Kathryn Born, MA

O esterno tem três partes: o *manúbrio*, o *corpo* e o *processo xifoide*. O entalhe que você sente no centro do peito, alinhado com as clavículas, é o topo do manúbrio. A parte média do esterno é o corpo, e a inferior, o processo xifoide.

O Esqueleto Apendicular

O *esqueleto apendicular* é formado pelos ossos e articulações dos *apêndices* (membros superiores e inferiores) e pelas duas cinturas que os unem ao esqueleto axial. Descrevemos cada uma dessas categorias nas seções a seguir.

Não precisa de dieta para ter cintura

A palavra *cintura* vem da ideia de "cercar". Não tem nada a ver com aquelas roupas espalhafatosas que todas as mulheres usavam no início do século XX para delinear o corpo.

O corpo contém duas cinturas: a *escapular*, que circunda o topo da coluna vertebral, e a *pélvica*, que circunda a parte de baixo. As cinturas ligam o esqueleto apendicular ao axial.

POR QUE EXERCÍCIOS SÃO TÃO BONS

Você deve saber que os exercícios aeróbicos e o levantamento de pesos são bons para o coração e os músculos, mas já percebeu que também beneficiam os ossos? Os exercícios — especialmente os mais pesados (como os que usam quadris e pernas, como caminhar, correr, andar de bicicleta e musculação) — estimulam a remodelagem, o que leva a ossos mais fortes e densos. Assim, os exercícios previnem a osteoporose, que é a perda de densidade óssea e o enfraquecimento dos ossos. Exercitar os músculos também exercita os ossos e as articulações, o que mantém a flexibilidade e a força. O que o exercício constrói ninguém destrói!

A cintura escapular consiste em duas *clavículas* e duas *escápulas*, que se assemelham a triângulos. As escápulas proporcionam uma ampla superfície à qual os músculos do braço e do peito se ligam. Consulte a figura "Principais Ossos do Esqueleto" no Caderno Colorido para ver as partes isoladas da cintura escapular.

As clavículas estão ligadas ao *manúbrio*, do esterno, que é praticamente o único ponto de fixação da cintura escapular e do esqueleto axial. Por causa dessa fixação relativamente frágil, os ombros têm uma vasta amplitude de movimento, mas são propensos a deslocamentos.

A cintura pélvica (veja a pelve na Figura 5-6) é formada pelos ossos do quadril (ou *coxais*), pelo *sacro* e pelo *cóccix*. Eles suportam o peso do corpo, por isso precisam ser fortes.

Os ossos do quadril (coxais) são formados pelo *ílio*, *ísquio* e *púbis*. O que você provavelmente trata como osso a bacia é o ílio, as grandes partes que sente nas laterais do corpo. A parte que sente na ponta do ílio é a *crista ilíaca*. Na parte inferior das costas, o ílio se conecta com a coluna vertebral no sacro; a articulação formada é a *articulação sacroilíaca* — um ponto crítico para muitas pessoas que tendem a sentir dor na lombar.

O *ísquio* é a parte inferior de seu quadril. Você tem um ísquio de cada lado, em cada nádega, e provavelmente está sentado em cima de sua *tuberosidade isquiática* nesse momento. A *tuberosidade isquiática* aponta para fora e é o local em que os ligamentos e tendões dos membros inferiores se unem. A *espinha isquiática* — que fica ao redor da área em que o ílio e o ísquio se unem — é direcionada para dentro da cavidade pélvica. Uma boa distância entre as espinhas isquiáticas de uma mulher tende a propiciar uma melhor experiência com o parto normal (veja os Capítulos 14 e 15); ela precisa ser grande o suficiente para que a cabeça do recém-nascido passe.

Os ossos do *púbis* são a junção dos ossos das ancas direita e esquerda, e são unidos por um pedaço de fibrocartilagem chamado de *sínfise púbica*. Os músculos do assoalho pélvico estão acoplados à cintura pélvica no púbis.

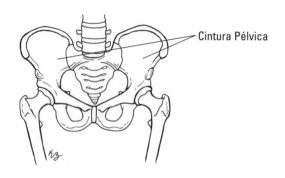

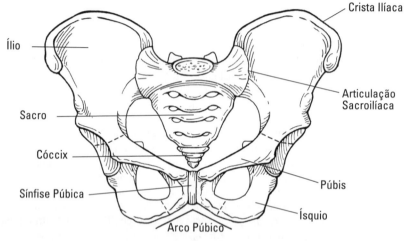

FIGURA 5-6: Os ossos da pelve.

Ilustração de Kathryn Born, MA

Virando um membro: Braços e pernas

Seus braços e suas pernas são *membros*, ou apêndices. *Apen* significa anexar algo a um corpo maior, e seus apêndices estão presos ao esqueleto axial pelas cinturas (veja a seção anterior).

Dando uma mãozinha (e braços e cotovelos)

Seu membro superior, ou braço, está conectado à cintura escapular. Os ossos dos membros superiores incluem o *úmero* (braço), *rádio* e *ulna* (antebraço), *carpais*, do punho, e a mão é composta pelos *ossos do metacarpo* e pelas *falanges*. (Veja a Figura 5-7.)

POR QUE O QUADRIL FEMININO TENDE A SER MAIS LARGO QUE O MASCULINO

Aceite, você sabe que é verdade. As mulheres não são iguais aos homens. A maioria dos homens tende a ter um corpo reto, com poucas curvas, enquanto as mulheres, por outro lado, são parecidas com uma ampulheta — seus quadris tendem a ser mais largos do que os masculinos. Em uma mulher, os ossos ilíacos se alargam mais do que em um homem. O arco púbico forma um ângulo obtuso (maior que 90°), que nos homens é agudo (menor que 90°). E a pelve menor (ou verdadeira) de uma mulher — o anel formado pelos ossos púbicos, ísquio, parte inferior do ílio e o sacro — é mais larga e arredondada. A pelve menor dos homens tem a forma de funil.

Essas diferenças na anatomia têm um propósito fisiológico: as mulheres têm bebês, e, quando eles estão prontos para nascer, precisam passar pela pelve verdadeira da mulher sem ficarem presos. Outras diferenças se relacionam ao parto: o sacro nas mulheres é mais largo e inclinado para trás, e seu cóccix se move mais facilmente do que o dos homens. Essas duas características permitem um maior "conforto" para o bebê passar pela pelve. Quando uma mulher está grávida, produz *relaxina*, um hormônio que permite aos ligamentos que se conectam aos ossos pélvicos se relaxarem um pouco. Assim, os ossos se afastam e ganham certa flexibilidade durante o parto.

Todas essas características femininas são maravilhosas para dar à luz, mas os ossos nem sempre retornam prontamente às posições originais. Os quadris tendem a ficar um pouco mais largos após o parto. Talvez os ossos se soltem e expandam como uma "recompensa" fisiológica, facilitando ainda mais a vinda de outro bebê. Pena que os corpos femininos não saibam quando geraram o último bebê, para que os quadris voltem ao tamanho que tinham antes da gestação!

A cabeça (esfera no topo) do úmero se conecta à escápula na *cavidade glenoidal*. Os músculos que movem o braço e o ombro se ligam aos *tubérculos maiores* e aos *tubérculos menores*, duas extremidades próximas à cabeça. Entre os tubérculos maiores e menores está o *sulco intertubercular*, que sustenta o tendão que liga o bíceps ao úmero. O úmero também se liga ao músculo deltoide mais ou menos na metade do ombro, o que se chama *tuberosidade deltoide*. O músculo ligado à tuberosidade deltoide permite levantar e abaixar o braço.

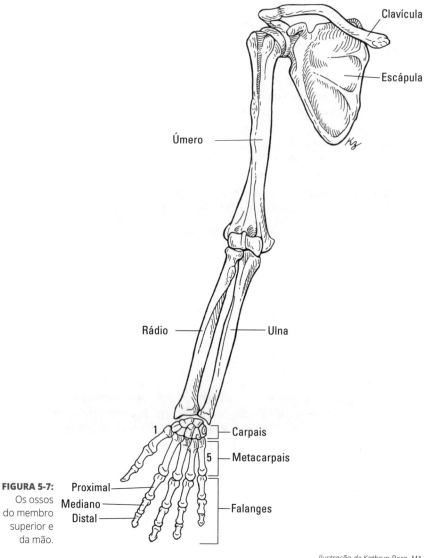

FIGURA 5-7: Os ossos do membro superior e da mão.

Ilustração de Kathryn Born, MA

Os ossos do antebraço se prendem ao cotovelo, no final do úmero, por quatro pontos diferentes:

» **Capítulo:** Duas protuberâncias que permitem ao rádio articular-se ao úmero.

» **Tróclea:** Semelhante a uma polia no úmero que fica ao lado do capítulo e permite que ele se articule com a *incisura troclear* da ulna.

» **Fossa coronoide:** Depressão no úmero que permite uma projeção do osso da ulna (*processo coronoide*) quando o cotovelo está dobrado.

» **Fossa do olécrano:** Depressão no úmero que permite uma projeção da ulna (*processo do olécrano*) quando o braço é estendido. Encaixou certinho, não?

LEMBRE-SE

O rádio é o osso da parte interna de seu antebraço. Quando você vira seu antebraço de modo que a palma fique voltada para trás, ele cruza a ulna de modo que mantenha sua posição. O rádio é mais curto, mas mais espesso que a ulna, e sua cabeça é plana como a de um prego. A ulna é alongada e fina, e sua cabeça fica na extremidade oposta do osso, em comparação com a do rádio.

Tanto o rádio quanto a ulna se conectam aos ossos do punho, que contém oito ossos curtos, os *ossos do carpo*. Os ligamentos que os unem aos ossos do carpo são muito firmes, mas os numerosos ossos permitem que o punho se flexione facilmente. Os oito ossos do carpo estão dispostos em duas fileiras. A linha proximal (mais distante da ponta dos dedos) contém o escafoide, o semilunar, o piramidal e o pisiforme (do polegar ao mindinho), e a linha distal (que também vai do polegar ao mindinho) contém o trapézio, o trapezoide, o capitato e o hamato.

A palma de sua mão contém cinco ossos, os *metacarpos*. Quando você dá um soco, as extremidades dos metacarpos são os nós dos dedos, que são feitos de *falanges*, cada um tendo três delas: *proximal*, que une o nó dos dedos, *média* e *distal*, que é o osso da ponta dos dedos. O polegar, no entanto, só tem duas falanges, então algumas pessoas gostam de argumentar que ele não é considerado um dedo verdadeiro. Então você pode ter oito dedos e dois polegares ou dez dedos, dependendo de sua interpretação. Independentemente disso, o polegar é considerado o primeiro dedo de cada mão.

A pernada dos membros inferiores

Seus membros inferiores consistem em *fêmur* (osso da coxa), *tíbia* e *fíbula* da perna, nos ossos do tornozelo (*tarsos*) e do pé (*metatarsos* e *falanges*; veja a Figura 5-8).

LEMBRE-SE

O termo *falanges* se refere aos ossos dos dedos das mãos e dos pés.

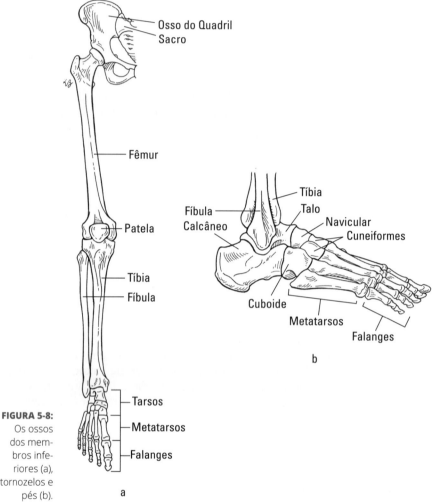

FIGURA 5-8: Os ossos dos membros inferiores (a), tornozelos e pés (b).

Ilustração de Kathryn Born, MA

O fêmur é o osso mais forte do corpo, e também o mais longo. A cabeça do fêmur se encaixa no *acetábulo*, uma área oca do osso do quadril. Nas mulheres, os acetábulos são menores, mas se afastam mais do que nos homens. Essa característica anatômica dá às mulheres uma maior amplitude de movimento nas coxas do que os homens têm. Os *grandes trocânteres* e os *pequenos trocânteres* do fêmur são superfícies nas quais os músculos das pernas e das nádegas se fixam. Eles são grandes tuberosidades encontradas apenas no fêmur. A *linea aspera* é uma crista que fica ao longo da parte de trás do fêmur, à qual vários músculos se ligam.

O fêmur, com os ossos da parte inferior da perna, forma o joelho. A *patela* (vulgarmente conhecida como rótula) articula-se com o fundo do fêmur, que também possui botões (*côndilos laterais* e *mediais*) que se articulam com o topo da tíbia. Os ligamentos da patela se conectam à *tuberosidade da tíbia*, e a extremidade inferior da tíbia tem um *maléolo medial*, uma protuberância que integra o tornozelo interno.

A tíbia é muito mais espessa que a fíbula e fica na porção medial (interna) da perna. Embora a fíbula seja mais fina, tem aproximadamente o mesmo comprimento. O fundo, a extremidade externa da fíbula, é o maléolo lateral, que é a protuberância do lado de fora do seu tornozelo.

A estrutura do pé é similar à da mão. O tornozelo, ou *tarso*, que é semelhante ao punho, consiste em sete ossos do tarso. No entanto apenas um desses sete ossos faz parte de uma articulação com uma grande amplitude de movimento — o *tálus*. O osso do tálus se une à tíbia e à fíbula e viabiliza os movimentos do tornozelo. Abaixo do tálus está o maior osso do tarso, o *calcâneo*, que é o osso do calcanhar. O calcâneo e o tálus ajudam a sustentar seu peso corporal. Os tarsos restantes são o *cuboide*, na parte externa, o *navicular* e os *cuneiformes* laterais, intermediários e mediais.

O peito do pé é semelhante à palma da mão, e, assim como a mão tem metacarpos e falanges, o pé tem metatarsos e falanges. As extremidades dos metatarsos na parte inferior do pé formam a ponta do pé. Como tal, os metatarsos também ajudam a suportar seu peso corporal. Juntos, os tarsos e metatarsos, unidos por ligamentos e tendões, formam os arcos dos pés. Seus dedos, das mãos e dos pés, são falanges. E, assim como seus polegares têm apenas duas falanges, seus dedões também. Mas o restante dos dedos tem três: proximal, média e distal.

PÉS FORTES, BASE FIRME

Os arcos de seus pés absorvem o impacto gerado pelos pés ao caminhar ou correr e distribuem o peso uniformemente pelos ossos que o sustentam: o *calcâneo* (calcanhar) e o *tálus* (tornozelo) de cada pé. O calcanhar, o tornozelo e os metatarsos suportam uma quantidade significativa de seu peso corporal e, portanto, são os *ossos portadores de peso*. Se os ligamentos e tendões que formam esses arcos junto com os tarsos e metatarsos se enfraquecerem, os arcos poderão entrar em colapso, o que resulta em pés chatos. Uma pessoa com pés chatos é mais propensa a danificar os ossos do pé (como os metatarsos) devido ao aumento da pressão sobre eles. Exemplos de danos incluem joanetes, um deslocamento doloroso do primeiro metatarso (o dedão do pé) e esporões de calcanhar, que são excrescências ósseas no calcâneo que causam dor ao caminhar. Pés chatos também propiciam dores no joelho, no quadril e na lombar.

Junta Tudo e Joga Fora

A *articulação* (no popular, junta) é a conexão entre dois ossos. Algumas articulações se movem livremente, algumas se movem pouco, e outras são estáticas. Esta seção fala sobre as diferentes estruturas e movimentos das articulações.

Classificando os tipos de articulação

As articulações, que variam muito em tamanho e formato, são classificadas pela proporção de movimento que permitem ou pela sua estrutura.

Agrupamentos estruturais

As articulações se dividem em três categorias com base no tipo de tecido conjuntivo presente na junção dos ossos:

- **Fibrosas:** Os ossos são firmemente unidos por tecido conjuntivo denso contendo inúmeras fibras de colágeno.
- **Cartilaginosas:** Os ossos são unidos por hialina ou fibrocartilagem.
- **Sinoviais:** Os ossos, que são revestidos com cartilagem hialina, são unidos por uma cápsula de tecido conjuntivo.

Articulações imóveis

As *sinartroses* são articulações que não se movem, como aquelas entre os ossos do crânio. Uma fina camada de tecido conjuntivo denso, a sutura, os une.

As suturas no crânio são nomeadas da seguinte forma:

- **Sutura coronal:** Une os ossos parietais ao frontal.
- **Sutura lambdoidea:** Une os ossos parietais ao occipital.
- **Sutura sagital:** Une os ossos parietais.
- **Sutura escamosa:** Une um osso parietal aos temporais.

A maior parte das articulações fibrosas é sinartrose.

Articulações semimóveis

As *anfiartroses* são articulações levemente móveis conectadas por fibrocartilagem ou cartilagem hialina. Exemplos incluem os discos intervertebrais, que unem as vértebras e lhes permitem fazer um ligeiro movimento.

A maior parte das articulações cartilaginosas é anfiartrose.

Articulações móveis

As *diartroses* movem-se livremente. Os inúmeros tipos de diartroses são mostrados na Tabela 5-3.

Todas as diartroses são também *articulações sinoviais*. A *cápsula articular* cria uma cavidade entre os dois ossos de ligação, que é preenchida com o *líquido sinovial*, para ajudar a lubrificar e amortecer a articulação. As extremidades dos ossos são protegidas pela cartilagem hialina, e a amplitude de movimento permitida depende muito de sua forma.

TABELA 5-3 Tipos de Diartroses (Articulações Sinoviais)

	Descrição	Movimento	Exemplo
Rótula	Uma articulação na qual a cabeça esférica de um osso se encaixa em uma depressão (alvéolo) de outro.	Movimentos circulares; pode se mover em todos os planos, e a rotação também é possível.	Ombro, quadril
Condiloide	Uma articulação na qual o côndilo ovalado de um osso se encaixa na cavidade oval de outro.	Pode se mover em todos os planos, mas não girar.	Articulações entre os metacarpos e as falanges
Deslizante	Uma articulação de superfície plana ou ligeiramente curva.	Deslizar ou torcer; movimento em dois planos.	Articulações entre os ossos do carpo (punho) e do tarso (tornozelo)
Gínglimo	Uma articulação na qual uma superfície convexa se une a uma côncava.	Movimento para cima e para baixo em um plano; pode flexionar e estender.	Cotovelo, joelho
Pivotante	Uma articulação na qual uma projeção em forma de cilindro em um osso é cercada por um anel de outro osso e ligamento.	A rotação é o único movimento possível.	Articulação entre o rádio e a ulna, no cotovelo, e articulação atlas e eixo, no topo da coluna
Selar	Uma articulação em que cada osso tem forma de sela e se encaixa na região idêntica do oposto.	Muitos movimentos são possíveis; pode se mover em diferentes planos, mas não consegue girar.	Articulação entre os ossos do carpo e do metacarpo do polegar

Vendo o que a articulação pode fazer

Você sabe que certos tipos de articulações realizam movimentos específicos. O movimento de uma parte do corpo — por exemplo, levantar a mão — geralmente tem um oposto para retornar à posição original, como descer a mão de volta, frustrado por ter se enganado com aquele cumprimento que não foi para você. Aqui está uma visão geral resumida desses movimentos especiais:

- **Abdução:** Quando uma parte do corpo se move como se estivesse se afastando do meio do corpo.

- **Adução:** Quando uma parte do corpo se move como se estivesse se aproximando do meio do corpo.

- **Flexão:** Redução do ângulo da articulação. Quando você flexiona os braços para exibir seu bíceps, movendo o antebraço em direção ao braço, diminuindo o ângulo no cotovelo.

- **Extensão:** Amplificação do ângulo da articulação. Retornar o braço da posição flexionada aumenta o ângulo, e o cotovelo, portanto, faz uma extensão. A hiperextensão ocorre quando a parte do corpo ultrapassa uma reta (180°), como quando inclina a cabeça para trás.

- **Elevação:** O movimento ascendente de uma parte do corpo, como encolher os ombros.

- **Depressão:** O movimento descendente de uma parte do corpo, como recolher os ombros após os ter levantado.

- **Eversão:** Quando o pé é rotacionado de modo que a sola fique voltada para fora.

- **Inversão:** Quando o pé é rotacionado de modo que a sola fique voltada para dentro.

- **Supinação:** Quando o antebraço é rotacionado para que a palma da mão fique virada para cima ou para a frente (pense em segurar uma tigela).

- **Pronação:** Quando o antebraço é rotacionado para que a palma da mão fique virada para baixo ou para trás.

- **Rotação:** O movimento de uma parte do corpo em torno do próprio eixo, como sacudir a cabeça para responder "Não". Os movimentos associados são a *rotação medial* (em direção à linha média) e a *lateral* (longe da linha média).

- **Circunvolução:** O movimento circular de uma parte do corpo, como desenhar círculos com os braços na aula de ginástica.

Fisiopatologias

Os ossos e as articulações são muito fortes, mas propensos a lesões, aos efeitos do envelhecimento e a doenças, assim como qualquer outra parte do corpo. Esta seção traz informações sobre alguns dos problemas mais comuns que ocorrem nos ossos e nas articulações.

Curvatura atípica

As curvaturas atípicas da coluna podem causar muita dor e levar a vários problemas. Quando a curvatura da lombar é exacerbada, a condição anormal é a *lordose*. A lombar de uma mulher grávida se torna exageradamente curvada porque a mulher precisa equilibrar a barriga no corpo. No entanto, às vezes, a curva permanece após a gravidez, quando os músculos abdominais enfraquecidos falham em sustentar a lombar de volta em sua posição normal. Desenvolver o hábito de contrair os músculos abdominais (em vez de deixá-los relaxados) fortalece o centro do corpo e previne a lordose. Perder a barriga de chope ajuda também.

Homens e mulheres mais velhos às vezes desenvolvem *cifose* (vulgarmente chamada de *corcunda*), uma condição caracterizada por uma coluna anormalmente curva na região torácica. O processo natural de degeneração e a compressão das vértebras tendem a estreitar a região cervical e a lombar da coluna e empurrar as vértebras torácicas, causando a cifose. A osteoporose (veja a próxima seção) amplifica isso.

Você pode se lembrar de ter sido examinado em busca de *escoliose* durante as avaliações na academia. A razão para essa inspeção é que a escoliose (curvatura lateral anormal) se manifesta durante o final da infância/início da adolescência — é, pelo menos, quando as pessoas conseguem percebê-la. Normalmente, quando você observa uma coluna por trás, ela parece reta — a curvatura é evidente apenas quando você a vê de lado. No entanto, em pessoas com escoliose, a coluna se curva lateralmente, o que a faz parecer um S quando vista de trás.

Osteoporose

A *osteoporose* é uma doença em que os ossos ficam frágeis de forma progressiva sem causar dor. Até certo ponto, esse processo é inevitável em função da idade, mas, quando uma grande densidade óssea é perdida e surgem pequenas fraturas, você tem osteoporose. O processo contínuo de reabsorção óssea (os osteoclastos que decompõem a matriz) continua, mas os osteoblastos (as células de construção óssea) tornam-se cada vez menos ativos, então mais osso é perdido do que substituído. A osteoporose ocorre mais frequentemente em mulheres na pós-menopausa, porque elas perdem o efeito protetor do estrogênio nos ossos.

A osteoporose afeta todos os ossos, mas as fraturas mais preocupantes são as do quadril e da coluna vertebral. Uma fratura no quadril quase sempre requer hospitalização e cirurgia de grande porte, além de prejudicar a capacidade de uma pessoa andar sem assistência e causar incapacidade prolongada ou permanente, ou até mesmo a morte. As fraturas vertebrais e espinhais também têm sérias consequências, incluindo perda de altura, dor nas costas e deformidades.

Fenda palatina

A *fenda palatina* é um defeito congênito relativamente comum que ocorre quando os *ossos palatinos* (um par dos ossos da face) ou os do *maxilar* não se fundem durante o desenvolvimento fetal. Esse defeito cria uma fenda entre a cavidade nasal e a oral, e pode afetar apenas os ossos palatinos ou ser parte de uma síndrome de problemas de desenvolvimento. A fenda palatina, também chamada de *lábio leporino*, é tratada com cirurgia, geralmente quando a criança é muito pequena.

Artrite

Artrite é o nome dado a todas as condições caracterizadas pela inflamação das articulações. A inflamação é dolorosa por si só, e também torna o movimento difícil e doloroso. A inflamação crônica pode acabar corroendo os tecidos da articulação (osso e cartilagem), e o tratamento consiste em controlar a dor, reduzir a inflamação e retardar o progresso de dano articular.

As condições de artrite estão intimamente associadas à imunidade: inflamações são uma resposta normal do sistema imunológico, mas, quando crônicas, são fisiopatológicas. Várias condições de artrite são distúrbios autoimunes. (Veja o Capítulo 13 para ler uma discussão sobre imunidade.) Aqui estão as formas comuns de artrite:

» A **osteoartrite** é a forma mais comum. À medida que as articulações envelhecem e os desgastes comuns do cotidiano se acumulam, a inflamação de baixo nível se instala. Em algum momento, ela faz com que a cartilagem da articulação se afine e perca a elasticidade. Essa inflamação afeta pessoas em qualquer idade, mas as pessoas de meia-idade têm maior propensão a desenvolver algum nível de osteoartrite.

» A **artrite reumatoide**, uma condição autoimune, começa com a inflamação da *sinóvia* (o revestimento das articulações). Mais tarde, muitas vezes anos depois, as células inflamadas da sinóvia começam a produzir enzimas que destroem ativamente tanto o osso quanto a cartilagem, restringindo o movimento e aumentando ainda mais a dor.

» A **artrite juvenil**, a forma mais comum em menores de 16 anos, é uma condição autoimune. Ela é causada por diversas condições autoimunes que variam no número de articulações afetadas e na idade de início.

Tal como acontece com outras formas de artrite, os sintomas são inflamação, dor nas articulações e rigidez. Às vezes ela causa o comprimento assimétrico dos membros.

» A **espondilose aniquilosante** afeta a coluna e as articulações sacroilíacas. A gravidade da dor e da inflamação variam, mas, em sua pior forma, a inflamação crônica faz a coluna se fundir até que fique rígida e quebradiça, propensa a fraturas. Os olhos, o coração, os pulmões e os rins também podem ser afetados.

» A **gota** é uma forma de artrite causada por depósitos cristalizados de ácido úrico nas articulações. Pense em "areia nas engrenagens". Conforme os cristais de ácido úrico preenchem as articulações, danificam a cartilagem, as membranas sinoviais, os tendões e até os músculos adjacentes ao osso. As complicações incluem cálculos renais, danos nos nervos e problemas circulatórios. Existem medicamentos que reduzem a quantidade de ácido úrico no sangue, impedindo sua deposição nas articulações.

Fraturas

Quando os ossos absorvem mais impacto do que conseguem suportar, eles se quebram. As fraturas são classificadas pela forma como ocorrem, independentemente de abranger ou não todo o osso, e pela consequente ruptura da pele (quando se chamam de *expostas*; caso contrário, chamam-se *fechadas*). No entanto nem todas as fraturas são visíveis. Aquelas por compressão, em que o osso se amassa, mas não quebra, são um tipo comum de fratura patológica — que se origina em decorrência de uma doença (em vez de um trauma).

O corpo tem os próprios processos de reparo de fraturas, semelhantes à remodelagem, mas o segredo da cura adequada é a *redução* (o realinhamento correto do osso) e a *imobilização* (mantida pela aplicação de gesso moldado ou outros equipamentos, como placas e parafusos).

> **NESTE CAPÍTULO**
>
> » Entendendo como o sistema muscular o move
> » Diferenciando os três tipos de tecido muscular
> » Compreendendo como os músculos se contraem
> » Passeando pelos músculos esqueléticos
> » Conferindo alguns distúrbios musculoesqueléticos

Capítulo **6**

Músculos: Fazendo Acontecer

Os tecidos musculares sempre têm trabalho a fazer. Eles puxam e empurram coisas para todo canto, movem coisas dentro e fora de você e também o fazem se mexer, é claro. Eles trabalham junto com todos os outros sistemas de seu corpo, mas, mais do que qualquer outro, o sistema muscular é especializado no movimento: a comida e o ar que entram e saem; a circulação sanguínea; a relação entre as diferentes partes do corpo, como nas mudanças de posição que você faz; e a movimentação de seu corpo no espaço — tudo o que normalmente é entendido como "movimento".

Todo o tecido muscular é forte, e a maioria é duradoura; alguns músculos o são de forma surpreendente. Suas células estão cheias de *mitocôndrias*, milhares de pequenas fábricas que produzem ATP constantemente, esse combustível refinado. As células musculares usam o combustível para fabricar proteínas fortes e flexíveis, com as quais se constroem, consertam e trabalham.

Todo o trabalho que os tecidos musculares fazem decorre da contração coordenada e da liberação de milhões de *sarcômeros*, minúsculas estruturas que ficam dentro das células musculares. A atividade muscular é responsável pela maior parte do consumo de energia do corpo.

Neste capítulo, trazemos um panorama de algumas das funções dos músculos e da forma como eles as exercem, e então os nomeamos. No final do capítulo, listamos doenças musculares comuns, inclusive uma que você certamente já teve.

Funções do Sistema Muscular

Esta seção se concentra majoritariamente nas funções dos *músculos esqueléticos*, os que movem seus ossos. Eles compõem uma porção substancial de sua massa corporal, e a maior parte do que você come serve para abastecer seu metabolismo. Nesta seção você descobrirá o que eles fazem com toda essa energia.

Sustentando a estrutura

Os músculos estão presos tanto aos ossos, por sua parte interna, quanto à pele, por sua parte externa, com vários tipos de tecido conjuntivo entre as camadas. Assim, eles mantêm seu corpo unido. Junto com a pele e o esqueleto, os músculos protegem os órgãos de ferimentos causados por impacto e invasão.

Além disso (não leve para o lado pessoal), seu corpo é pesado. Como acontece com todas as coisas, a gravidade puxa todo seu peso para baixo (em direção ao centro do planeta). Se não houvesse um contraponto para ela, você estaria deitado no chão agora mesmo. Seus músculos puxam seu peso para cima ("se opõem" à força da gravidade) e o mantêm na vertical. A gravidade é uma força cósmica implacável, que em algum momento acaba vencendo. Mas, enquanto você ainda está lutando, seus músculos precisam de combustível e descanso.

Movendo tudo

Contrair e relaxar um músculo move o osso ao qual ele está ligado em relação ao resto do corpo. O movimento do osso, por sua vez, move todo o tecido preso a ele, um processo que acontece quando você levanta o braço, por exemplo. Certas combinações desses tipos de movimentos mexem o corpo inteiro pelo espaço, como quando você anda, corre, nada, anda de skate ou dança.

A contração muscular é responsável por pequenos movimentos também, como piscar os olhos, dilatar as pupilas e sorrir.

Posicionando

Para mantê-lo em equilíbrio e na posição vertical, há uma estrita interação involuntária entre algumas células musculares e o sistema nervoso. Os impulsos nervosos em todo o sistema muscular fazem com que os músculos se contraiam ou relaxem para se opor à gravidade de maneiras sutis quando você desloca seu peso de um lado para o outro ao pisar. Essa interação é chamada de *tônus muscular* e é o que possibilita que você mantenha a cabeça erguida agora.

Quando você desce um declive íngreme em terrenos acidentados, seu tônus muscular ativa seu abdômen e os músculos das costas de um jeito diferente de quando caminha sobre o tapete da sala. Os mecanismos do tônus muscular podem mover seus braços para cima e afastá-los de seu corpo para equilibrar a força da gravidade com uma precisão e exatidão que você nunca conseguiria calcular cognitivamente. Abaixo do nível consciente, os mecanismos do tônus muscular se mantêm ativos em tempo integral, mesmo enquanto você dorme.

O tônus muscular depende dos *fusos musculares* — células musculares especializadas envolvidas por fibras nervosas. (Veja a seção "Músculo Esquelético", adiante no capítulo, para entender essas fibras.) O sistema nervoso central permanece em contato com os músculos por meio dos fusos musculares. (Conheça as estruturas do sistema nervoso central no Capítulo 7.) Os fusos enviam mensagens sobre a posição do seu corpo através da medula espinhal até o cérebro, e, para iniciar os ajustes, o cérebro envia sinais através da medula espinhal e dos nervos para os fusos musculares sobre quais músculos contrair e quais relaxar.

Mantendo a temperatura corporal

Os músculos atuam na *homeostase* (veja o Capítulo 2) gerando calor para equilibrar a perda que ocorre na superfície do corpo. A contração muscular usa energia da quebra do ATP e gera calor como subproduto. Os tremores são uma série de contrações musculares que geram calor para manter a temperatura elevada em ambientes frio. Se o calor gerado elevar a temperatura do corpo, outros processos termorregulatórios, como a transpiração, serão ativados.

Movendo por dentro

Os outros dois tipos de tecido muscular, o músculo liso e o cardíaco, têm as próprias funções, discutidas em outros capítulos. Aqui apresentamos uma visão geral de alguns músculos que agem sem que você se dê conta disso.

Agora aguenta, coração!

O músculo cardíaco, que constitui as paredes do coração, se contrai ritmadamente, bombeando o sangue para as artérias. Ele bate com tanta força que as paredes das artérias se esticam brevemente e se tornam detectáveis, como o pulso. No entanto deve haver força suficiente do sangue empurrando as paredes no momento em que atinge os capilares para empurrar o plasma. É por isso que a pressão arterial é crucial. O músculo liso controla esse processo, constringindo os vasos por meio da contração e dilatando ao se relaxar. Danos a essa camada são uma das causas da arteriosclerose (endurecimento das artérias), que faz as artérias perderem o controle da pressão (veja o Capítulo 9).

Diafragma

O *diafragma* é um músculo esquelético cujos processos de contração e relaxamento forçam o ar para dentro e para fora dos pulmões. O Capítulo 10 abrange o sistema respiratório em toda a sua magnificência de tirar o fôlego.

Músculo liso digestório

Os órgãos do trato digestório têm paredes formadas por músculo liso que se contraem em ondas pulsantes, empurrando o material ingerido. Pense nesse forro muscular como uma correia transportadora em uma linha de desmontagem. Consulte o Capítulo 11 para saber detalhes.

Segura o tchan!

Os *músculos esfincterianos* são essencialmente válvulas: anéis de músculo liso completamente contraídos em seu estado de repouso contendo uma substância em um lugar e depois relaxando-se ligeiramente para permitir que ela se mova. Você encontra esfíncteres em várias partes do sistema digestório (veja o Capítulo 11), do começo até o fim, e também em outras partes do corpo.

A maioria dos esfíncteres não está sob controle consciente. Dois deles — o urinário, que contém a urina na bexiga, e o anal, que contém as fezes no cólon — têm controle consciente, que se desenvolve por volta dos dois anos de idade. Esse controle permite a liberação dos resíduos corporais em circunstâncias culturalmente apropriadas. Sua aquisição é um marco no desenvolvimento infantil.

A propósito, os músculos do esfíncter urinário dos homens são muito mais fortes do que os das mulheres, o que significa que eles retêm cerca de duas vezes mais urina na bexiga (0,8L) pelo dobro do tempo. Tenham isso em mente, amigos, quando estiverem fazendo uma viagem com garotas.

Falando sobre Tipos de Tecidos

Um "tecido muscular" não é o mesmo que "músculo". Seu bíceps esquerdo é um músculo; ao todo, você tem centenas de músculos. (Veja a seção "Dando Nome aos Bois", mais adiante no capítulo, e "Sistema Muscular" no Caderno Colorido.) Há apenas três tipos de tecido muscular: o *tecido muscular esquelético*, o *tecido muscular cardíaco* e o *tecido muscular liso*.

Características exclusivas

Seu tecido muscular é composto por células específicas que não aparecem em qualquer outro lugar de seu corpo. Elas são tão únicas que diferem entre si conforme o tipo de tecido muscular ao qual pertencem. Os três tipos musculares são distinguíveis anatomicamente por suas células e estruturas características, e, do ponto de vista fisiológico, como *voluntários* e *involuntários*.

As células musculares apresentam as seguintes características:

» **Único ou múltiplos núcleos:** Cada célula do músculo cardíaco e do músculo liso tem apenas um núcleo, como a maioria das outras células. As células do músculo esquelético (as fibras) são *multinucleadas*, o que significa que há inúmeros núcleos dentro da membrana celular. Essas células não produzem núcleos extras. Durante o desenvolvimento do tecido muscular esquelético, várias delas se fundem em uma célula grande, e a maioria de seus núcleos é retida em uma membrana celular contínua, bem como a maioria das mitocôndrias.

» **Estriado:** O músculo esquelético é *estriado*, o que significa que, sob um microscópio, são visíveis faixas claras e escuras alternadas em sua fibra (célula muscular). A estriação resulta das estruturas no interior das células musculares esqueléticas (veja a seção "Músculo Esquelético", mais adiante no capítulo), que exercem o *modelo de filamento deslizante*, um mecanismo de contração. (Veja a seção "Apertando os Cintos", mais adiante no capítulo.) As células do músculo cardíaco também são estriadas e também se contraem por meio de um processo variante do modelo de filamento deslizante. As células musculares lisas não são estriadas na aparência, mas seguem uma versão desse mesmo modelo.

Veja a Figura 6-1 para ter uma ideia das semelhanças e diferenças das células e tecidos musculares.

As células musculares também são classificadas pelo tipo de contração que realizam. As células musculares lisas e cardíacas são *involuntárias*, o que significa que sua contração é iniciada e controlada por partes do sistema nervoso alheias ao nível consciente do cérebro (o sistema nervoso autônomo). Não há como você ter consciência, nem sequer se tornar consciente, do controle das contrações do músculo liso em seu estômago que estão triturando o bolinho do café da manhã. E as contrações involuntárias que causam o *batimento cardíaco* não estão sob o controle do sistema nervoso, como discutimos no Capítulo 9.

O músculo esquelético é classificado como *voluntário* porque você toma uma decisão em nível consciente para movê-lo. No entanto, às vezes, essa ação é intencional — como, por exemplo, quando você pega uma maçaneta para girá-la e seus músculos executam o comando de seu cérebro.

Contudo, observe o seguinte: se a maçaneta da porta estiver carregada de eletricidade estática, seu braço afastará sua mão antes mesmo que você perceba conscientemente o choque. Esse *arco reflexo somático* ainda é classificado como movimento voluntário, pois envolve o músculo esquelético, controlado pelo sistema nervoso somático (voluntário).

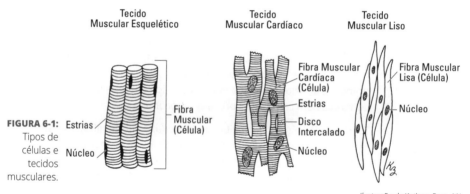

FIGURA 6-1: Tipos de células e tecidos musculares.

Ilustração de Kathryn Born, MA

LEMBRE-SE

Nem tudo na anatomia e na fisiologia faz sentido no começo. Basta se lembrar de que o músculo esquelético é classificado como voluntário.

A Tabela 6-1 resume as características e classificações das células musculares.

TABELA 6-1 Características das Células Musculares

	Esqueléticas	Cardíacas	Lisas
Multinucleares	Sim	Não	Não
Estriadas	Sim	Sim	Não
Voluntárias	Sim	Não	Não

O músculo esquelético

O tecido muscular esquelético é, essencialmente, composto de feixes de fibras agrupados. Como o material fibroso de todos os tipos, o tecido muscular esquelético obtém sua força da reunião das fibras isoladas em filamentos, e em seguida ele as empacota e reintegra. Duas propriedades tornam esse material fibroso muito especial: os filamentos são feitos de proteínas, e eles se renovam e se reparam constantemente.

Em nível de células

As fibras, as células musculares, são cilindros delgados que às vezes percorrem todo o comprimento de um músculo. Cada fibra (célula) tem muitos núcleos ao longo de seu comprimento e perto da membrana celular, que se chama *sarcolema* nas fibras musculares esqueléticas. Fora do sarcolema, há o *endomísio*, um tipo de tecido conjuntivo que abriga os capilares e os nervos.

Os *fusos* são fibras musculares esqueléticas especializadas envolvidas por fibras nervosas. A Figura 6-2 mostra como o músculo esquelético se conecta ao sistema nervoso. Os fusos são distribuídos por todo o tecido muscular e fornecem informações sensoriais para o sistema nervoso central, e os neurônios motores transmitem impulsos para acionar uma fibra muscular a fim de que ela se contraia. Cada fibra deve ser estimulada individualmente por um neurônio em sua *placa motora*. No entanto um único neurônio motor estimula inúmeras fibras, formando uma *unidade motora*. As grandes unidades motoras (um neurônio, muitas fibras) viabilizam as amplas habilidades motoras, como andar e se levantar, e as pequenas unidades motoras (um neurônio, poucas fibras) propiciam as habilidades motoras menores, como segurar objetos e escrever.

Empacotadas dentro das fibras musculares ficam as *miofibrilas* (veja a Figura 6-2), que, compostas de *sarcômeros*, são unidades distintas organizadas linearmente (de ponta a ponta) ao longo do comprimento da miofibrila. Um sarcômero é a unidade funcional da contração muscular. (Saiba mais sobre a contração muscular nos sarcômeros na seção "Apertando os Cintos", adiante neste capítulo.)

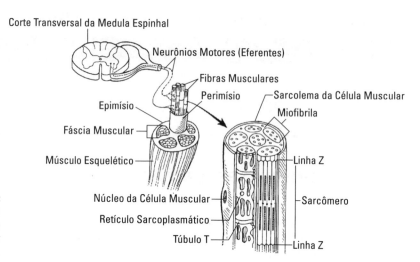

FIGURA 6-2: Anatomia do tecido muscular esquelético.

Ilustração de Kathryn Born, MA

Em nível de tecidos

As fibras musculares se unem por feixes chamados de *fascículos*, que se ligam pelo *perimísio*, um revestimento de tecido conjuntivo. As fibras do fuso são distribuídas ao longo de cada fascículo, que são então unidos para formar um músculo, um conjunto discreto de tecido muscular esquelético, como o *bíceps braquial* (seu bíceps), com o *epimísio*, um invólucro de tecido conjuntivo que mantém todo o pacote unido.

Os *tendões* — extensões retas de tecido conjuntivo que revestem os ossos esqueléticos — são tecidos no epimísio, prendendo o músculo firmemente ao osso (veja o Capítulo 5 para ler mais informações sobre a conectividade do sistema esquelético). Os músculos se interconectam usando *aponeuroses*, um tecido conjuntivo semelhante a um tendão, mas largo e plano.

LEMBRE-SE

De quantas maneiras se pode dizer "fibra"? Os anatomistas precisam de todas quando falam sobre o sistema muscular. Certifique-se de que você esteja pensando no nível certo de organização (*subcelular*, *celular* ou *do tecido*) ao visualizar esses termos: *filamento*, *miofibrila*, *fibra* e *fascículo*.

Trabalhando juntos: Sinergistas e antagonistas

Grupos de músculos esqueléticos que se contraem simultaneamente para mover uma parte do corpo são considerados *sinérgicos*. O músculo que faz a maior parte do movimento é o *principal motor*, e os músculos que o ajudam a realizar um certo movimento corporal são os *sinergistas*. Quando você move a articulação do cotovelo, o bíceps é o principal motor, e o braquiorradial estabiliza a articulação, auxiliando, assim, o movimento.

124 PARTE 2 **O Local da Fisiologia na Teia dos Saberes**

Os músculos *antagonistas* também agem juntos para mover uma parte do corpo, mas um grupo se contrai enquanto o outro se relaxa, em uma espécie de empurra e puxa. Um exemplo é a flexão do braço. Quando você dobra o antebraço em direção ao ombro, o bíceps se contrai, realizando uma *contração concêntrica*. Enquanto isso, o músculo do tríceps, na parte de trás do braço, relaxa, realizando uma *contração excêntrica*. As ações dos músculos bíceps e tríceps são opostas, mas você precisa de ambas para flexionar o braço, e é por isso que ambas são, equivocadamente, chamadas de contrações. As ações antagônicas também servem para abaixar o braço: o bíceps se relaxa, e o tríceps se contrai.

O músculo cardíaco

O coração tem o próprio tipo muito especial de tecido muscular, o *músculo cardíaco*. Suas células (fibras) contêm um núcleo (não são *anucleadas*) e são cilíndricas; e também podem se ramificar. Diferente do músculo esquelético, em que as fibras estão lado a lado, as fibras musculares cardíacas se interligam, o que promove a rápida transmissão do impulso de contração por todo o coração. As células do músculo cardíaco são estriadas, como as do músculo esquelético, e a contração do músculo cardíaco é involuntária, como a do músculo liso. As fibras musculares cardíacas se contraem de um modo muito semelhante às esqueléticas, por um mecanismo de filamento deslizante (leia mais sobre isso em um minuto).

O tecido muscular cardíaco está em atividade, dia e noite, desde o nascimento até o momento da morte. As células musculares cardíacas se contraem regular e simultaneamente centenas de milhões de vezes ao longo de sua vida. Quando o tecido muscular cardíaco joga a camisa, a partida acaba.

Diferente do músculo esquelético e do liso, a contração do músculo cardíaco é autônoma, o que significa que ocorre sem a estimulação de um nervo. Entre cada contração, as fibras se relaxam completamente (veja o Capítulo 9).

O músculo liso

O tecido muscular liso é encontrado nas paredes dos órgãos e estruturas de muitos sistemas, incluindo o digestório, o urinário, o respiratório, o cardiovascular e o reprodutor. O tecido muscular liso é fundamentalmente diferente do esquelético e do cardíaco em termos de estrutura celular e função fisiológica. No entanto seus sarcômeros são semelhantes.

As fibras musculares lisas (células) são *fusiformes* (grossas no meio e afuniladas nas extremidades) e são dispostas para formar folhas de tecido. As células musculares lisas não são estriadas. No entanto as contrações do músculo liso utilizam o mesmo mecanismo de filamento deslizante que as células do músculo esquelético (veja a próxima seção para saber mais sobre isso).

A contração do músculo liso é tipicamente lenta, forte e duradoura, e ele consegue manter uma contração por mais tempo do que o músculo esquelético. Alguns músculos lisos, na verdade, notadamente os esfíncteres, estão em constante estado de contração, e o parto está entre as poucas ocasiões da vida em que os humanos (alguns, pelo menos) experimentam conscientemente a contração do músculo liso (embora não a controlem).

Apertando os Cintos

Um músculo se contrai quando todos os sarcômeros de todas as miofibrilas em todas as fibras (células) se contraem. O *modelo do filamento deslizante* descreve em detalhes como isso acontece.

O segredo para o modelo do filamento deslizante são as formas distintas das moléculas de proteína *miosina* e *actina*, e sua sobreposição parcial no sarcômero. A química especial do ATP fornece a energia para o movimento dos filamentos. As seções a seguir explicam como os sarcômeros realizam a contração muscular.

LEMBRE-SE

O *sarcômero* é a unidade funcional da *miofibrila*, e os sarcômeros se alinham de ponta a ponta ao longo da miofibrila.

Formando um sarcômero

O sarcômero é composto de *filamentos espessos* e *filamentos finos*. Os filamentos espessos são moléculas de proteína *miosina*, que é densa e emborrachada, e os filamentos finos são formados por dois filamentos de proteína *actina*, que é mais leve (menos densa) e elástica. Os filamentos espessos e finos se alinham juntos de maneira ordenada para formar um sarcômero. Uma extremidade de um filamento fino se junta à de outro, formando a linha Z, que é perpendicular ao eixo do filamento. O sarcômero começa em uma linha Z e termina na seguinte. Os filamentos espessos se alinham precisamente entre os filamentos finos. As linhas Z e os sarcômeros são mostrados nas Figuras 6-2 e 6-3.

Os dois tipos de filamentos se sobrepõem apenas parcialmente quando o sarcômero está em repouso. É essa sobreposição parcial que confere às células do músculo esquelético e do cardíaco suas *estrias*: no ponto em que os filamentos espessos e finos se sobrepõem, o tecido parece escuro (faixa escura); onde apenas os filamentos finos estão presentes, ele é mais claro (faixa clara).

Os filamentos de miosina têm inúmeras cabeças em forma de taco que ficam distantes de seu centro (em direção às duas linhas Z). Essas cabeças repousam quase tocando os *pontos de ligação da miosina* na actina. Por que, então, eles não se ligam? Em torno da actina está o *complexo troponina-tropomyosin*.

Quando um músculo está em repouso, essa proteína reveste esses pontos, e, até que as cabeças de miosina se liguem à actina, a fibra não consegue se contrair. (Veja na Figura 6-3a um sarcômero em repouso.)

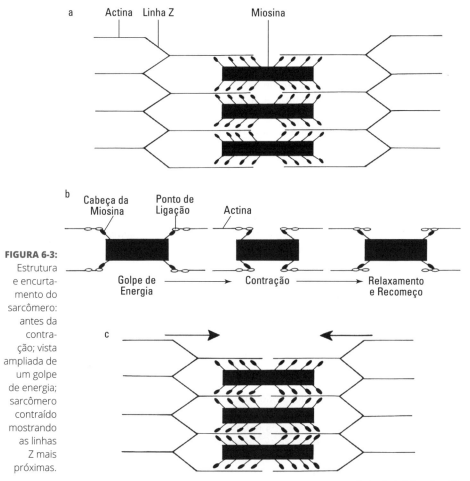

FIGURA 6-3: Estrutura e encurtamento do sarcômero: antes da contração; vista ampliada de um golpe de energia; sarcômero contraído mostrando as linhas Z mais próximas.

Ilustração de Kathryn Born, MA

Ordenando a contração da fibra

Os neurônios motores estimulam a contração das fibras musculares. A partir do final de seu axônio, eles liberam *acetilcolina* (ACh), que se liga à célula muscular na *placa motora*, uma área previamente designada. Isso faz com que a fibra gere um impulso, que se espalha pelo sarcolema (para ler mais informações sobre a comunicação e o impulso nervoso, veja o Capítulo 7). O impulso é espalhado profundamente na célula pelos *túbulos T*. Quando atinge o *retículo sarcoplasmático*, é acionado para liberar os íons de cálcio ali armazenados. Os íons se movem para os sarcômeros, que fazem a contração começar. O desencadeamento do relaxamento é um processo passivo. O neurônio simplesmente para de liberar ACh, então o impulso muscular para e os íons de cálcio retornam ao retículo.

Contraindo e relaxando o sarcômero

Depois que o cálcio é liberado do retículo sarcomático, ele se liga à troponina. Ao fazê-lo, distancia-se da actina — tal como um alfinete sendo puxado de um quadro de avisos. Como a troponina ainda está fortemente ligada à tropomiosina, todo o complexo de proteínas desliza pela actina, expondo os pontos de ligação. Agora as cabeças de miosina podem se unir às *pontes cruzadas* formadoras de actina, tudo sem usar energia. No entanto, para realmente causar uma contração, devemos encurtar o sarcômero.

Quando as pontes cruzadas se formam, as cabeças de miosina se dobram imediatamente, aproximando as extremidades do sarcômero (linhas Z). O ATP então se liga à miosina, fazendo com que ela solte actina. A energia no ATP faz com que as cabeças voltem à posição original. Elas então formam uma nova ponte, só que mais abaixo na actina (semelhante ao funcionamento de uma chave-inglesa). Esses *traços de força* continuam — agarram, puxam, soltam, engatam — enquanto os pontos de ligação são descobertos e o ATP se faz presente. Na Figura 6-3 você visualiza esse processo.

O sarcômero se encurta quando os filamentos passam um pelo outro. Como as miofibrilas são feitas de sarcômeros que compartilham linhas Z (veja a Figura 6-2), e esse encurtamento ocorre em todas elas, as duas extremidades da miofibrila são visivelmente aproximadas. Como uma fibra muscular é cheia de miofibrilas, é encurtada quando suas extremidades também se unem. Um músculo esquelético é formado por inúmeras fibras empacotadas de forma paralela, de modo que suas extremidades também ficam unidas. O músculo se contrai, puxando aquele a que está ligado para mais perto, tudo com a força gerada pela sobreposição desses filamentos microscópicos (mas multiplicados milhares de vezes).

LEMBRE-SE

Os filamentos (actina e miosina) não se encolhem. Eles mantêm seu comprimento em todos os momentos. Os filamentos de miosina também não se movem. A actina é puxada para o centro, aumentando progressivamente a proporção de sobreposição com a miosina (veja a Figura 6-3c).

A ÚLTIMA CONTRAÇÃO

A hora de todos os animais — incluindo os humanos — morrerem sempre chega. Quando um animal fica frio e duro, os outros entendem que esse momento chegou. Você sabe por que isso acontece? Porque as células param de produzir ATP.

No momento da morte, os pulmões param de se encher de oxigênio, o coração para de bombear sangue pelo corpo e o cérebro para de transmitir sinais. As células — sem receber oxigênio, nutrientes nem estímulos do cérebro — param de realizar suas reações metabólicas. Então o ATP não pode mais ser produzido.

Sem o ATP inundando as miofibrilas, as contrações não ocorrem, muito menos a última etapa da contração muscular, que é a responsável por fazer os músculos se relaxarem. Para que a miofibrila se relaxe, o ATP precisa se ligar à miosina e dissolver as pontes cruzadas de actina-miosina. Mas, quando o ATP não está disponível para gerar uma contração subsequente, a última contração se torna permanente, e o cadáver se enrijece. O *rigor mortis*, que significa *rigidez da morte*, ocorre em todos os músculos do corpo. E lembre-se de que o movimento dos músculos gera calor, então, quando os músculos param suas reações fisiológicas e o sangue quente para de fluir pelos vasos sanguíneos, o cadáver fica frio.

Para se relaxar, a fibra simplesmente para de receber a ordem de contração (o neurônio motor interrompe o estímulo). Isso faz com que o retículo sarcomático chame de volta os íons de cálcio como se fosse uma mãe chamando os filhos de volta para jantar. Eles acatam prontamente, liberando a troponina, que se fixará na actina. Isso faz a tropomiosina deslizar novamente sobre o topo dos pontos de ligação, derrubando qualquer uma das cabeças de miosina que estivessem ligadas (quebrando as pontes cruzadas). A actina então deslizará lentamente de volta, restaurando o comprimento do sarcômero.

Dando Nome aos Bois

Prepare-se, porque estamos prestes a lhe dizer os nomes de todos músculos da cabeça aos pés — literalmente. Confira a figura "Sistema Muscular" no Caderno Colorido enquanto você destrincha esta seção.

Para nomear os músculos de uma forma lógica, os anatomistas tinham que criar um conjunto de regras. Eles escolheram se concentrar em certas características para derivar o nome latino de cada músculo. Ao percorrer as seções a seguir, consulte o Capítulo 1, se necessário, para lembrar os nomes das regiões do corpo. Há exemplos dessas características na Tabela 6-2.

TABELA 6-2 Características dos Nomes dos Músculos

Características	Exemplos
Tamanho	O maior músculo das nádegas é o *glúteo máximo* (*maximus* significa *grande* em latim); um músculo menor nas nádegas é o *glúteo mínimo* (*minimus* significa *pequeno* em latim).
Localização	O músculo *frontal* encontra-se no topo do osso frontal do crânio.
Formato	O músculo *deltoide*, que tem forma de triângulo, vem de *delta* — a quarta letra do alfabeto grego, que também tem forma de triângulo.
Função	O *extensor digitorum* estende os dedos (pense nas digitais).
Número de apêndices	O *bíceps* se liga ao osso em dois locais, enquanto o *tríceps*, em três.
Direção das fibras	O *músculo reto*, do abdômen, corre verticalmente ao longo do abdômen (*reto* significa *direto* em latim).

Começando de cima

Sua cabeça contém músculos que executam três funções básicas: mastigar, fazer expressões faciais e mover o pescoço. O movimento dos ouvidos também se enquadra nessa categoria.

Para mastigar, você usa — adivinhe! — os músculos da *mastigação*. O *masseter*, um músculo que vai do osso zigomático (sua maçã do rosto) até a mandíbula, é o principal motor da mastigação, então seu nome se baseia em sua função (*masseter*, mastigar). O *músculo temporal* em forma de leque trabalha com o masseter para fazer você fechar a mandíbula. Ele fica no topo do osso temporal do crânio, então seu nome é baseado na localização. A Figura 6-4 mostra os músculos da cabeça e do pescoço.

Para sorrir, franzir a testa ou fazer uma careta, você usa vários músculos. O *músculo frontal*, com o *corrugador supercilii*, um músculo minúsculo, levanta as sobrancelhas e lhe dá uma aparência preocupada ou irritada ao enrugar a sobrancelha. O *músculo orbicular do olho* envolve o olho (*orbit* significa "cercar"; *oculi*, olho). Ele permite que você pisque os olhos e feche as pálpebras, mas também lhe dá os pequenos pés de galinha nos cantos dos olhos. O *orbicularis oris* envolve a boca (*or* se refere à boca, como em "oral"). Você usa esse músculo para enrugar a boca para mandar um beijo. A Figura 6-5 mostra os músculos faciais.

Se tocar trompete ou outro instrumento de sopro, você está bem ciente do que seu *músculo bucinador* faz. Esse músculo está na sua bochecha. (*Buc* significa "bochecha", como na palavra *bucal*, que se refere à área da bochecha, ao redor da boca.) Ele permite que você assobie e também ajuda a manter a comida em contato com os dentes enquanto mastiga. Lembra-se de que seu zigomático é sua bochecha? Bem, o *músculo zigomático* é um músculo ramificado que vai da bochecha até os cantos de sua boca. Esse músculo puxa sua boca para cima em um sorriso quando você vê *aquela* pessoa passar.

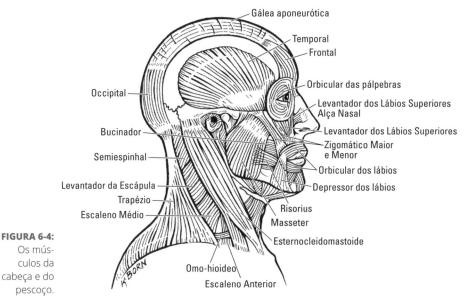

FIGURA 6-4: Os músculos da cabeça e do pescoço.

Ilustração de Kathryn Born, MA

Quando você quer indicar *sim*, *não* ou inclinar a cabeça, *talvez* os músculos do pescoço entrem em ação. Você tem dois *músculos esternocleidomastoideos*, um de cada lado do pescoço. Sabemos que é um nome longo, mas reflete a localização de seus anexos: o esterno, a clavícula e o processo mastoide do osso temporal do crânio. Quando ambos os músculos esternocleidomastoideos se contraem, você baixa a cabeça em direção ao peito e flexiona o pescoço. Quando vira a cabeça para o lado, um músculo esternocleidomastoideo se contrai — aquele do lado oposto da direção para a qual sua cabeça está virada. Então, se você virar a cabeça para a esquerda, o músculo esternocleidomastoideo direito se contrai, e vice-versa. Se você inclinar a cabeça para trás para olhar para o céu ou encolher os ombros, o *músculo trapézio* entrará em ação.

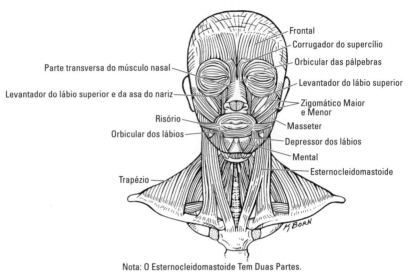

FIGURA 6-5: Os músculos da face.

Nota: O Esternocleidomastoide Tem Duas Partes.

Ilustração de Kathryn Born, MA

O trapézio é antagonista do esternocleidomastoideo. Se você se lembra da geometria básica, lembra-se da forma do trapézio. Ele vai da base do crânio até as *vértebras torácicas* e se conecta à escápula (omoplatas). Portanto os músculos do trapézio e o esternocleidomastoideo conectam sua cabeça ao torso e são uma boa orientação para a próxima seção. O trapézio é mostrado na Figura 6-7.

Torcendo o torso

LEMBRE-SE

Os músculos do tronco têm funções importantes. Eles não apenas dão suporte a seu corpo, mas também se conectam aos membros para permitir o movimento, os processos atinentes à respiração e proteger seus órgãos internos. Nesta seção, abordamos os músculos da parte frontal de seu corpo (lado anterior, ou ventral) e depois abordamos os costais (lado posterior, ou dorsal).

Em seu peito (veja a Figura 6-6), os *músculos peitorais maiores* conectam o tronco ao esterno e a clavícula aos membros superiores no úmero da parte superior do braço. Seus "peitorais" também protegem suas costelas, coração e pulmões. Você pode sentir o músculo peitoral maior quando movimenta o braço sobre o peito. Também em seu peito estão os músculos que se localizam entre as costelas e ao redor delas. Os *músculos intercostais internos* ajudam a elevar e a abaixar sua caixa torácica enquanto você respira. No entanto os maiores músculos do tronco são os abdominais.

TUDO EM CIMA!

Uma característica fundamental de todos os primatas é o *polegar preênsil*, isto é, um polegar adaptado para pegar objetos. Muitos animais têm estruturas digitiformes, mas apenas os primatas conseguem agarrar as coisas com as mãos, e a única maneira de fazer isso é com um polegar.

Imagine ter membranas entre seus quatro dedos para que você não os separe; não seria possível pegar os objetos. É por isso que animais como cachorros, gatos e pássaros seguram coisas com a boca (ou bico). Mas os primatas — símios, macacos e humanos — seguram objetos facilmente entre o polegar e os outros dedos. No entanto, desses primatas, apenas os humanos têm um *polegar opositor* (um que pode tocar todos os outros dedos; o polegar pode ser "oposto" a cada dedo).

Por causa da capacidade opositora do polegar, os tendões de seus dedos são capazes de realizar um bocado de movimentos. Quando você toca o mindinho com seu polegar, a palma da mão fica arqueada, o que só acontece nos humanos por causa dos ossos curtos do mindinho e do polegar opositor.

DICA

Os *músculos abdominais* estruturam o centro de seu corpo. Se os músculos abdominais estiverem fracos, as costas também ficarão, porque os músculos abdominais ajudam a flexionar a coluna vertebral. Então, se a coluna vertebral não se flexionar facilmente, os músculos ligados a ela podem se tornar tensos e fracos. E os músculos do abdômen e das costas se juntam aos membros superiores e inferiores. Portanto, se o abdômen e as costas estiverem fracos, os membros podem ter problemas.

Os músculos do abdômen são finos, mas muito fortes, porque suas fibras musculares correm para direções diferentes. Esse efeito trançado torna os tecidos muito mais fortes do que seriam se todos estivessem na mesma direção. Pense em como uma criança conecta Legos. Colocar uma camada superior de blocos perpendiculares aos debaixo compacta a estrutura, um processo similar à forma como os músculos abdominais fornecem força e estabilidade.

O "tanquinho" do abdômen, o músculo *reto abdominal*, forma a camada frontal dos músculos abdominais, e vai do osso púbico até as costelas e o esterno. Sua função é sustentar os órgãos da cavidade abdomino-pélvica e permitir que a coluna vertebral se flexione.

Outras camadas de músculos abdominais também ajudam a manter os órgãos do lado correto do abdômen e fornecem força ao núcleo do corpo. Os *músculos oblíquos externos* se prendem às oito costelas inferiores e descem em direção ao meio do corpo (inclinado em direção à pelve). Os *músculos oblíquos internos* ficam sob os externos (faz sentido, né?) em ângulos retos em relação a eles e se estendem do topo do quadril, na crista ilíaca, até as costelas inferiores.

CAPÍTULO 6 **Músculos: Fazendo Acontecer** 133

Juntos, os oblíquos externos e os internos formam um X, praticamente amarrando o abdômen. O músculo mais profundo do abdômen, o *transverso abdominal*, corre horizontalmente através do abdômen, e sua função é apertar a parede abdominal, empurrar o diafragma para cima para ajudar a respiração e o corpo a se inclinar para a frente. O transverso abdominal está conectado às costelas inferiores e vértebras lombares, e envolve a crista púbica e a *linha alba*, uma faixa de tecido conjuntivo que passa verticalmente pela frente do abdômen, do processo xifoide, na base do esterno, até a *sínfise púbica* (a faixa de tecido conjuntivo que une os ossos do quadril).

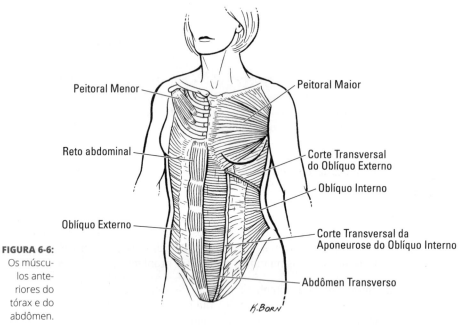

FIGURA 6-6: Os músculos anteriores do tórax e do abdômen.

Ilustração de Kathryn Born, MA

Os músculos das costas (veja a Figura 6-7) proporcionam força, unem o tronco aos membros superiores e inferiores, e protegem os órgãos que ficam na parte de trás do tronco (como os rins). O *músculo deltoide* une o ombro à clavícula, escápula e úmero. Esse músculo tem a forma de um triângulo (pense na letra grega delta: **Δ**) e ajuda a levantar o braço para o lado (isto é, lateralmente). O músculo *grande dorsal* é um músculo largo que também tem forma de triângulo. Origina-se na parte inferior da coluna vertebral (vértebras torácicas e lombares) e corre para cima em uma inclinação para o úmero. Seus "lados" permitem que você mova o braço para baixo, se o levantou, e também alcance, como quando você está escalando ou nadando.

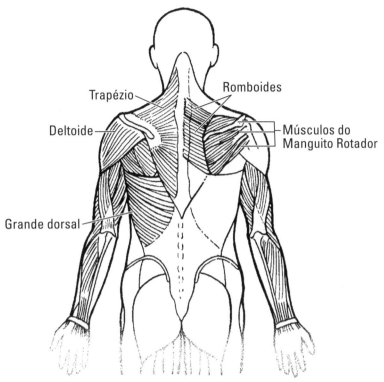

FIGURA 6-7: Vista posterior dos músculos do pescoço e do torso.

Ilustração de Kathryn Born, MA

Abra suas asas

Seus membros superiores têm uma ampla gama de movimentos. Obviamente, eles estão conectados a seu tronco. Um dos músculos que faz essa conexão, o *serrátil anterior*, fica abaixo da axila e ao lado do tórax e se conecta à escápula e às costelas superiores. Você o utiliza quando empurra algo ou levanta o braço acima da linha do horizonte. Essa ação puxa a escápula diagonalmente, para baixo e para a frente.

Embora o *bíceps braquial* e o *tríceps braquial* sejam músculos localizados na parte superior (anterior) do braço, suas ações permitem que o antebraço se mova. A Figura 6-8a mostra uma visão anterior do membro superior. O termo *bíceps* se refere às duas origens desse músculo (seus pontos de fixação), e esse músculo se prende à escápula em dois pontos. De lá, corre para o raio do antebraço (seu ponto de inserção). O tríceps braquial é o único músculo que corre ao longo da parte de trás (posterior) do braço. A Figura 6-8b mostra uma visão posterior do membro superior. O termo *tríceps* se refere ao fato de ele ter três anexos: um na escápula e dois no úmero. Ele corre para a ulna do antebraço, e você sente esse músculo em movimento quando empurra ou dá um soco. Outros músculos do braço incluem o *braquiorradial*, que ajuda a flexionar o braço no cotovelo, e o *supinador*, que gira o braço de uma posição para baixo em direção à palma da mão (lembre-se de que *sup* significa "cima").

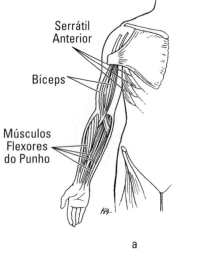
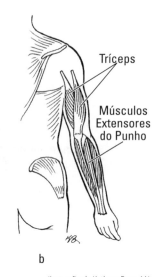

FIGURA 6-8: Os músculos do membro superior: anterior (a) e posterior (b).

a
b

Ilustração de Kathryn Born, MA

Seu antebraço contém músculos que controlam os leves movimentos de seus dedos. Ao digitar ou tocar piano, você usa o músculo *extensor digitorum* e o *flexor digitorum* para levantar e abaixar os dedos no teclado, e movê-los para as diferentes linhas de teclas. Quando você tira as mãos do teclado, os músculos de seu punho entram em ação. O *flexor radial do carpo* (ligado ao osso do rádio) e o *flexor ulnar do carpo* (preso ao osso da ulna) permitem que seu punho se flexione para a frente ou para baixo. O *extensor radial do carpo longo* (que passa pelos ossos do carpo), o *extensor radial do carpo curto* e o *extensor ulnar do carpo* permitem que o punho se estenda, isto é, se dobre para cima.

LEMBRE-SE

Os músculos do braço movem o antebraço, e os do antebraço movem seus punhos, mãos e dedos. Não há músculos em seus dedos — apenas os tendões que se conectam a esses ossos.

Passando a perna

Seus membros inferiores estão conectados às nádegas, e suas nádegas, aos quadris. O *iliopsoas* liga o membro inferior ao tronco e consiste em dois músculos menores: o *psoas maior*, que une a coxa à coluna vertebral, e o *ilíaco*, que une o ilíaco do quadril ao fêmur, da coxa. Originado na espinha ilíaca do quadril e unindo-se à superfície interna da tíbia (um osso da canela), o *sartório* é um músculo longo e fino que vai do quadril até o interior do joelho (veja a Figura 6-9a). Esses músculos estabilizam seus membros inferiores e provêm a força para que suportem o peso do corpo e o equilibrem contra a pressão da gravidade.

Alguns músculos dos membros inferiores possibilitam que a coxa se mova em uma variedade de posições. Os músculos das nádegas permitem que você estique a perna e estenda a coxa ao andar, subir ou pular. O *glúteo máximo* — o maior músculo das nádegas — é o maior músculo do corpo (veja a Figura 6-9b)e é antagonista do *músculo iliopsoas*, um estabilizador que flexiona a coxa. O *músculo glúteo médio*, que fica atrás do glúteo máximo, permite que você erga a perna para o lado, de modo que forme um ângulo de 90º com as duas pernas (essa ação é a *abdução* da coxa). Vários músculos atuam como *adutores*, isto é, eles movem a coxa abduzida de volta à linha média. Esses músculos incluem o *pectíneo* e o *adutor longo*; são eles que se machucam quando você "estira um músculo da virilha", assim como o *adutor magno* e o *grácil*, que passam ao longo da parte interna da coxa.

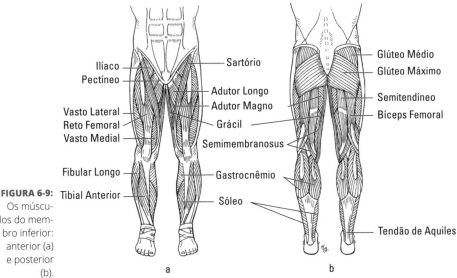

FIGURA 6-9: Os músculos do membro inferior: anterior (a) e posterior (b).

Ilustração de Kathryn Born, MA

Outros músculos da coxa servem para mover a perna. Ao longo da frente e lateral da coxa, quatro músculos trabalham juntos para fazer você chutar — *reto femoral*, *vasto lateral*, *vasto medial* e *vasto intermédio*. Eles são mais conhecidos como *quadríceps* (*quadríceps femoral*). *Quad* significa "quatro", como em *quadrilátero* e *quadrante*. Veja a Figura 6-9a.

> ## DE ONDE VIERAM ESSES NOMES?
>
> Alguns nomes de músculos têm uma história bastante interessante. O músculo sartório entra em ação quando você se senta de pernas cruzadas, como os alfaiates costumavam fazer quando fixavam bainhas ou punhos (e talvez ainda o façam). Assim, o músculo sartório é às vezes chamado de "músculo do alfaiate". E adivinha como se diz "alfaiate" em latim? Sim, *sartor*.

Os *isquiotibiais* — o *bíceps femoral*, *semimembranoso* e *semitendinoso* — descem pela parte de trás da coxa (veja a Figura 6-9b) e permitem que você flexione a perna e estenda o quadril, então esse grupo de músculos é antagonista do quadríceps. Eles se originam no ísquio, do osso ilíaco, e se juntam à tíbia da perna. Você pode sentir os tendões dos músculos isquiotibiais atrás do joelho.

Os músculos da perna e da panturrilha movimentam o tornozelo e o pé. O *gastrocnêmio*, mais conhecido como "músculo da panturrilha", começa no fêmur (osso da coxa) e se une (se insere) ao *tendão de Aquiles*, que passa por trás do calcanhar. Você pode sentir a contração do músculo gastrocnêmio quando está em pé. O antagonista do gastrocnêmio, o *tibial anterior*, começa na superfície da tíbia, passa por toda a canela e se conecta aos ossos metatarsais do tornozelo. Você pode sentir essa contração muscular ao levantar os dedos e manter o calcanhar no chão. O *fibular longo* e o *fibular breve* (*breve* significa "curto", como em *brevidade*) passam pela parte externa e inferior da perna e unem a fíbula aos ossos do tornozelo. Ao fazê-lo, os músculos da fíbula ajudam a movimentar o pé. O *extensor longo dos dedos* e os *músculos flexores longos dos dedos* unem a tíbia ao pé e permitem a extensão e a flexão dos dedos.

Fisiopatologias

O corpo tem muito tecido musculoesquelético, e ele desempenha tantas funções que o desgaste é normal e esperado, não algo realmente "fisiopatológico". Músculos doloridos ou tensos precisam apenas de tempo para se recuperar e até se tornar melhores do que nunca. No entanto muitas condições graves afetam o músculo esquelético e deixam o doente incapacitado, com dores consideráveis e até mesmo com um tempo de vida reduzido. As seções a seguir resumem essas condições.

Distrofia muscular

As distrofias musculares englobam mais de 30 doenças caracterizadas por fraqueza progressiva e degeneração dos músculos esqueléticos. Todas são hereditárias, cada uma com um padrão próprio. Os distúrbios diferem em termos de distribuição e extensão da fraqueza muscular, idade de início dos sintomas e taxa de progressão. O prognóstico para pessoas com alguma distrofia varia de acordo com o tipo e a evolução do transtorno. Alguns casos podem ser leves e progredir muito lentamente ao longo de uma vida normal, enquanto outros produzem fraqueza muscular grave e incapacidade funcional desde cedo. Algumas crianças com distrofia muscular morrem ainda na infância, enquanto outras atingem a idade adulta apenas com incapacidades moderadas.

O tipo mais comum é a *distrofia muscular de Duchenne* (DMD), e, como a mutação está no cromossomo X, é muito mais comum em homens. As mulheres recebem duas cópias do X (para que tenham uma chance de um gene funcionando adequadamente na segunda cópia), e, como os sintomas são bastante severos, as chances de um homem passar adiante seu cromossomo mutado são muito baixas.

Os sintomas da DMD se evidenciam geralmente antes de a criança ter 3 anos. Os músculos lentamente se enfraquecem, encurtam e degeneram. Gordura e tecido conjuntivo substituem o tecido muscular normal, causando problemas no coração e nos pulmões. Os pacientes com DMD tendem a precisar de cadeira de rodas por volta dos 12 anos e a morrer na adolescência. Alguns portadores do gene DMD apresentam sintomas, mas são muito mais leves.

A *distrofia muscular miotônica* afeta homens e mulheres, e o aparecimento dos sintomas ocorre em qualquer idade. A fraqueza muscular progressiva e a rigidez geralmente ficam patentes primeiro nos músculos do rosto e pescoço. Virar a cabeça fica difícil. Os afetados pela condição acabam tendo problemas em atividades básicas como engolir, porque seus músculos não se relaxam após as contrações. Então os braços e as pernas são afetados, e o paciente pode precisar de uma cadeira de rodas ou até mesmo ficar acamado.

Não há tratamento específico para interromper ou reverter qualquer forma de distrofia muscular. O tratamento para controlar os sintomas inclui terapia medicamentosa, fisioterapia, fisioterapia respiratória, terapia da fala, uso de órteses para apoio e cirurgia ortopédica corretiva. Alguns pacientes podem precisar de ventilação assistida para tratar a fraqueza muscular respiratória e de um marcapasso para as anomalias cardíacas.

Espasmos musculares

Um *espasmo muscular* é uma contração súbita, forte e involuntária, que às vezes provoca uma dor intensa. Qualquer músculo pode sofrer um espasmo, e os efeitos variam conforme sua localização e a dos nervos próximos, mas na maioria das vezes você o percebe como uma cãibra. Causas comuns para os espasmos incluem desgaste excessivo, baixa flexibilidade e desidratação, mas também são uma causa típica de dores nas costas e no pescoço. O *gastrocnêmio* (músculo da panturrilha) tende a sofrer cãibras súbitas — o temido cavalo de charley.

Nem todos os espasmos são dolorosos. Soluços, que são o resultado de um espasmo no diafragma, geralmente não doem — irritam, mas não doem. O mesmo acontece com os tiques faciais, como a contração de suas pálpebras quando você está estressado.

Fibromialgia

A *fibromialgia*, uma condição que causa dor crônica, não é exatamente uma doença muscular, mas a dor muscular grave e generalizada é um dos principais sintomas dessa condição misteriosa. Para ser mais preciso, a fibromialgia não é uma doença, mas uma *síndrome* — um grupo de sintomas intimamente relacionados, embora a causa subjacente seja desconhecida. Pesquisas recentes sugeriram um fator genético. O distúrbio é frequentemente visto em famílias, entre irmãos ou mães e seus filhos.

A dor muscular pode ser mais ou menos grave, crônica e debilitante. Os pacientes com fibromialgia costumam ter mais de um neurotransmissor chamado de *substância P* em seu líquido espinhal, o que, segundo acreditam alguns médicos, altera a percepção da dor. Uma sensação imperceptível para alguém pode ser excruciante para quem sofre de fibromialgia. Há disponíveis alguns tratamentos com medicações e algumas técnicas de controle da dor, bem como a redução do estresse, são úteis para alguns pacientes. A fibromialgia é uma área com pesquisas clínicas profícuas.

3 Conversando Consigo

NESTA PARTE...

Observe as estruturas anatômicas dos sistemas nervoso e endócrino.

Reflita a respeito da consciência e controle do sistema nervoso.

Entenda os impulsos e a comunicação celular.

Descubra o objetivo dos principais hormônios e suas funções.

NESTE CAPÍTULO

» Resumindo as funções do sistema nervoso

» Observando atentamente o SNC, o cérebro e o SNP

» Aprofundando-se no nível celular — neurônios e células neurogliais

» Transmitindo impulsos por meio de células e sinapses

» Captando impulsos: Os cinco sentidos

» Analisando algumas disfunções do sistema nervoso

Capítulo **7**

Sistema Nervoso: O Circuito de Seu Corpo

A consciência que um organismo tem de si e do ambiente está subordinada à comunicação entre as partes de seu corpo. Em biologia, tal comunicação é realizada por diversos mecanismos. Humanos, como todos os mamíferos, usam mecanismos que envolvem química e eletricidade. Discutimos o sistema de comunicação químico (hormônios) no Capítulo 8. Este capítulo é voltado ao sistema elétrico de comunicação do corpo, o sistema nervoso.

Esse sistema gera e transmite informações por todo o corpo por meio de impulsos elétricos. Uma carga elétrica cria energia elétrica, que tem duas características importantes: move-se em "pacotes" distintos, chamados de *impulsos*, e o faz de forma muito rápida.

As estruturas do sistema nervoso alcançam cada um dos órgãos e participam, de uma forma ou de outra, de quase toda reação fisiológica. Observar a beleza de um pássaro voando e digerir seu café da manhã são fatores que ocorrem simultaneamente, e cada um deles depende do sistema nervoso.

O sistema nervoso é, sem dúvida, a característica mais específica da espécie humana. O cérebro humano — um dos órgãos desse sistema — funciona de modo diferente do cérebro de qualquer outra espécie. Embora a maneira como esse sistema contribui para a natureza humana (a consciência, por exemplo) esteja sendo estudada, o objetivo aqui é entender seu funcionamento.

Integrando as Entradas às Saídas

O sistema nervoso realiza apenas três trabalhos, que se correlacionam.

- » **Entrada sensorial:** Neurônios especializados chamados de *receptores sensoriais* coletam informações de todo o corpo, criam um impulso e o transmitem para a medula espinhal, ou para o tronco encefálico e, em seguida, para o cérebro. (Veja a seção "O Sentido de Seus Sentidos", mais adiante neste capítulo.)
- » **Integração:** O *sistema nervoso central* (SNC) atribui sentido à informação que recebe de todo o corpo. (Veja a seção "Sistema nervoso central", mais adiante neste capítulo.)
- » **Saída motora:** Em resposta à integração da entrada sensorial, os impulsos são enviados pelo *sistema nervoso periférico* (SNP) aos músculos, às glândulas e aos outros órgãos capazes de responder adequadamente. (Veja a seção "Sistema nervoso periférico", mais adiante neste capítulo.)

LEMBRE-SE

O SNP é a rota de comunicação entre o cérebro e a medula espinhal — o sistema nervoso central (SNC) — e o resto do corpo. As informações sensoriais são recebidas e enviadas por meio do SNP. Ao abordar o SNP, certas diferenciações são importantes para a saída motora, mas não se esqueça de que a classificação inclui informações sensoriais.

Tecidos nervosos

Os tecidos nervosos são constituídos principalmente de dois tipos de células: neurônios e células neurogliais, e a estrutura e distribuição das células diferem de acordo com os diversos tecidos do sistema nervoso.

Neurônios

Um *neurônio* é um tipo específico de célula e a unidade básica do sistema nervoso. Os neurônios são altamente específicos de acordo com a criação e transmissão dos sinais elétricos (impulsos), e são capazes de, em um instante, receber estímulos de diversas outras células, processar essa informação e "decidir" se devem geral o próprio sinal para ser transmitido a outros neurônios, músculos ou células glandulares.

Aqui estão os três tipos de neurônios:

» **Neurônios sensoriais:** Ou *neurônios aferentes* (*aferente* significa "avançar"), esses neurônios respondem a estímulos sensoriais (toque, som, luz e assim por diante), enfim transmitindo os impulsos à medula espinhal e ao cérebro.

» **Neurônios motores:** Ou *neurônios eferentes* (*eferente* significa "afastar"), transmitem impulsos do cérebro e da medula espinhal para órgãos efetores (músculos e glândulas), obtendo respostas desses órgãos (contração ou relaxamento muscular, dependendo do produto da glândula).

» **Interneurônios:** Ou *neurônios de associação,* conectam neurônios a outros neurônios dentro da mesma região do cérebro ou da medula espinhal.

Neurônios em diferentes partes do sistema nervoso exercem diversas funções e, portanto, variam em forma, tamanho e propriedades eletroquímicas. Contudo os neurônios têm uma anatomia celular específica, adaptada à rápida transmissão de uma carga elétrica. Veja a Figura 7-1. Todos os neurônios têm as mesmas três partes dentro da membrana celular:

» **Corpo celular:** O corpo de um neurônio é similar a uma célula geral. Contém o núcleo, a mitocôndria e outras organelas.

» **Dendritos:** Os *dendritos* são extensões que se ramificam a partir de uma extremidade do corpo da célula. Recebem informações de outros neurônios e transmitem estímulos em direção ao corpo celular.

» **Axônio:** Cada neurônio tem uma única projeção, similar a um cabo, chamada de *axônio*. Estendendo-se em comprimento muitas vezes (dezenas, centenas ou até dezenas de milhares de vezes) o diâmetro do corpo celular, o axônio conduz os impulsos para longe do corpo celular e para o próximo neurônio da cadeia (como fios de transmissão elétrica).

DICA

Axônio significa "afastado". Ambos começam com *a*. Use isso para não esquecer.

Neurônios completamente diferenciados normalmente não se dividem e podem viver por anos, ou até mesmo por todo o período de vida de um organismo, e atualmente há bastante pesquisa relativa à criação de novos neurônios.

O maior neurônio em seu corpo vai da ponta do seu dedão do pé até a base da medula espinhal. Essa única célula mede quase um metro (91,44cm)!

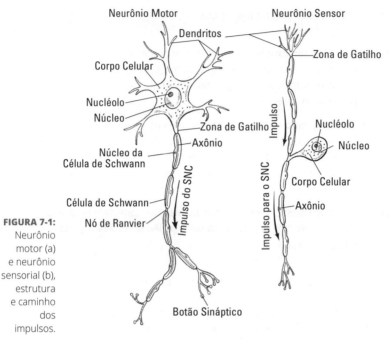

FIGURA 7-1: Neurônio motor (a) e neurônio sensorial (b), estrutura e caminho dos impulsos.

Ilustração de Kathryn Born, MA

Neuróglias

As numerosas células do tecido nervoso que não são neurônios são coletivamente chamadas de *gliócitos* (ou *glia*). Essas células podem se comunicar entre si, mas não têm axônios ou dendritos e não geram impulsos. Embora a proporção varie ao longo do cérebro, as neuróglias superam os neurônios em pelo menos 3:1.

Até recentemente, a maioria dos neurocientistas pensava que as neuróglias eram meras estruturas de suporte, unindo os neurônios (*glia*, em grego, significa "cola"). Contudo, com novas tecnologias laboratoriais de imagem e *in vitro* (fora do corpo), aprendemos que essas células fazem bem mais do que isso. A Tabela 7-1 destaca essas funções.

TABELA 7-1 Funções das Neuróglias

Célula	Local	Funções
Astrócito	SNC	Regula elementos químicos na sinapse; cria novas conexões neurais.
Ependimócito	SNC	Produz o líquido cefalorraquidiano (LCR).
Micróglia	SNC	Fornece proteção imunológica pela fagocitose.

Célula	Local	Funções
Oligodendrócito	SNC	Forma a bainha de mielina para acelerar a transmissão dos impulsos.
Célula de Schwann	SNP	Acelera a transmissão de impulsos; promove a regeneração do axônio.

Nervos

Um *nervo* é um feixe de axônios periféricos. Um axônio individual junto com sua bainha de mielina é uma *fibra nervosa*. Os nervos fornecem um caminho comum para os impulsos nervosos eletroquímicos, que são transmitidos ao longo de cada um dos axônios, e são encontrados apenas no sistema nervoso periférico. As fibras nervosas podem ser de dois tipos: *motoras*, que enviam impulsos a partir do SNC, ou *sensitivas*, que enviam impulsos em direção ao SNC.

Gânglios e plexos

O *gânglio* é um agregado de corpos celulares de neurônios. Gânglios funcionam como pontos de interligação entre as estruturas neurológicas do corpo, especialmente na medula espinhal, atuando como interseção entre o SNC e o SNP.

Os gânglios conectados formam *cadeias*. Por exemplo, o sistema nervoso simpático contém uma cadeia de gânglios conhecida como *gânglios paravertebrais* ou *gânglios da cadeia simpática*, que se estende ao longo da medula espinhal.

Plexo é um termo geral para uma rede de estruturas anatômicas, como vasos linfáticos, nervos ou veias. (O termo vem do latim "plectere", que significa "trançar".) Um plexo neural é uma rede de nervos que se cruzam. O *plexo solar* trabalha em função dos órgãos internos. O *plexo cervical* atente a cabeça, o pescoço e os ombros. O *plexo branquial* serve ao tórax, aos ombros, braços e mãos. E os plexos *lombar*, *sacro* e *coccígeno* atuam sobre a parte inferior do corpo.

Redes Integradas

O sistema nervoso compreende duas redes fisicamente separadas, mas funcionalmente integradas, de tecido nervoso. Trabalhando juntas, elas percebem e respondem a estímulos internos e externos, mantendo a homeostase e, ao mesmo tempo, viabilizando a evolução genética. As seções a seguir esmiúçam o sistema nervoso central e o periférico. Confira no Caderno Colorido "Sistema Nervoso" para um exame detalhado de sua anatomia.

Sistema nervoso central

O *sistema nervoso central* (SNC), composto pelo cérebro e pela medula espinhal, constitui a maior parte do sistema nervoso. Ele integra a informação que recebe dos receptores sensoriais e coordena as atividades de todas as partes do corpo.

Tanto o cérebro como a medula espinhal são massas de tecido neural protegidas por estruturas ósseas (o crânio e a coluna vertebral, respectivamente) e camadas de membranas e fluidos específicos, o que reforça sua importância fundamental para a vida do organismo.

O cérebro e a medula espinhal são constituídos principalmente por dois tipos de tecido, a *substância cinzenta* e a *substância branca*. A substância cinzenta é composta por neurônios não mielinizados, corpos celulares de neurônios e neuróglias. Já a substância branca é composta por neuróglias e pelos axônios mielinizados que se estendem dos corpos celulares dos neurônios da substância cinzenta. (Veja a seção "Tecidos Nervosos", no início do capítulo, para saber mais sobre neurônios e neuróglias.) A mielina tem muito conteúdo lipídico, o que resulta na cor esbranquiçada da substância branca.

No cérebro, a substância cinzenta forma uma camada fina externa (o córtex). A substância branca está por baixo dela e compõe as linhas de big data do cérebro, transportando informações através dele. Na medula espinhal, o tecido é organizado em um longo cilindro, onde a substância cinzenta forma a camada interna e a branca, a camada externa.

A medula espinhal se estende do tronco encefálico, através da coluna vertebral, para uma abertura tubular cilíndrica criada pelas vértebras e por três membranas resistentes, com fluido de amortecimento entre elas (veja a Figura 7-2).

As três membranas que circundam a medula espinhal, as *meninges*, continuam até encobrir o cérebro. A camada mais externa é a *dura-máter*, seguida pela *aracnoide*. Entre essas duas camadas corre um fluido muito parecido com o intersticial. A membrana mais interna, a *pia-máter*, toca o tecido nervoso. Entre a aracnoide e a pia-máter corre um fluido único para o SNC, o *líquido cefalorraquidiano* (LCR).

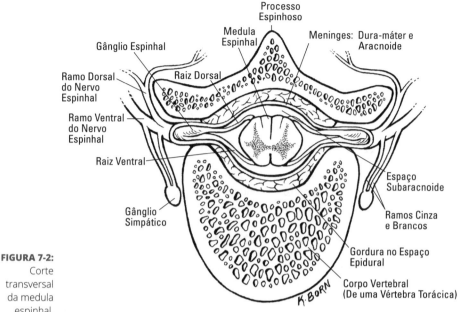

FIGURA 7-2: Corte transversal da medula espinhal.

Ilustração de Kathryn Born, MA

Sistema nervoso periférico

O *sistema nervoso periférico* (SNP) é composto dos nervos e gânglios que não fazem parte do cérebro nem da medula espinhal. Diferente do SNC, o SNP não é protegido por ossos ou pela barreira hematoencefálica, o que o expõe a toxinas e lesões. As estruturas do SNP incluem:

» **Nervos cranianos:** Oriundos do cérebro e do tronco encefálico, são 12 pares de nervos. Cada par exerce funções específicas — alguns captam informações dos órgãos dos sentidos para o cérebro, enquanto outros controlam músculos, contudo a maioria tem funções sensoriais e motoras. Alguns estão ligados a glândulas ou órgãos internos, como o coração e os pulmões. Por exemplo, o mais longo dos nervos cranianos, o *nervo vago,* passa pelo pescoço e pelo tórax e vai até o abdômen. Eles retransmitem impulsos sensoriais vindos das orelhas, língua, laringe e faringe, impulsos motores para as cordas vocais, e também secretórios para alguns órgãos abdominais e torácicos.

» **Nervos espinhais:** São 31 pares de nervos, originados na medula espinhal, que contêm milhares de fibras *aferentes* (sensoriais) e *eferentes* (motoras).

> **Fibras sensoriais:** Fibras nervosas presentes em todo o corpo que enviam impulsos para o SNC por meio dos nervos cranianos e espinhais.

> **Fibras motoras:** Fibras nervosas que se conectam aos músculos e glândulas, enviando impulsos do SNC por meio dos nervos cranianos e espinhais.

O SNP é dividido, ainda, em sistema somático e autônomo.

Sistema nervoso somático

Esse sistema regula as atividades conscientes. As fibras sensoriais recebem impulsos dos receptores, enquanto as motoras os transmitem do SNC aos músculos esqueléticos (voluntários) para coordenar os movimentos do corpo.

Sistema nervoso autônomo

Suas fibras motoras transmitem impulsos do SNC para as glândulas, coração e músculos lisos (involuntários), presentes em certos órgãos. Esse sistema controla funções involuntárias de órgãos internos, como respiração, batimentos cardíacos e digestão.

O sistema autônomo é composto de:

> **Sistema nervoso simpático:** Nesse sistema, os nervos são oriundos das regiões torácica e lombar da medula espinhal. O sistema nervoso simpático é responsável pelo estresse, aumento dos batimentos cardíacos e da pressão arterial, entre outras alterações fisiológicas, incluindo a excitação que você pode sentir devido ao aumento de adrenalina no corpo. Esse sistema é responsável pelas reações de "lutar ou fugir".

> **Sistema nervoso parassimpático:** Os nervos se originam no tronco encefálico e parte sacral da medula espinhal. A função desse sistema fica evidente quando você descansa ou relaxa, e ele é responsável por ações como a constrição da pupila, a desaceleração do coração, a dilatação dos vasos sanguíneos e a estimulação do sistema digestório e do urinário. O parassimpático é conhecido como sistema de "manutenção", pois mantém o organismo funcionando normalmente quando não está sob estresse.

> **Sistema nervoso entérico:** Esse sistema gerencia todos os aspectos da digestão, do esôfago ao estômago, intestino delgado até o cólon.

Pensando a Respeito de Seu Cérebro

O cérebro é um dos maiores órgãos do corpo humano — o terceiro, depois da pele e do fígado. Ele representa apenas 3% do peso corporal, mas consome cerca de 20% de nossa energia, para destacar sua importância. Como um grande coordenador de tarefas, ele gerencia sua carga de trabalho subdividindo funções. As diferentes partes do cérebro interagem constantemente, influenciando-se mutuamente; contudo, são responsáveis por diferentes funções.

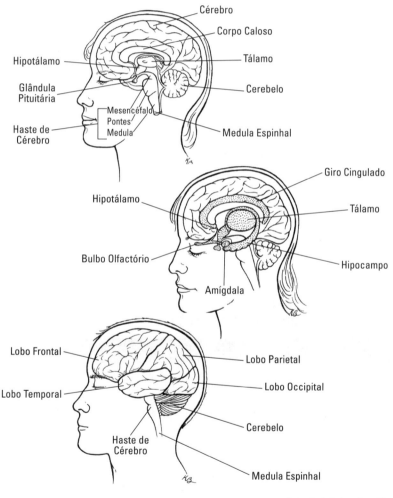

FIGURA 7-3: A anatomia do cérebro.

Ilustração de Kathryn Born, MA

O SISTEMA MAIS INTERESSANTE DE TODOS

Se você já se apaixonou, teve um orgasmo, escondeu lembranças ou ficou furioso (parece o ciclo de um relacionamento, não é?), usou o sistema límbico. O *sistema límbico* não é uma estrutura anatômica, mas um conjunto de áreas do cérebro — certas partes dele e do diencéfalo — envolvidas em questões emocionais. Essas áreas controlam libido, memória, prazer, dor e sentimentos como felicidade, tristeza, medo, afeição e raiva. Embora essas reações e emoções possam não ser fundamentais para a sobrevivência, elas tornam a vida mais interessante.

As principais partes do cérebro são o *cérebro, cerebelo, tronco encefálico* e *diencéfalo*. As quatro cavidades conectadas e cheias de fluido se chamam *ventrículos*. Nesta seção você descobre alguns detalhes sobre as partes do cérebro e dos ventrículos. Dê uma olhada na Figura 7-3 e consulte-a conforme for necessário.

Conscientize-se: Seu cérebro

Quando você está consciente, significa que está usando o *cérebro*. A maior parte desse órgão controla a consciência e outras funções avançadas.

O cérebro é dividido em metades, o *hemisfério esquerdo* e o *hemisfério direito*, e cada uma delas tem quatro lobos: *frontal, parietal, temporal* e *occipital*. Os nomes dos lobos vêm dos ossos do crânio que os envolvem (veja o Capítulo 5). A Tabela 7-2 mostra o que cada lobo controla.

TABELA 7-2 **Funções dos Lobos dentro dos Hemisférios Cerebrais**

Lobo	Funções
Lobo frontal	Produção da fala, concentração, resolução de problemas, planejamento e controle voluntário dos músculos.
Lobo parietal	Noção de espaçamento, compreensão da fala, habilidade de usar palavras e sensações como calor/frio, pressão, toque e dor.
Lobo temporal	Interpretação das sensações, memórias visuais, memórias auditivas, audição e aprendizado.
Lobo occipital	Visão, reconhecimento visual de objetos e combinação de imagens recebidas visualmente com outros sentidos.

O *córtex cerebral* é a camada externa da substância cinzenta do cérebro. Abrange toda sua superfície e reveste a substância branca mais interna. As elevações do cérebro são chamadas de *giros*. As depressões mais rasas, que separam as elevações, são os *sulcos*, e as mais profundas são as *fissuras*.

Quando você observa a parte superior de um cérebro, nota um profundo sulco no meio dele. Esse sulco é a *fissura longitudinal*, que divide incompletamente o cérebro nos hemisférios esquerdo e direito. O *corpo caloso*, localizado dentro do cérebro na parte inferior da fissura longitudinal, contém fibras mielinizadas que conectam os hemisférios direito e esquerdo.

Deixando natural: O cerebelo

O *cerebelo* fica logo abaixo da metade posterior do cérebro. Um caule estreito (*vermis*) conecta os hemisférios esquerdo e direito do cerebelo. Seu exterior é composto de substância cinzenta, e o interior, de substância branca.

O cerebelo coordena os movimentos do músculo esquelético, suavizando-os, em vez de torná-los rígidos e bruscos. O cerebelo também estabiliza o tônus e a postura muscular, utilizando informações sensoriais dos olhos, do ouvido interno e dos músculos.

As mil maravilhas: O tronco encefálico

O *tronco encefálico* é formado por *mesencéfalo*, *ponte* e *medula oblonga*. A medula oblonga é contígua à medula espinhal após passar pelo *forame magno*, uma abertura na parte inferior do crânio (veja o Capítulo 5 para ler mais informações sobre o sistema esquelético).

Dentro de seu cérebro, bem na frente (parte anterior) do cerebelo, localizam-se o mesencéfalo e a ponte. O mesencéfalo atua como uma "central" de informações que as transmite entre a medula espinhal e o cérebro ou entre o cérebro e o cerebelo. Impulsos passam pelo mesencéfalo, que tem centros de reflexos baseados na visão, audição e tato. Se você vir, ouvir ou sentir algo que o assuste, assombre ou machuque, seu mesencéfalo responderá imediatamente, enviando impulsos para gerar o tipo apropriado de grito, salto ou exclamação.

Os *arcos reflexos* produzem respostas imediatas e inconscientes. Arcos reflexos acontecem inconscientemente sempre que você toca em algo muito quente ou afiado. Os neurônios sensoriais detectam dor, temperatura, pressão e afins. Se os neurônios sensoriais detectam algo que prejudica seu corpo, como temperaturas elevadas que podem causar queimaduras ou objetos pontiagudos que podem perfurar a pele, um impulso que vem de um receptor na pele passa pelo neurônio sensitivo, segue para a medula espinhal e, então, chega aos neurônios motores, que geram uma contração muscular e puxam a parte do corpo que está sob risco para longe do calor ou do objeto pontiagudo.

Os reflexos acontecem tão rápido que não há tempo para pensar sobre como reagir. No momento em que o impulso chega ao cérebro, a medula espinhal já cuidou do problema! Nos processos normais do SNC, os impulsos viajam para o cérebro, para interpretação e produção da resposta adequada. Entretanto, usando a medula espinhal em vez do cérebro para produzir uma resposta, os arcos reflexos economizam tempo e evitam consequências prejudiciais.

Se o mesencéfalo é uma central de impulsos, a ponte é o condutor que une o cerebelo aos hemisférios esquerdo e direito do cérebro, permitindo que ela influencie o cerebelo. Os grupos de axônios preenchem a ponte e respondem rapidamente às informações captadas pelos olhos e ouvidos. (Veja a seção "Neurônios", no início do capítulo, para ler mais informações sobre axônios.)

A medula oblonga, que transmite sinais entre o cérebro e a medula espinhal, é responsável por várias funções importantes, como a respiração, os batimentos cardíacos e a regulação da pressão arterial. Ela contém também os axônios que enviam os sinais para tossir, vomitar, espirrar e engolir, com base nas informações que recebe dos sistemas respiratório ou digestório. Sempre que você estiver com esses soluços irritantes, culpe sua medula oblonga.

Sistemas de regulação: O diencéfalo

Bem no meio do cérebro, o hipotálamo e o tálamo formam o diencéfalo. O hipotálamo regula o sono, a fome, a sede, a temperatura corporal, a pressão arterial e o nível de líquido para manter a homeostase. (Veja o Capítulo 2 para obter uma visão geral sobre a homeostase.)

O tálamo é a porta do cérebro. Sempre que um impulso sensorial viaja de algum lugar do corpo (exceto do nariz — o olfato é transmitido diretamente para o cérebro através do nervo olfativo), passa pelo tálamo. O tálamo então retransmite o impulso para o local adequado do córtex cerebral, que em seguida interpreta a mensagem. Pense no tálamo como um servidor de e-mail, encaminhando as mensagens através das linhas corretas.

O fluido que passa pelos ventrículos

Cada hemisfério cerebral tem um *ventrículo lateral* (o primeiro e segundo ventrículos). Os outros dois são, acredite ou não, o terceiro e quarto ventrículos. (Lembre-se de que o ventrículo é uma cavidade conectada e cheia de fluido.) O *terceiro ventrículo* localiza-se praticamente no centro do cérebro, e o *quarto ventrículo* fica no topo do tronco encefálico. O *aqueduto cerebral* (também conhecido como *aqueduto mesencefálico*) conecta o terceiro ao quarto ventrículo. Da parte inferior do quarto ventrículo segue o *canal central*, que continua até a medula espinhal.

DICA

Imaginar um aqueduto deve trazer Roma à sua lembrança. Os romanos usavam aquedutos como sistema de distribuição de água. Bem, em seu sistema nervoso central, os ventrículos e aquedutos servem como sistema para movimentar o *líquido cefalorraquidiano* (LCR).

Um fluido claro e produzido no cérebro, o LCR está presente nos quatro ventrículos do cérebro, no *espaço subaracnoideo* (o espaço entre a aracnoide e a pia-máter) e no canal central da medula espinhal. Ele coleta resíduos das células do SNC e os dissipa na corrente sanguínea para descarte. O LCR também protege o SNC. Além do crânio e as vértebras, o LCR adiciona uma camada protetora ao redor do cérebro e da medula espinhal.

Talvez a função mais importante do LCR seja manter os íons em equilíbrio e, assim, estabilizar os potenciais da membrana (mais informações a respeito na seção "Por dentro dos neurônios"). O LCR circula dos ventrículos laterais para o terceiro ventrículo, através do aqueduto cerebral, até o quarto ventrículo, e depois para baixo através do canal central da medula espinhal. A partir do quarto ventrículo, o LCR escoa para o espaço subaracnoideo logo abaixo da membrana aracnoide, que cobre toda a medula espinhal e o cérebro. No espaço subaracnoideo, o LCR pode se infiltrar através de pequenos espaços para chegar à corrente sanguínea.

Em um procedimento conhecido como *punção lombar*, o LCR é retirado do espaço subaracnoideo com uma agulha. Os médicos verificam o LCR para detectar a presença de bactérias que causam meningite ou proteínas que indicam outras doenças, como Alzheimer.

Barreira hematoencefálica

O sangue que entra no SNC atravessa a *barreira hematoencefálica*, que impede a entrada de certas moléculas sanguíneas no sistema. A barreira consiste das *junções celulares*, conexões entre as células endoteliais dos capilares e os processos dos astrócitos que as envolvem. As *células endoteliais* impedem a difusão de bactérias, incluindo diversos patógenos comuns, protegendo o cérebro de infecções. Elas bloqueiam também a entrada de moléculas hidrofílicas no LCR, incluindo algumas toxinas e drogas. A barreira hematoencefálica permite a difusão de pequenas moléculas hidrofóbicas (oxigênio, hormônios e dióxido de carbono). Outras moléculas, como a glicose, são transportadas através da barreira por difusão facilitada, operando com as meninges para controlar, de maneira rígida, o conteúdo do fluido que as coloca em contato com o tecido nervoso da medula espinhal e do cérebro.

Transmitindo o Impulso

Para transmitir uma mensagem (interna ou externa) ao cérebro ou medula espinhal, um impulso passa por todos os neurônios. Por meio de uma sequência de eventos químicos, os dendritos recebem o estímulo, que gera um impulso que viaja pela célula até o final do axônio, onde o neurotransmissor é liberado, gerando um impulso para o neurônio seguinte. Todo o impulso passa por um neurônio em cerca de sete milissegundos, mais rápido do que um relâmpago. Analisamos detalhadamente essa transmissão vapt-vupt nas seções seguintes. Consulte a Figura 7-4 para visualizar esse processo.

Por dentro dos neurônios

Quando um neurônio não recebe estímulos (quando está "descansando", isto é, sem impulso para transmitir), sua membrana está *polarizada*: a carga elétrica do lado de fora da membrana é positiva, enquanto a do lado interno é negativa. O fluido fora da célula contém Na^+ (íons de sódio) em excesso, e o citoplasma, K^+ (íons de potássio). Esse gradiente é mantido pelo *bombeamento* de Na^+/K^+ através da membrana. Quando o neurônio está inativo e polarizado, diz-se que está em seu *potencial de repouso*, que é de cerca de -70mV.

PAPO DE ESPECIALISTA

Além do K^+, moléculas negativamente carregadas de proteína e ácido nucleico também ocupam a célula; portanto, o interior é negativo em relação ao exterior.

Quando um estímulo (um neurotransmissor de outro neurônio ou um receptor — como o aumento de temperatura em um termorreceptor) atinge um dendrito, abre canais de íons na membrana celular. Quando os canais iônicos se abrem, íons positivos (geralmente Na^+) entram em ação, atraídos pela carga negativa na célula. Os íons se movem pelo citoplasma em direção à *zona de disparo*. Nos neurônios motores, é nesse ponto que o axônio encontra o corpo celular. Nos sensoriais, o axônio se encontra com os dendritos (veja a Figura 7-1).

A ocorrência de um estímulo não implica um impulso. Os neurônios podem "avisar" (criar um impulso) ou não. Por exemplo, o neurônio ligado a um termorreceptor não tem a opção de escolher entre um meio-termo. Ele informa ou não a presença de calor. Como resultado, o influxo de íons cria uma mudança de tensão suficiente para garantir que uma resposta seja enviada. Essa é a função da zona de disparo: determinar se o limite necessário foi atingido. Para a maioria dos neurônios, o limite é -55mV. Se um neurônio for estimulado, e os íons positivos se moverem aumentando a carga para -60mV, nada acontecerá. A célula bombeará os íons de volta para restabelecer o potencial de repouso (-70mV). Entretanto, quanto maior o estímulo (força ou mudança de temperatura), maior o número de canais iônicos abertos. Íons com carga positiva ainda maior entram em ação. Quando o aumento da tensão atinge -55mV na zona de disparo, o axônio inicia sua tarefa de gerar o impulso.

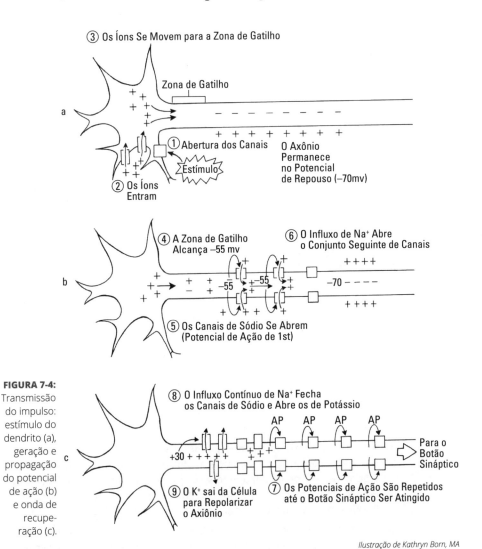

FIGURA 7-4: Transmissão do impulso: estímulo do dendrito (a), geração e propagação do potencial de ação (b) e onda de recuperação (c).

Ilustração de Kathryn Born, MA

LEMBRE-SE

As mensagens que os neurônios enviam ao cérebro não têm graduação. Essa informação vem do número de neurônios que enviam a mesma mensagem.

Existem dois tipos de canais iônicos encontrados ao longo do axônio: o do sódio (Na^+) e o do potássio (K^+). Ambos são ativados pela voltagem; logo, uma carga elétrica específica deve ser atingida, e em seguida eles se abrirão. Para os canais do sódio, essa carga é de -55mV. No entanto essa alteração de voltagem tem um ponto específico, de modo que o axônio só

CAPÍTULO 7 **Sistema Nervoso: O Circuito de Seu Corpo** 157

abre no primeiro segmento (consulte a Figura 7-4b). Os íons Na⁺ entram rapidamente, *despolarizando* esse segmento (deixando-o mais positivo). Íons suficientes entram no axônio para aumentar a carga para cerca de 30mV, e, como os íons podem se movimentar pelo axônio (em direção ao botão sináptico), a próxima seção chega rapidamente a -55mV e cria mais aberturas. Cada vez que um conjunto de canais de sódio se abre no axônio, ele alcança o *potencial de ação*. Esses canais se abrem um após o outro até que o botão sináptico é alcançado (veja a Figura 7-4c), o que define o termo *impulso*.

NEUROTRANSMISSORES: FACILITANDO A TRANSMISSÃO DO SINAL

- *Neurotransmissores* são substâncias químicas que excitam ou inibem uma célula adjacente quando liberados da ponta de um axônio. Tome como exemplo os neurotransmissores liberados dos terminais axônicos de neurônios motores para estimular ou inibir fibras musculares ou células glandulares. A seguir estão alguns detalhes sobre alguns dos mais conhecidos.

- A *acetilcolina* tem diversas funções, principalmente a estimulação dos músculos lisos dos sistemas digestório e esquelético. Ela também é encontrada em neurônios sensoriais e no sistema nervoso autônomo, e desempenha um papel na programação do sono REM (responsável pelos sonhos).

- A *norepinefrina* (ou *noradrenalina*) é liberada pelas glândulas suprarrenais, junto com a *epinefrina (adrenalina)*. Ela estimula o sistema nervoso simpático, o colocando em estado de alerta e aumentando a frequência cardíaca e a pressão arterial. Também é importante na formação de memórias.

- A *dopamina*, relacionada à norepinefrina e epinefrina, é fortemente associada a mecanismos de recompensa do cérebro. Se você sente que algo é bom, os neurônios dopaminérgicos provavelmente estão envolvidos. Pouca dopamina nas áreas motoras do cérebro pode causar a doença de Parkinson, que envolve tremores musculares incontroláveis.

- O *GABA* (ácido gama-aminobutírico), geralmente um neurotransmissor inibitório, atua como freio dos *neurotransmissores excitatórios* que geram ansiedade. Pessoas com pouco GABA tendem a sofrer de transtornos de ansiedade, e drogas como o Valium funcionam aumentando seus efeitos. A carência da substância pode resultar em epilepsia.

- O *glutamato* é um excitatório, parente do GABA. É o neurotransmissor mais comum no sistema nervoso central e muito importante na formação da memória. Curiosamente, o glutamato é tóxico para os neurônios, podendo até matá-los. A ALS, mais conhecida como doença de Lou

> Gehrig, resulta da produção excessiva de glutamato. Muitos pesquisadores acreditam que o excesso de glutamato pode ser responsável por diversas doenças do sistema nervoso e estão procurando maneiras de minimizar seus efeitos.
>
> - A *serotonina* é um neurotransmissor inibitório, que influencia a emoção, o humor e a percepção. A depleção de serotonina se relaciona à depressão clínica, problemas de controle da raiva, transtorno obsessivo-compulsivo e suicídio. Tem sido associada também a enxaquecas, síndrome do intestino irritável e fibromialgia.
>
> - A *endorfina* ("morfina endógena") é estruturalmente semelhante aos *opioides* e tem funções similares. De caráter inibitório, alivia dores e é um estimulante sexual. Os fármacos opiáceos se ligam a seus receptores.

Assim, o impulso que se propaga pelo axônio tem vários potenciais de ação, cada um acionando o próximo. Desse modo, um neurônio não pode transmitir diretamente o impulso para outro neurônio. Quando o potencial de ação final atinge o botão sináptico, um processo ligeiramente diferente desencadeia a liberação de neurotransmissores. Saiba mais sobre isso na seção "Por dentro das sinapses".

Conduzimos o impulso até o fim do percurso, o que é ótimo, pois era o que queríamos (e nós o fizemos sem considerar a entrada de energia). No entanto seria bom se usássemos esse neurônio novamente em um futuro muito próximo. (**Lembre-se:** estamos falando de milissegundos.) Infelizmente, temos um problema. Todos esses íons Na^+ despolarizaram nossa célula, e precisamos removê-los. Ok, vamos abrir as portas novamente e deixá-los sair. Só que não. Enquanto as portas estiverem abertas, o Na^+ entrará, pois não foi apenas a diferença de carga que o atraiu: há também um gradiente de concentração (veja o Capítulo 3). É aqui que os íons de potássio entram na jogada.

Quando a carga atinge 30mV em um segmento do axônio, as portas do sódio são fechadas, e as de potássio, abertas. Os íons de K^+ saem rapidamente, levando a carga positiva. Isso *repolariza* a membrana. Quando o potencial de repouso (–70mV) é restabelecido, os canais de potássio se fecham. Ainda temos um problema, no entanto: os íons estão no lugar errado. Nesse ponto, a célula usará energia para bombear o Na^+ para fora e o K^+ para dentro. Só então o neurônio será capaz de operar novamente. O tempo necessário para essa recuperação é conhecido como *período refratário*.

PAPO DE ESPECIALISTA

Muitos neurônios são *mielinizados*, com seus axônios envoltos por lipídios isolantes criados pelas neuróglias: oligodendrócitos nas células do SNC e células de Schwann no SNP. (Os neurônios ilustrados na Figura 7-1 são mielinizados.) Diz-se que a mielina acelera a transmissão do impulso, pois permite que o Na^+ seja transportado mais à frente no axônio antes de gerar o próximo potencial de ação. Isso diminui o número de potenciais de ação necessários para percorrer o comprimento do axônio, diminuindo, assim, o tempo de transmissão do impulso.

Por dentro das sinapses

A maioria dos neurônios não entra em contato uns com os outros. Um intervalo chamado de *sinapse*, ou *fenda sináptica*, separa o axônio de um neurônio do dendrito de outro. Para atravessar essa lacuna, o neurônio libera um *neurotransmissor*, uma substância química que pode ou não fazer com que o neurônio seguinte gere um impulso elétrico.

Quando o impulso atinge o botão sináptico, aciona mais uma vez os canais iônicos para que se abram. Apenas dessa vez, os íons de cálcio entram. Os íons Ca^{2+} empurram os pacotes (vesículas) dos neurotransmissores em direção à membrana. Os neurotransmissores são então liberados na sinapse, onde podem se conectar a qualquer dendrito que tenha o receptor correspondente. A Figura 7-5 ilustra esse processo.

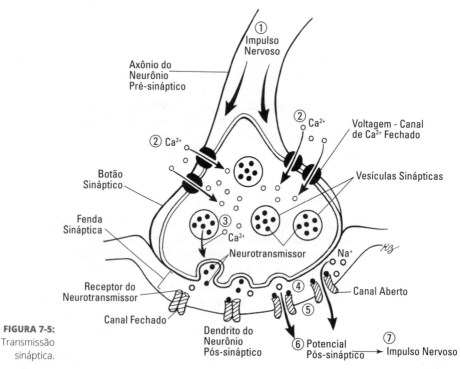

FIGURA 7-5: Transmissão sináptica.

Ilustração de Kathryn Born, MA

Cada tipo de neurotransmissor tem o próprio tipo de receptor. O neurotransmissor e seu efeito resultarão no estímulo ou inibição do neurônio pós-sináptico (receptor). Por exemplo, se o neurotransmissor for excitatório, os canais de Na⁺ se abrirão, a membrana do neurônio se tornará despolarizada, e o impulso será transportado por esse neurônio. Se o neurotransmissor for inibitório, os canais de K⁺ se abrirão, a membrana do neurônio se tornará hiperpolarizada à medida que os íons saem, e qualquer impulso será interrompido.

Depois que o neurotransmissor exerce seu efeito (excitação ou inibição), o receptor o libera, e o neurotransmissor retorna à sinapse. Nela, uma das três coisas a seguir acontece. O neurotransmissor pode:

» Ser fragmentado por uma enzima.
» Ser pego de volta pela célula que o liberou (forma de reciclagem).
» Simplesmente ser conduzido pelo fluido.

O Sentido de Seus Sentidos

Alguns anatomistas consideram o sistema sensorial como parte do sistema nervoso periférico. Outros, como um sistema separado. De qualquer forma, existem 21 sentidos diferentes (dependendo de como forem agrupados), e eles são classificados em cinco categorias de receptores. Veja a Tabela 7-3 para as descrições.

TABELA 7-3   Tipos de Receptor Sensorial

Receptor	Estímulo	Exemplos
Quimiorreceptor	Mudança química	Cheiro e gosto, glicose no sangue, pH
Nociceptor (dor)	Dano tecidual	Amplamente distribuído por meio da pele e das vísceras
Termorreceptor	Mudança de temperatura	Encontrado na pele; receptores diferentes para calor e frio
Fotorreceptor	Luz	Bastonetes e cones na retina do olho
Mecanorreceptor	Força física	Receptores de toque, pressão arterial e estiramento (na bexiga e pulmões)

Você deve estar pensando: "Ei, pensei que tivéssemos cinco sentidos! Fui ensinado errado por toda a minha vida?" A resposta é: não exatamente. Os sentidos que você conhece — tato, audição, visão, olfato e paladar — são os percebidos. Ou seja, você está ciente de que seu cérebro interpretou a entrada sensorial. Você diz: "Ai, isso é quente!" ou "Nossa, que cheiro bom!". A outra entrada sensorial é, obviamente, processada, mas isso não ocorre de forma consciente. Caso contrário, você seria constantemente bombardeado com informações sobre o monitoramento do pH e da pressão arterial. Continue lendo para saber como os cinco sentidos percebidos funcionam.

Tato

Os receptores sensoriais da pele percebem pelo menos cinco tipos de sensação: dor, calor, frio, toque e pressão. Eles são geralmente classificados como o sentido que conhecemos por tato.

Os receptores variam em quantidade (existem muito mais receptores de dor do que de frio) e em distribuição pela superfície do corpo (as pontas dos dedos têm muito mais receptores de toque do que a pele das costas). Áreas em que há mais sensores de toque são mais sensíveis.

A estrutura dos receptores sensoriais varia de acordo com sua função. Existem *terminações nervosas livres* (dendritos) responsáveis pelas sensações de coceira e dor. Os termorreceptores que detectam frio e calor são também terminais nervosos livres. Existem ainda os *mecanorreceptores*, cujos dendritos são envolvidos em fibras do tecido conjuntivo. Há dois tipos deles na pele: os *corpúsculos de Meissner* (ou *táteis*), que respondem a toques suaves, e os *corpúsculos de Pacini* (ou *lamelados*), que respondem a toques mais pesados e intensos (pressão).

As fibras nervosas conectadas a diferentes receptores da pele respondem ao estímulo de maneira contínua ou apenas ao seu início e, às vezes, ao término. É por isso que você percebe os sapatos quando os calça, porém o estímulo desaparece em um ou dois minutos. Em outras palavras, *receptores de adaptação lenta* transmitem estímulos contínuos, e *receptores de adaptação rápida* transmitem informações relacionadas às mudanças dos estímulos.

Audição e equilíbrio

O ouvido transforma as ondas sonoras em impulsos nervosos, que são enviados ao cérebro (veja a Figura 7-6). O som se move pelo ar por meio de ondas mecânicas, e o ouvido externo funciona como um funil que canaliza as ondas sonoras para o tímpano, fazendo com que a *membrana timpânica* (tímpano) vibre. (O ouvido externo não é necessário para a audição, mas ajuda.) Os ossos do ouvido, ou *ossículos*, captam e amplificam a vibração e a transmitem para o ouvido interno, e as vibrações geram pequenas ondulações no fluido do ouvido interno. Os canais ocos da *cóclea* são cheios de líquido, que está encoberto por epitélio sensorial cheio de *células ciliadas* — mecanorreceptores que liberam um neurotransmissor quando estimulados.

Os impulsos nervosos percorrem os ouvidos através do oitavo nervo craniano, para ambos os lados do tronco encefálico, até o lobo temporal — a parte do córtex cerebral dedicada ao som.

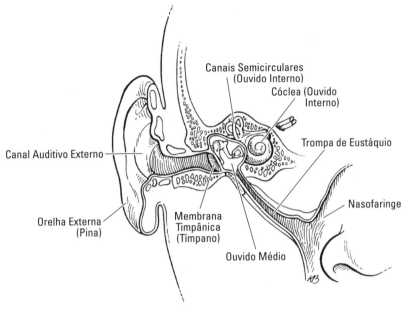

FIGURA 7-6:
A anatomia do ouvido.

Ilustração de Kathryn Born, MA

O ouvido interno também informa ao cérebro sobre o posicionamento da cabeça, ou seja, se você está na horizontal ou na vertical, girando ou parado, indo para frente ou para trás. Portanto, seus ouvidos são o principal órgão do *equilíbrio*. O processo de informar a posição corporal ao cérebro é basicamente o mesmo que o da audição. Quando você está se movendo, o fluido do ouvido interno também se move e faz com que as células ciliadas nos canais semicirculares se curvem, enviando impulsos para o cérebro. Em seguida, ele processa as informações sobre onde você está e inicia movimentos para ajudá-lo a se manter equilibrado.

Visão

A visão é provavelmente o mais complexo dos sentidos. A *pupila*, ponto no centro do olho que geralmente é preto, permite a entrada de luz. A *íris*, a parte bonita e colorida, contém músculo liso que controla seu tamanho e, portanto, a quantidade de luz que entra. O músculo da íris se contrai, dilatando a pupila e permitindo a entrada de mais luz, como quando você está em um lugar escuro. A *córnea* fica atrás da íris e da pupila e se funde com a *esclera*, que é a parede externa do olho. (Você pode ver uma área clara ao observar o globo ocular lateralmente.) Ambos estão cobertos pela *conjuntiva*, uma membrana semelhante a um muco. A *lente* está atrás da íris e da pupila (veja a Figura 7-7), e tanto a córnea quanto a lente ajudam a curvar os raios de luz para auxiliar na focalização.

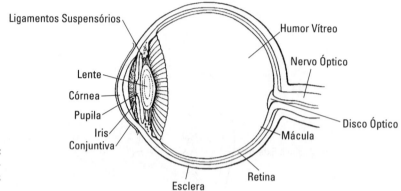

FIGURA 7-7: As estruturas internas do olho.

Ilustração de Kathryn Born, MA

Um material transparente e gelatinoso preenche o *corpo vítreo*, que fica atrás da lente. E não estamos fazendo piada quando dizemos que o material gelatinoso é o *humor vítreo*. O humor vítreo transparente dá ao globo ocular sua forma arredondada, e também permite que a luz passe através dele para a parte de trás do globo ocular.

A *retina* é a camada mais interna do globo ocular. Ela contém dois tipos de fotorreceptores: *bastonetes*, que detectam luz fraca e são sensíveis ao movimento, e *cones*, que detectam cores e detalhes sutis. Cada tipo de cone detecta uma cor entre vermelho, azul e verde. Um cone ausente ou danificado (independentemente do tipo) resulta em daltonismo. A *mácula* é a região da retina com alta concentração de cones, proporcionando a visão mais aguçada.

Quando a luz atinge bastonetes e cones, os impulsos nervosos são gerados e enviados para as células que constituem o *nervo óptico*, que está conectado ao globo ocular e diretamente ao cérebro, enviando impulsos para interpretação no lobo occipital.

É no *disco óptico* que as fibras nervosas da retina se fundem ao nervo óptico. Dessa maneira, nesse ponto da retina, não há fotorreceptores, o que resulta em um ponto cego em cada olho.

Olfato

O nariz sabe, mas as *células olfativas* sabem mais. O nariz é o órgão sensorial do cheiro (*olfato* é o termo apropriado): as células olfativas que revestem o topo da cavidade nasal detectam moléculas no ar enquanto você respira.

Conforme você absorve o ar pelas narinas, essas moléculas flutuam até as células olfativas, onde as substâncias químicas se conectam aos "pelos", semelhante ao que acontece com os cílios que revestem a cavidade nasal. Essa ação gera um impulso nervoso que é transmitido pela célula olfatória para a *fibra nervosa olfativa*, em seguida para o *bulbo olfatório* e depois para o cérebro. (O bulbo olfatório é a área expandida no final do trato olfatório, onde as fibras nervosas olfativas entram no cérebro.) O cérebro então "reconhece" os odores químicos, e você percebe o que está cheirando.

Paladar

O objetivo de seu paladar (*gustação*) é simples: ajudá-lo a decidir entre digerir ou cuspir o que está provando. Essa decisão extremamente importante pode ser tomada com base em algumas características do sabor. A língua, órgão sensorial do paladar, tem quimiorreceptores que detectam certos aspectos da química dos alimentos, certos minerais e algumas toxinas, principalmente venenos produzidos por plantas para deter os predadores.

A língua humana tem cerca de 10 mil papilas gustativas, cada uma contendo de 50 a 150 células quimiorreceptoras.

As *células gustativas* de um botão gustativo geram impulsos nervosos que são transmitidos para as áreas gustativas do cérebro através da fibra nervosa sensorial pelos sétimo, nono e décimo nervos cranianos. Em seguida, o cérebro interpreta o impulso e causa a liberação das enzimas digestivas necessárias para a quebra desse alimento. Assim, o sentido do paladar está ligado ao sistema endócrino, assim como ao sistema digestório.

As papilas gustativas têm receptores para sensações doces, azedas, amargas e salgadas, e também para uma quinta sensação, chamada de *umami* — o sabor associado à carne, cogumelos e muitos outros alimentos ricos em proteínas. A detecção de salgado e azedo é necessária para controlar o equilíbrio de sal e ácido. O amargo indica alimentos que podem conter venenos — muitos dos compostos venenosos que as plantas produzem para defesa são amargos. A percepção doce indica alimentos possivelmente ricos em calorias, e a umami, ricos em proteínas.

Cada célula receptora de um botão gustativo detecta melhor apenas um dos cinco sabores básicos. Um receptor pode reconhecer outros gostos, mas é especializado, e os botões gustativos detectam apenas os aspectos menos evidentes do sabor. O nariz detecta sabores mais complexos e sutis.

PAPO DE ESPECIALISTA

A estrutura e a função das papilas gustativas são uma área de pesquisa vigente e contraditória, especialmente na indústria alimentícia. Até mesmo o número exato de gostos e sua caracterização é controverso, com novos deles sendo propostos de tempos em tempos. Independentemente disso, a maior parte do que percebemos como sabor vem da entrada olfativa, e não da gustativa.

CAPÍTULO 7 **Sistema Nervoso: O Circuito de Seu Corpo**   165

Fisiopatologias

O assunto desta seção está restrito a desordens anatômicas do tecido nervoso que afetam as funções de "nível inferior". Os principais distúrbios cerebrais e psicopatologias baseados na fisiologia, como a esquizofrenia, estão além do escopo deste livro.

Síndrome da dor crônica

A dor crônica é um distúrbio tanto do sistema nervoso quanto do órgão que gera a dor, cujas causas (infecção, trauma etc.) variam; mas, para que seja perceptível, o sinal da dor deve ser transmitido para a medula espinhal e para os receptores da dor, localizados no cérebro. Os *analgésicos* bloqueiam esses receptores. Outra abordagem que demonstrou eficácia no alívio da dor crônica consiste no uso de um dispositivo que gera impulsos elétricos diretamente para a medula espinhal, interrompendo ou cancelando os impulsos de entrada da dor no ponto em que o nervo espinhal que a transmite chega à medula espinhal.

Esclerose múltipla

A *esclerose múltipla* (EM) afeta a bainha de mielina que cobre os axônios mielinizados. As lesões na bainha ficam inflamadas e irritadas. Quando cicatrizam, o tecido cicatricial (esclerose) na bainha interfere na transmissão dos impulsos através do axônio, bloqueando o movimento ou a resposta no músculo inervado. Conforme a doença progride, o movimento se torna cada vez mais difícil.

Degeneração macular

A *degeneração macular* é um distúrbio da visão que atualmente é uma das principais causas de cegueira entre os idosos. A *mácula lútea* — uma pequena área da retina com grande concentração de cones fotorreceptores que detectam cores e detalhes — enfraquece e degenera. Os objetos parecem menores ou maiores do que realmente são, e as cores, desbotadas.

Uma das causas da degeneração macular é o crescimento excessivo de novos vasos sanguíneos ao redor da mácula. A palavra "crescimento" pode indicar saúde, porém com frequência essa associação está equivocada. Os novos vasos vazam e, à medida que escoam sangue para a mácula, seus delicados fotorreceptores são destruídos. A degeneração macular também resulta da exposição excessiva ao sol, especialmente entre pessoas com olhos azuis ou verdes.

> **NESTE CAPÍTULO**
>
> » Entendendo o que os hormônios fazem e como funcionam
>
> » Revisando as principais glândulas e suas funções
>
> » Observando os efeitos dos distúrbios hormonais

Capítulo **8**

Mensagens Químicas do Sistema Endócrino

As glândulas do sistema endócrino e os hormônios que elas secretam influenciam quase todas as células, órgãos e funções do corpo. Ele, o sistema endócrino, é fundamental na regulação do humor, na função dos tecidos, no metabolismo, crescimento e desenvolvimento, bem como na função sexual e nos processos reprodutores.

Em geral, o sistema endócrino é responsável pelos processos do corpo que ocorrem lentamente, como o crescimento celular. O sistema nervoso controla os processos mais rápidos, como a respiração e a movimentação. Ao longo deste capítulo você verá que o sistema nervoso (que abordamos no Capítulo 7) e o endócrino trabalham em conjunto. O sistema nervoso controla quando o sistema endócrino libera ou retém hormônios, e os hormônios controlam as atividades metabólicas do corpo. Este capítulo explica as funções dos hormônios, as glândulas das quais se originam e os distúrbios comuns ao sistema endócrino.

Comunicando-se com Hormônios

O *hormônio* é uma *substância endógena* (produzida dentro do corpo) que age em células específicas. Os hormônios são muito variados em termos de origem, natureza química, tecidos em que agem e efeitos. No entanto eles se caracterizam por ser sintetizados em um local (glândula ou célula) e viajar pelo sangue até atingirem uma determinada célula. Os hormônios se ligam a essas células por receptores específicos, o que resulta em uma resposta dentro da célula.

Entre as glândulas, as mais conhecidas são a pituitária, a tireoide e a suprarrenal, cujas funções não se reduzem à produção hormonal. No entanto vários outros tecidos e hormônios endócrinos, embora menos conhecidos, são igualmente importantes no controle das funções vitais do organismo. Na prática, todo o tecido de seu corpo é, de alguma forma, endócrino.

Os hormônios desempenham um papel crucial na *homeostase* (veja o Capítulo 2). Quando o sangue passa por certos centros de controle do sistema nervoso (como o hipotálamo, no cérebro), os níveis hormonais são "medidos". Se o nível de determinado hormônio estiver muito baixo, a glândula que o produz é estimulada a intensificar sua produção. Se estiver muito alto, a glândula não recebe nenhum tipo de estímulo hormonal adicional, ou é "instruída" a interromper ou retardar a produção. O hormônio vem do sistema endócrino, mas a "instrução" vem do sistema nervoso.

LEMBRE-SE

Seu corpo está sempre acompanhando os processos metabólicos que ocorrem dentro dele. Se a temperatura do corpo, o nível de glicose ou de pH saírem da faixa normal, os pontos de verificação envolvidos na homeostase atuarão em conjunto com o sistema endócrino para restabelecer o equilíbrio.

As seções a seguir o orientam sobre como os hormônios são estruturados quimicamente, de onde vêm e como funcionam.

A química hormonal

Quimicamente, os hormônios se dividem em três tipos: derivados de lipídios, peptídeos e aminas.

» **Hormônios lipídicos:** Os hormônios lipídicos e fosfolipídicos derivam de ácidos graxos. Os mais conhecidos são os esteroides, como o estrogênio, a progesterona, a testosterona, a aldosterona e o cortisol, sintetizados a partir do colesterol. Outro grupo de hormônios lipídicos se chama *prostaglandinas*.

- » **Hormônios peptídeos:** São cadeias relativamente curtas de aminoácidos e incluem o hormônio antidiurético (ADH), o hormônio liberador de tireotropina (TRH) e a ocitocina.

  Outros hormônios são *proteínas* (cadeias de peptídeos), como a insulina, o hormônio do crescimento (GH) e a prolactina.

- » **Hormônios glicoproteicos:** Os hormônios proteicos mais complexos têm cadeias adjacentes de carboidratos e são chamados de *hormônios glicoproteicos*. Eles incluem o hormônio folículo-estimulante (FSH), o hormônio luteinizante (LH) e o hormônio estimulante da tireoide (TSH).

- » **Hormônios amínicos:** Os hormônios amínicos derivam de aminoácidos, como a tirosina e o triptofano. Exemplos incluem a tiroxina, a epinefrina e a norepinefrina.

As fontes hormonais

Por definição, não muito tempo atrás considerava-se hormônio algo produzido em uma glândula endócrina (a estrutura responsável por produzir hormônios). Mas, como os biólogos descobriram e descreveram cada vez mais substâncias e tipos de hormônios, expandiram a definição para incluir substâncias semelhantes, às vezes idênticas, com mecanismo de ação similar, onde quer que sejam produzidas. Confira todas as fontes hormonais:

- » **Glândulas endócrinas:** Órgãos que sintetizam um hormônio por meio de uma célula especializada — a glândula pituitária anterior, por exemplo, tem células que se especializam na produção do hormônio adrenocorticotrófico (ACTH), do GH e do TSH. As células especializadas do timo sintetizam hormônios que controlam a maturação das células imunes.

- » **Órgãos variados:** Inúmeros órgãos que não são tipicamente considerados integrantes do sistema endócrino por anatomistas e fisiologistas têm células e tecidos especializados na produção de hormônios, tais como:

  - Enquanto parte do pâncreas está ocupada secretando enzimas para digerir os alimentos, outras de suas células especializadas produzem insulina e glucagon.

  - O estômago e os intestinos sintetizam e liberam hormônios que controlam os aspectos físicos e químicos da digestão.

  - Células especializadas dos ovários e testículos transformam moléculas de colesterol em moléculas de estrogênio e testosterona, respectivamente.

  - Até o coração produz hormônios, cuja secreção tem um forte efeito imediato no volume sanguíneo (equilíbrio hídrico).

> **Neurônios:** Os neurônios produzem hormônios que são neurotransmissores. Isso parece um pouco surpreendente, mas, se você pensar em hormônios como moléculas que transmitem mensagens com considerável sutileza, faz sentido. A transmissão de impulsos nervosos através de uma sinapse é exatamente isso (leia mais informações sobre o sistema nervoso no Capítulo 7). A única diferença entre a epinefrina sintetizada nas glândulas suprarrenais e a sintetizada nas células nervosas é a distância que as moléculas viajam até o local de ação.

A Tabela 8-1 lista os principais hormônios do corpo, suas origens e funções. Fornecemos mais informações sobre alguns hormônios específicos na seção "Agrupando as Glândulas", mais adiante neste capítulo.

TABELA 8-1 Principais Hormônios: Origens e Funções Primárias

Hormônio	Origem	Função
Hormônio adrenocorticotrópico (ACTH)	Glândula pituitária anterior	Estimular a secreção de corticosteroides pelo córtex da glândula suprarrenal.
Hormônio antidiurético (ADH)	Glândula pituitária posterior	Estimular os rins a reabsorver água, prevenindo a desidratação.
Calcitonina	Glândula tireoide	Estimular os ossos, rins e intestinos a reduzir o nível de cálcio no sangue.
Epinefrina Norepinefrina	Medula da glândula suprarrenal	Estimular o coração e outros músculos durante a resposta de luta ou fuga; aumentar a quantidade de glicose no sangue.
Estrogênio	Ovários	Estimular a maturação e liberação de óvulos; e músculos, ossos e pele a desenvolver as características sexuais secundárias femininas.
Glucagon	Pâncreas	Fazer com que o fígado, os músculos e o tecido adiposo liberem glicose na corrente sanguínea.
Glicocorticoides	Córtex das glândulas suprarrenais	Estimular a formação de glicose a partir de gorduras e proteínas.
Gonadocorticoides	Córtex das glândulas suprarrenais	Estimular a libido.
Hormônio do crescimento (GH)	Glândula pituitária anterior	Estimular os ossos e os tecidos moles a promover a divisão celular e a síntese proteica.

Hormônio	Origem	Função
Insulina	Pâncreas	Permitir que a glicose entre nas células; fazer com que o fígado, os músculos e o tecido adiposo armazenem glicose para reduzir sua quantidade no sangue.
Melatonina	Glândula pineal	Estimular uma variedade de tecidos a mediar o controle do biorritmo, a rotina do corpo.
Mineralocorticoides	Córtex das glândulas suprarrenais	Estimular as células renais a reabsorver o sódio e excretar o potássio para manter o equilíbrio eletrolítico.
Ocitocina	Glândula pituitária posterior	Estimular a ligação social, as contrações uterinas durante o parto e a liberação de leite pelas glândulas mamárias.
Hormônio paratireoide	Glândulas paratireoides	Estimular as células dos ossos, rins e intestinos a liberar cálcio, aumentando o nível de cálcio no sangue.
Progesterona	Ovários	Preparar o útero para a implantação do embrião e manter a gravidez.
Prolactina	Glândula pituitária anterior	Estimular a produção de leite pela glândula mamária.
Testosterona	Testículos	Estimular a produção de espermatozoides nos testículos; fazer com que a pele, os músculos e os ossos desenvolvam características sexuais masculinas.
Hormônio estimulante da tireoide (TSH)	Glândula pituitária anterior	Estimular a glândula tireoide a produzir e liberar seus importantes hormônios, a calcitonina e a tiroxina.
Tiroxina	Glândula tireoide	Ser distribuída para todos os tecidos para aumentar a taxa metabólica; envolvida na regulação do desenvolvimento e crescimento.

Os receptores hormonais

Os hormônios geralmente saem da célula de origem por *exocitose*, um processo em que um saco ou vesícula os envolve para que atravessem a membrana celular. A molécula de hormônio secretado entra diretamente no sangue e circula até se ligar a seu receptor, na membrana celular, o que ativa um segundo sistema de mensagens, que leva à resposta da célula. No caso dos hormônios esteroides e da tireoide, eles se ligam ao receptor entrando na célula.

VÁ PELA SOMBRA: AS GLÂNDULAS EXÓCRINAS

As *glândulas exócrinas* (que têm ductos) produzem substâncias que são transportadas através do ducto para a cavidade de um órgão ou para a superfície do corpo. A maioria das glândulas exócrinas não secreta hormônios (o pâncreas é uma exceção). As *glândulas sebáceas* e as *sudoríparas* são exócrinas. Veja a figura "Pele (Corte Transversal)", no Caderno Colorido, para obter informações sobre a posição anatômica e a estrutura dessas glândulas. As glândulas sebáceas produzem óleos protetores, que secretam diretamente em tecidos em suas proximidades, a pele e o cabelo. Os óleos não viajam pelo corpo nem surtem efeito em outros lugares. O mesmo ocorre com esse suor que acabou de ser depositado na sua pele. Seu único efeito importante, o resfriamento evaporativo, é limitado à pele imediatamente adjacente à glândula sudorípara.

LEMBRE-SE

A presença de um receptor hormonal específico na célula a torna um "alvo" para o hormônio. Como os hormônios têm formas muito específicas, só se ligam ao receptor correspondente. Sem ele, o hormônio não tem efeito.

O receptor pode estar ligado ou embutido na membrana celular, como é o caso dos hormônios peptídeos. A molécula do hormônio, chamada de *primeiro mensageiro*, dispara uma cascata de reações químicas dentro da célula. Muitas vezes, essa série de reações começa com a criação do *AMP cíclico* (*monofosfato de adenosina*). Essa molécula, o *segundo mensageiro*, faz com que a célula-alvo produza as enzimas necessárias (isto é, induz a expressão de determinado gene).

Uma molécula de hormônio esteroide não demanda um receptor de membrana celular. Por ser um lipídio, entra na célula por difusão através da membrana; os hormônios tireoidianos entram por *difusão facilitada* (veja o Capítulo 3). Após entrar na célula, ela se liga às moléculas receptoras no citoplasma ou no interior do núcleo. Então esse complexo hormônio-receptor vai até o gene-alvo e desencadeia a criação de uma proteína — seu objetivo.

Agrupando as Glândulas

Em geral, uma *glândula* é uma estrutura que sintetiza um produto exportado das células. As *glândulas endócrinas* (sem ductos) exportam seus produtos (hormônios) pela corrente sanguínea para as células-alvo em órgãos anatomicamente distantes. As seções a seguir trazem informações sobre as glândulas endócrinas. Para conhecer sua localização, confira a figura "Glândulas do Sistema Endócrino", no Caderno Colorido.

LEMBRE-SE

O sistema endócrino, como qualquer bom sistema de comunicação, funciona de maneira integrada, o que complica nossa classificação das estruturas anatômicas em categorias. Lembre-se de que alguns órgãos exercem múltiplas funções, o que nos leva a considerá-los como integrantes de múltiplos sistemas.

PAPO DE ESPECIALISTA

Alguns fisiologistas usam o termo *sistema endócrino difuso* para representar a ideia de que muitos órgãos têm células secretoras de hormônios. O rim, por exemplo, contém células dispersas que secretam *eritropoietina*, um hormônio essencial para a produção de glóbulos vermelhos. O coração contém células que produzem *hormônio natriurético atrial*, crucial para o equilíbrio de sódio e água.

Os carrascos: O hipotálamo e a hipófise

O complexo *hipotálamo-hipófise* é o local em que o sistema nervoso e o endócrino se encontram. O hipotálamo e a glândula pituitária são contíguos na porção central do cérebro chamada de *diencéfalo*. Sob o controle de sua "central", o hipotálamo, a pituitária é a "glândula mestre" do sistema endócrino.

Hipotálamo

O hipotálamo contém células especiais que atuam como sensores que "analisam" a composição do sangue à medida que ele circula. Também contém outras células especializadas que geram mensageiros (hormônios) em resposta a essa análise. A atuação conjunta desses dois tipos de células é essencial para a homeostase.

LEMBRE-SE

Os hormônios que o hipotálamo produz não têm células-alvo integradas. O hipotálamo sintetiza os *hormônios liberadores* e os *hormônios inibidores* da liberação e os segrega em pequenos vasos sanguíneos que se conectam à pituitária anterior. A hipófise responde à liberação de hormônios, sintetizando e liberando seus hormônios, que têm células-alvo em órgãos distantes. Ela responde aos hormônios inibidores da liberação, interrompendo a liberação dos hormônios correspondentes. A Figura 8-1 mostra a relação entre o hipotálamo e as glândulas pituitárias.

Hipófise

A hipófise tem duas partes, chamadas de *pituitária anterior* e *pituitária posterior*, que têm papéis diferentes relacionados ao hipotálamo.

A glândula pituitária anterior secreta muitos hormônios, incluindo o melanocistoestimulante (MSH). Esse hormônio estimula diretamente os melanócitos para produzir o pigmento de melanina, que protege a pele dos danos causados pela luz solar. Essa glândula também secreta prolactina, responsável pelo aumento do tamanho das glândulas mamárias e pela produção de leite.

A BREVE, MAS RESILIENTE, HISTÓRIA DA TERAPIA DE REPOSIÇÃO HORMONAL (TRH)

À medida que envelhecemos, a produção de hormônios sexuais cai. Nos homens, o declínio começa aos 30 e prossegue lentamente. Muitos homens mantêm suas funções sexuais e reprodutoras até o final da vida. Para as mulheres, o declínio também começa aos 30, mas se intensifica por volta dos 45, com a *menopausa*.

Os efeitos dessa queda são semelhantes em ambos os sexos, mas ocorrem mais repentinamente nas mulheres. Um efeito precoce é o fim da função reprodutora — a ovulação cessa, e a gravidez não é mais possível. A sinalização defeituosa no sistema nervoso parassimpático causa irritabilidade e perturba a regulação da temperatura, causando ondas de calor. O metabolismo celular diminui. A *remodelagem* (o acúmulo constante e a quebra do tecido ósseo) se enfraquece. A substituição das proteínas estruturais da pele se atrofia.

Como todos esses efeitos se relacionam à diminuição dos níveis hormonais, os pesquisadores elaboraram uma terapia de reposição hormonal para retardar ou interromper esse declínio. Entre as décadas de 1960 e 1990, vários tipos de medicamentos foram disponibilizados a custos baixos. Nos anos 1980 e 1990, era rotina os médicos da atenção primária oferecerem a reposição de estrogênio às mulheres na menopausa. Cerca de 20% delas fizeram o tratamento, uma população enorme de pacientes. Muitas mulheres, aparentemente, esperavam desfrutar de seus anos pós-reprodutores com saúde e vitalidade.

Suas expectativas se basearam nas primeiras pesquisas que indicaram efeitos benéficos sobre os sistemas cardiovascular e nervoso das mulheres que fizeram a TRH. Como é de praxe nas pesquisas, houve estudos maiores para testar os resultados desses iniciais. Dados exemplares para esses estudos ainda existiam, da Women's Health Initiative, um grande ensaio clínico randomizado patrocinado pelos National Institutes of Health, que incluía mais de 16 mil mulheres saudáveis.

Os "resultados" médicos em mulheres submetidas à TRH surpreenderam quase todos quando foram publicados, em 2002. Embora os pesquisadores já esperassem que o estrogênio agravasse alguns tipos de câncer, os números eram preocupantes. Eles esperavam ver um "efeito cardioprotetor", baseado na observação de que as doenças cardíacas continuam pouco prováveis em mulheres até a menopausa. Mas as doenças cardiovasculares foram, na verdade, mais prevalentes e mais graves nas que haviam feito a TRH. Ela teve um efeito mínimo na retenção óssea (o exercício foi melhor), que cessou imediatamente após sua interrupção. Os efeitos na cognição e memória não foram mensuráveis. Seu único efeito confiável, ao que parece, foi a diminuição das ondas de calor nos primeiros meses ou anos após a menopausa (válido para todas que as sofreram). Análises de acompanhamento desses mesmos dados corroboram as conclusões originais.

As atitudes das mulheres e os hábitos de prescrição dos médicos mudaram abruptamente. Embora as atuais diretrizes sejam consideradas seguras, como os dados do estudo confirmam, algumas mulheres preferem aguentar o calor.

O interesse no uso clínico dos hormônios para controlar os sintomas do envelhecimento permanece forte, mas a experiência até agora sugere que a função endócrina é mais sutil e intricada do que os pesquisadores imaginaram.

A pituitária anterior também secreta os hormônios gonadotróficos FSH e LH, que têm como alvo os ovários e os testículos, e o ACTH, que tem como alvo o córtex das glândulas suprarrenais. A função desses hormônios hipofisários é estimular a liberação de outros hormônios de suas glândulas-alvo. O mesmo acontece com o GH e o TSH. Eles são mensageiros que estimulam a ação de outras glândulas endócrinas. Essas informações estão resumidas na Tabela 8-1.

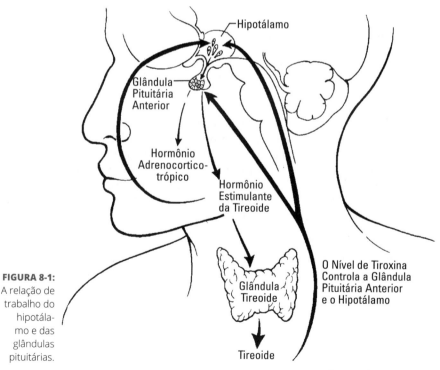

FIGURA 8-1: A relação de trabalho do hipotálamo e das glândulas pituitárias.

Ilustração de Kathryn Born, MA

CAPÍTULO 8 **Mensagens Químicas do Sistema Endócrino** 175

A *glândula pituitária posterior* está diretamente conectada ao hipotálamo (veja a Figura 8-1), pois é no corpo das células nervosas deste que são sintetizados os hormônios liberados por ela. Os hormônios viajam pelos axônios que terminam na hipófise posterior e são liberados a partir daí.

Um desses hormônios é o ADH. Quando o volume de fluido do sangue cai abaixo da faixa ideal, o hipotálamo produz ADH, que percorre os axônios até a glândula pituitária posterior. Liberado pela hipófise no sangue, o ADH atinge as células do rim-alvo. O ADH se liga a receptores nas células dos túbulos e altera o metabolismo das células, de modo que mais água é removida da urina e adicionada ao sangue.

A hipófise posterior também libera a *ocitocina*, o "hormônio do amor". Sua liberação leva à ligação social — particularmente entre pais e filhos. Também desempenha um papel importante na progressão das contrações uterinas durante o trabalho de parto, bem como na liberação de leite das glândulas mamárias). Nos machos, foi demonstrado que causa contração do ducto espermático durante a ejaculação.

Controlando o metabolismo

Dois órgãos relativamente pequenos exercem um efeito importante na disponibilidade de energia para os processos fisiológicos: a glândula tireoide e a suprarrenal.

Falando de tireoide

Os *hormônios da tireoide* afetam quase todos os processos fisiológicos do corpo. A glândula tireoide se assemelha a uma borboleta e fica no meio da traqueia. (Ela é retratada na Figura 8-1 e no Caderno Colorido "Glândulas do Sistema Endócrino".) Cada lobo da tireoide — as asas da borboleta — é adjacente à traqueia, e um trecho de tecido chamado *istmo* os conecta. O epitélio cuboide simples reveste os folículos nos lóbulos e segrega uma substância gelatinosa chamada de *tireoglobulina*, que "intercepta" íons de iodo (consumidos nos alimentos) no *coloide* (fluido interno do folículo) e promove a formação dos hormônios amínicos *tiroxina* (T4) e *triiodotironina* (T3). Quando o TSH da pituitária anterior se liga aos receptores-alvo da tireoide, seus hormônios são liberados lentamente na corrente sanguínea.

Os hormônios da tireoide regulam várias reações fisiológicas. Discutimos alguns dos problemas decorrentes de seu mau funcionamento na seção "Fisiopatologias", mais adiante no capítulo.

Os hormônios da tireoide:

» Controlam a taxa *metabólica basal* do corpo (a quantidade de energia necessária para manter a função do corpo em repouso).

» Aumentam a taxa na qual as células usam a glicose para gerar energia.

» Mantêm a temperatura corporal controlando a taxa metabólica.

» Regulam o crescimento e a diferenciação de tecidos em crianças e adolescentes.

» Aumentam a quantidade de certas enzimas nas mitocôndrias envolvidas nas reações oxidativas.

» Influenciam a taxa de degradação de proteínas, gorduras, carboidratos, vitaminas, minerais e água.

» Estimulam os processos mentais.

» Aumentam a taxa da síntese proteica.

Cobrindo os rins

A raiz de *renal* significa "rim", e o prefixo *supra*, "em cima". Assim, as glândulas suprarrenais situam-se acima dos rins (veja a Figura 8-2 e o Caderno Colorido "Glândulas do Sistema Endócrino"). Como a pele de um feijão, uma cápsula fina reveste toda a glândula suprarrenal, que tem duas partes: o córtex (a camada externa) e a medula (a porção média), cujas funções são específicas.

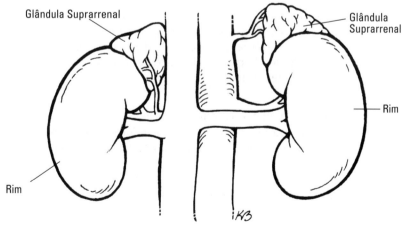

FIGURA 8-2: A localização das glândulas suprarrenais.

Ilustração de Kathryn Born, MA

CAPÍTULO 8 **Mensagens Químicas do Sistema Endócrino** 177

CÓRTEX ADRENAL

O córtex adrenal secreta os corticosteroides: *mineralocorticoides, glicocorticoides* e *gonadocorticoides* (veja a Tabela 8-1). Um dos mineralocorticoides mais importantes é a *aldosterona*, responsável pela regulação da concentração de eletrólitos, como os íons potássio (K$^+$), sódio (Na$^+$) e cloreto (Cl$^-$), que mantêm o teor de sal e minerais no sangue nos intervalos necessários para a homeostase.

Os *eletrólitos* são substâncias que se separam em *íons* (átomos ou moléculas com carga positiva ou negativa) quando estão em soluções, como o fluido de tecido aquoso em torno de suas células ou o citoplasma dentro delas. Como o nome sugere, os eletrólitos são capazes de conduzir eletricidade.

A aldosterona atinge os túbulos dos rins e estimula a reabsorção dos íons de sódio. Quando são reabsorvidos na corrente sanguínea, os íons cloreto os seguem rapidamente. Na$^+$ e Cl$^-$ adoram se unir como NaCl, comumente conhecido como "sal". E, aonde o sal vai, a água vai atrás. Se os íons de sal se movem para a corrente sanguínea, a água também, aumentando o volume de fluido do sangue. Em última análise, esse equilíbrio afeta a pressão arterial (veja o Capítulo 9 para descobrir tudo sobre o sistema cardiovascular).

Os *gonadocorticoides* receberam esse nome porque são idênticos aos hormônios esteroides produzidos pelas gônadas, pelos testículos e pelos ovários. Eles consistem em testosterona, estrogênio e progesterona. Se você achou que, como mulher, não tem testosterona, ou, como homem, não tem estrogênio e progesterona, pensou errado. Eles são secretados em pequenas quantidades e têm pouca influência no desenvolvimento do sistema reprodutor; sua principal responsabilidade, ao que tudo indica, é aumentar o desejo sexual. O aumento de sua produção, que geralmente é baixa, leva à *feminização* do homem e à *masculinização* da mulher.

O *cortisol*, o principal hormônio glicocorticoide, regula o metabolismo de proteínas, gorduras e carboidratos. Seu corpo libera cortisol quando você está estressado emocional, física ou ecologicamente (por isso é apelidado de "hormônio do estresse"). O cortisol afeta o metabolismo das seguintes formas:

> » Ele decompõe as proteínas, diminui a síntese proteica e move os aminoácidos dos tecidos para as células do fígado, promovendo a *gliconeogênese* (criação de glicose) e a formação de glicogênio.
>
> » Move a gordura do tecido adiposo para o sangue.
>
> » Reduz a taxa em que as células consomem glicose.

O cortisol e os outros corticosteroides afetam o sistema imunológico, diminuindo o número de células imunes circulantes e o tamanho do tecido linfoide. Também age como um anti-inflamatório. Sob estresse severo e com grandes quantidades de glicocorticoides circulando no sangue, o tecido linfoide se torna incapaz de produzir anticorpos (veja o Capítulo 13 para ler mais informações sobre o sistema linfático). O papel dos corticosteroides na suscetibilidade a doenças infecciosas é uma área de intensas pesquisas médicas.

MEDULA ADRENAL

A medula adrenal, ou suprarrenal, se desenvolveu a partir dos mesmos tecidos que o sistema nervoso simpático (veja o Capítulo 7). Algumas de suas funções envolvem ações reguladoras de estruturas do sistema nervoso simpático, incluindo uma classe de hormônios chamados de *catecolaminas*, dos quais a *epinefrina* e a *norepinefrina* são os mais conhecidos.

A epinefrina, também chamada de *adrenalina*, inicia a "descarga de adrenalina" da *resposta de luta ou fuga* e estimula a liberação de moléculas de ácidos graxos livres do tecido adiposo. Seus músculos — incluindo os do coração e do sistema respiratório — usam essas moléculas como energia, economizando a glicose para o cérebro. Afinal, se você está lutando ou fugindo, precisa pensar.

Diferente da maioria dos hormônios, a epinefrina tem efeito quase instantâneo.

Como a epinefrina, a norepinefrina é uma catecolamina ligada ao sistema nervoso, que causa *vasoconstrição* — estreitamento dos vasos sanguíneos — e é liberada para aumentar a pressão arterial quando o hipotálamo sente *hipotensão* (pressão baixa) e quando você está estressado. (Seu corpo ainda se prepara para correr ou lutar, mesmo quando essas respostas não são apropriadas.)

Deixando as gônadas agirem

As gônadas — *ovários* e *testículos* — produzem e secretam os hormônios sexuais esteroides — *estrogênio* e *progesterona* nas fêmeas, e *testosterona* nos machos. Seu corpo secreta esses hormônios por toda a vida, em diferentes níveis. A produção aumenta na puberdade e decai à medida que envelhece.

Você pode pensar que o estrogênio é exclusivo das fêmeas, mas está errado. Ele é detectado na urina dos machos e até, surpreendentemente, nas plantas em desenvolvimento! Assim como os homens têm um pouco de estrogênio, as mulheres também têm um pouco de testosterona.

Estrogênio

Nas mulheres, o aumento da produção de estrogênio na puberdade inicia o desenvolvimento das características sexuais secundárias, como os seios. O tecido ósseo cresce rapidamente, e a estatura aumenta. O estrogênio ajuda nesse processo, transportando cálcio e fosfato na corrente sanguínea para estimular a atividade dos osteoblastos e fazer os ossos crescerem (veja o Capítulo 5).

O estrogênio também faz os ossos pélvicos se alargarem, para permitir a passagem do bebê durante o parto. Além disso, aumenta a deposição de gordura, dando às mulheres uma aparência mais arredondada do que os homens.

PAPO DE ESPECIALISTA

Estrogênio é, na verdade, uma categoria — referindo-se aos hormônios esteroides produzidos pelos ovários. O termo engloba todas as três variantes, sendo a mais comum o *estradiol*.

Progesterona

A progesterona prepara o útero para a implantação do pré-embrião, causando mudanças nas secreções uterinas e no armazenamento de nutrientes no revestimento do útero, e ela também contribui para o desenvolvimento dos seios.

Testosterona

A testosterona atua no desenvolvimento das características sexuais secundárias dos machos. Quando um menino atinge a puberdade, seus tecidos musculares crescem, bem como os pelos no rosto e peito, seus órgãos sexuais aumentam, e os pelos de seus braços e pernas escurecem e engrossam. Para ler mais informações sobre a puberdade, veja o Capítulo 15.

Esses hormônios também têm um papel fundamental no desenvolvimento de *gametas*, ou células sexuais (óvulo e espermatozoide). Veja o Capítulo 14.

Sistema endócrino entérico

Grande parte da função endócrina é *entérica* (relacionada aos processos digestórios). O controle da ingestão e armazenamento de nutrientes, e a excreção de toxinas e subprodutos digestórios são essenciais para a homeostase e o metabolismo.

Chato como o pâncreas

O *pâncreas* é um órgão fibroso, alongado e achatado (como uma panqueca) que fica aninhado no abdômen, perto dos rins, do estômago e do intestino delgado (veja a Figura 8-3 e o Caderno Colorido "Glândulas do Sistema Endócrino"). Seus dois tipos de tecidos têm diferentes funções:

> » **Função digestiva:** Produz enzimas digestivas secretadas no intestino delgado. Esse tecido é organizado em torno de ductos (veja o Capítulo 11).

> » **Função endócrina:** Produz os hormônios *insulina* e *glucagon*, secretados no sangue. Esse tecido se organiza em ilhotas (veja a Figura 8-3).

A glicose viaja no sangue, ficando disponível como uma molécula de energia para todas as células. Mas seu excesso no sangue é prejudicial aos pequenos vasos, especialmente para as extremidades, os rins e a retina do olho. O corpo deve manter o nível de glicose dentro de um limite. Os tecidos endócrinos do pâncreas produzem insulina e glucagon, que trabalham juntos para equilibrar esse nível — a insulina o reduz, e o glucagon o aumenta. A regulação da glicemia é um exemplo clássico de mecanismo hormonal da homeostase. Veja a seção "Fisiopatologias", adiante no capítulo, para conhecer as desordens do sistema.

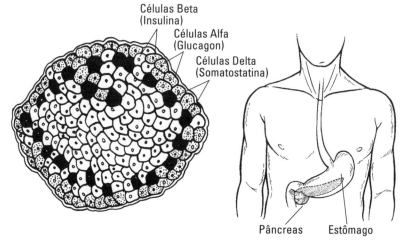

FIGURA 8-3: Anatomia do pâncreas.

Ilustração de Kathryn Born, MA

PAPO DE ESPECIALISTA

A secreção de insulina é um exemplo de um *mecanismo de feedback negativo*. À medida que o nível de glicose no sangue diminui, o corpo retarda a secreção de insulina até a próxima onda de glicose após uma refeição ou lanche.

A insulina é liberada quando o nível de glicose no sangue aumenta, para estimular a captação desta pelas células. Sem ela, a maioria das células não consegue absorver a glicose, necessária para a respiração celular (veja o Capítulo 2). Assim, além do dano causado pelo excesso de glicose no sangue, as células não geram ATP suficiente para suprir seus processos. A insulina também estimula a atividade de captação de glicose nas células de armazenamento de energia do fígado, dos músculos e do tecido adiposo.

Um baixo nível de glicose no sangue estimula o pâncreas a secretar o *glucagon*, parceiro da insulina, que extrai a glicose das células em que é armazenada e a libera no sangue. Em particular, ele estimula o fígado a quebrar o *glicogênio*, a forma de armazenamento de glicose, aumentando o nível de açúcar no sangue. O glucagon mantém os fogos metabólicos queimando em um nível constante.

CAPÍTULO 8 **Mensagens Químicas do Sistema Endócrino** 181

Uma glândula digestiva

Sim, o estômago é um órgão crucial para a digestão (veja o Capítulo 11), mas também secreta hormônios que são usados durante a digestão, o que o caracteriza como uma glândula. O estômago secreta hormônios chamados de *gastrinas*. Muitos tipos de moléculas de gastrina — pequenas, médias e grandes — são responsáveis por estimular a secreção de ácido gástrico, além de controlar o músculo do esfíncter, na parte inferior do esôfago, contendo a passagem de comida para o estômago. Outras células do estômago produzem o hormônio *grelina*, que estimula o cérebro a produzir a sensação de fome.

Intestinos em teste

Os intestinos secretam enzimas digestivas potentes, mas demandam um pH muito mais alto (menos ácido) do que os ácidos estomacais, extremamente ácidos. O intestino delgado produz o hormônio *secretina*, que estimula a liberação de substâncias neutralizantes, como a bílis, da vesícula biliar, e o bicarbonato, do pâncreas. Outras células do intestino delgado produzem *colecistocinina*, que desencadeia a liberação de enzimas digestivas do pâncreas e da vesícula.

Outras glândulas endócrinas

Outras glândulas endócrinas que secretam hormônios importantes são:

> » **Paratireoide:** As *glândulas paratireoides* são quatro pequenas glândulas que secretam *hormônio paratireoide*, o que aumenta a concentração de cálcio no sangue, tornando-o disponível para as fibras musculares e neurônios. Elas essencialmente ajudam os sistemas nervoso e muscular a funcionar adequadamente. O cálcio é o elemento primário que faz com que os músculos se contraiam, e os níveis de cálcio são muito importantes para a comunicação entre os neurônios.
>
> As quatro paratireoides são tipicamente encontradas na parte de trás da tireoide. Têm o tamanho e a forma de um grão de arroz e estão relacionadas com a tireoide em sua função de manter os níveis de cálcio, pois ela produz o hormônio *calcitonina*, que diminui os níveis de cálcio no sangue.
>
> » **Glândula pineal:** A *glândula pineal* é uma pequena glândula oval no cérebro entre os dois hemisférios, considerada parte do epitálamo do diencéfalo. Ela secreta o hormônio *melatonina*, que atua na regulação do *ritmo circadiano* do corpo — a flutuação normal da fisiologia durante o ciclo dia-noite. A secreção de melatonina é influenciada pela percepção de luz dentro da glândula.

> **Timo:** O *timo* é uma glândula lobulada situada na caixa torácica, logo abaixo da clavícula e acima do coração, cuja principal função é estimular a maturação dos linfócitos T da medula óssea em células T (veja o Capítulo 13). O timo produz hormônios chamados de *timosinas*, que atuam na diferenciação e estimulação das células do sistema imunológico.

Fisiopatologias

O corpo depende de seu sistema de mensagens químicas para manter o controle dos processos fisiológicos. O mau funcionamento desse sistema de mensagens atrapalha os sistemas de órgãos envolvidos nos processos e o sistema cardiovascular, que transporta os hormônios da glândula até eles por meio do sangue.

Anomalias no metabolismo da insulina

As seguintes anomalias fazem com que a glicemia suba e permaneça em níveis elevados. Essa glicose extra danifica os vasos sanguíneos menores, como os da retina do olho e dos glomérulos do rim. Também pode levar à acidose, uma queda no pH do sangue, que danifica vários tecidos, incluindo os nervos.

Síndrome metabólica

A insulina leva a glicose para as células. No entanto, algumas vezes, as células criam uma "resistência" aos efeitos da insulina, e são necessárias concentrações cada vez maiores para produzir os mesmos resultados. Enquanto o pâncreas estiver produzindo insulina suficiente para superar essa resistência, os níveis de glicose no sangue permanecem na faixa homeostática. Pode acontecer de o pâncreas não conseguir mais produzir insulina suficiente para superar a resistência, inicialmente após as refeições, quando os níveis são mais altos. Acredita-se que essa resistência contribua para o acúmulo de gordura abdominal e outros fatores que aumentam o risco de diabetes e doenças cardiovasculares; isso se chama *síndrome metabólica*.

Diabetes mellitus tipo 1

O *diabetes tipo 1*, anteriormente chamado de *diabetes juvenil*, resulta da destruição das células pancreáticas que produzem insulina, cuja causa tem sido uma área fértil de estudos há um século. Os efeitos do tipo 1 não tratado são, em última análise, fatais. Uma das posturas adotadas no último século como tratamento foi a administração de insulina intravenosa.

Diabetes mellitus tipo 2

O *diabetes tipo 2* é causado pela baixa concentração de insulina no sangue, seja porque sua produção foi comprometida ou porque uma resistência se instalou. Os altos níveis de glicose no sangue danificam lentamente os pequenos vasos sanguíneos, levando ao comprometimento ou falha de vários órgãos e sistemas.

Diabetes insípido

O *diabetes insípido* é causado pela incapacidade do hipotálamo de produzir a quantidade adequada de hormônio antidiurético (ADH), responsável por estimular o rim a retornar a água para a corrente sanguínea. Sem ADH, pouca água é devolvida, e a concentração de glicose no sangue aumenta (junto com a de outras substâncias dissolvidas). Grandes quantidades de urina aquosa levam à desidratação e sede, e eliminam os eletrólitos do corpo. Esse distúrbio é tratado pela terapia de reposição de ADH.

Diabetes gestacional

O *diabetes gestacional* representa um alto nível de glicose no sangue que se desenvolve a qualquer momento durante a gravidez em uma mulher que não tem diabetes. As mulheres com diabetes gestacional têm um alto risco de desenvolver diabetes tipo 2 e doenças cardiovasculares posteriormente.

Desordens da tireoide

O papel generalizado dos hormônios da tireoide no metabolismo é visto nos efeitos fisiológicos generalizados dos distúrbios da tireoide.

Hipotireoidismo

O prefixo *hipo* significa "abaixo". O resultado de baixos níveis dos hormônios da tireoide é o *hipotireoidismo*, que acarreta um defeito na glândula tireoide (*hipotireoidismo primário*), ou em uma ausência de envio de hormônios mensageiros adequados pelo hipotálamo ou hipófise (*hipotireoidismo secundário*). As pessoas com hipotireoidismo primário apresentam condições inflamatórias semelhantes à artrite ou condições crônicas, como a *tireoidite de Hashimoto* (uma doença na qual o sistema imunitário ataca as células da tireoide). A deficiência dietética de iodo e medicamentos que afetam a tireoide também causam hipotireoidismo secundário.

O hipotireoidismo tem muitos sinais e sintomas, porque os hormônios da tireoide têm uma ação global no organismo. Quase todas as células do corpo são estimuladas pelo hormônio *tiroxina*, que regula a taxa metabólica. Os sintomas de hipotireoidismo são mostrados na Tabela 8-2.

O *mixedema* é uma complicação potencialmente fatal do hipotireoidismo. À medida que o metabolismo diminui, a troca de dióxido de carbono e oxigênio se reduz. À medida que a quantidade de dióxido de carbono no sangue aumenta, o paciente corre o risco de entrar em coma, o que pode ser fatal.

Seja primário ou secundário, o hipotireoidismo tem efeitos profundos no metabolismo de vários sistemas (veja a Tabela 8-2). O tratamento envolve a administração vitalícia de um hormônio da tireoide sintético. No entanto a terapia deve começar gradualmente, para que o coração não seja afetado.

Hipertireoidismo

Níveis anormalmente altos dos hormônios da tireoide representam o *hipertireoidismo*, também chamado de *doença de Graves*, que deixa a pessoa irritável, nervosa e insone. A glândula tireoide pode aumentar, se tornando um bócio, e o inchaço dos músculos oculares pode fazer com que os globos oculares se projetem. As opções de tratamento incluem medicamentos orais, uma dose única de iodo radioativo ou cirurgia para reduzir o tamanho e a atividade da tireoide.

TABELA 8-2 Sintomas do Hipotireoidismo

Inicialmente	Progresso da Doença	Avanço Severo
Fadiga	Diminuição da libido	Problemas psiquiátricos; alterações no comportamento
Sensibilidade ao frio	Rigidez articular	Síndrome do túnel do carpo
Ganho de peso sem aumento da ingestão de alimentos nem redução do exercícios	Cãibras	Colesterol alto, má circulação, problemas cardíacos
Constipação	Sensação de dormência ou formigamento	Ressecamento de pele e cabelos; perda de cabelo; unhas frágeis e com ranhuras
Problemas de memória		Fertilidade prejudicada
		Cólon fraco, obstrução intestinal, anemia

Insensibilidade androgênica

A *síndrome de insensibilidade androgênica* (AIS) é um distúrbio causado pela mutação do gene do receptor que se liga à testosterona, que regula a expressão de genes que estimulam o desenvolvimento sexual masculino. Indivíduos afetados são cromossomicamente XY, mas têm um fenótipo feminino e são estéreis. A AIS impede total ou parcialmente o desenvolvimento de características sexuais masculinas no feto, apesar da presença do cromossomo Y. A extensão da síndrome varia de insensibilidade completa a andrógenos e desenvolvimento de anatomia sexual feminina externa normal (mas não interna), insensibilidade parcial com genitais masculinos ou femininos alterados ou ambíguos, insensibilidade leve com genitais masculinos normais, seios aumentados e possivelmente impotência.

4
Explorando o Funcionamento do Corpo

NESTA PARTE...

Observe as estruturas anatômicas dos sistemas cardiovascular, respiratório, digestório, urinário e linfático.

Aprenda como o sangue corre e como o corpo absorve e expele as substâncias.

Familiarize-se com a mecânica da respiração e da troca de gases.

Compreenda a decomposição mecânica e química dos alimentos.

Entenda a importância dos rins: formação de urina e controle da pressão arterial.

Investigue a imunidade e o sistema linfático.

> **NESTE CAPÍTULO**
>
> » Analisando o sangue e seus componentes
>
> » Descobrindo as artérias, as veias e os capilares
>
> » Dividindo o coração em partes
>
> » Seguindo o percurso do sangue pelo corpo
>
> » Observando alguns problemas do sistema cardiovascular

Capítulo **9**

Sistema Cardiovascular

Mais do que qualquer outro sistema, o cardiovascular contribuiu para a linguagem diária das pessoas com fortes simbolismos. "Coração" é uma metáfora de amor. As pessoas dizem que "quase tiveram um ataque cardíaco" para descrever uma experiência de surpresa ou choque. Afirma-se que características abstratas estão "no sangue de uma pessoa". O próprio sangue corre frio, corre quente e até ferve em linguagem poética. Cientificamente, as emoções estão mais para uma questão de hormônios do que o miocárdio, e o sangue de ninguém é mais vermelho ou quente do que o de qualquer outra pessoa. O coração não é nem mole, nem duro, mas uma bomba muscular fibrosa, e o sangue é um fluido biológico complexo que corre por uma rede de vasos. Pronto para dar uma olhada?

Transportando Substâncias

As funções do sistema cardiovascular estão todas relacionadas ao transporte. Quase toda substância produzida ou usada no corpo é transportada pelo sangue: hormônios, gases que participam da respiração, produtos da digestão, resíduos metabólicos e células do sistema imunológico. Discutimos essas funções de transporte no contexto dos outros sistemas apenas a respeito de como se relacionam especificamente à anatomia e fisiologia cardiovascular.

O sangue também "transporta" calor. Estimulado pelos hormônios de termorregulação, o fluxo sanguíneo dispersa o calor para o meio ambiente na superfície do corpo ou conserva-o para funções essenciais em seu núcleo.

A Transportadora: O Sangue e Seus Componentes

O *sangue* — aquele líquido vermelho-escuro, morno e com gosto metálico que percorre o corpo — é uma substância essencial que sustenta, proporciona e salva vidas, e do qual todos precisam. E cada corpo adulto contém cerca de cinco litros desse material precioso.

O sangue é composto de *elementos figurados*, diversos tipos de células que incluem as *hemácias*, os *leucócitos* e as *plaquetas* em uma matriz conhecida como *plasma*. Isso é o que faz dele um tecido conjuntivo. Esses elementos constituem 45% do volume sanguíneo, os 55% restantes são plasma.

Diluindo sangue: O plasma

O plasma é praticamente todo composto por água (cerca de 92%). Os 8% restantes são compostos por *proteínas plasmáticas*, íons de sal, oxigênio, gases de dióxido de carbono, nutrientes (glicose, gorduras, aminoácidos) dos alimentos ingeridos, *ureia* (um produto residual) e outras substâncias transportadas pela corrente sanguínea, como hormônios e enzimas.

As proteínas plasmáticas, produzidas no fígado, são feitas para o plasma. Ou seja, elas não são transportadas para nenhum outro lugar. A seguir, algumas delas e suas funções.

» **Albumina:** A menor e mais abundante proteína plasmática, a albumina mantém a *pressão osmótica* (tendência para puxar água) na corrente sanguínea dentro do nível homeostático.

» **Fibrinogênio:** Durante o processo de formação do coágulo, o fibrinogênio é convertido em fios de *fibrina*, que formam estrutura semelhante a uma malha que prende as células do sangue para formar um dos coágulos.

» **Imunoglobulinas:** Essa palavra é um sinônimo de *anticorpos* — proteínas que são criadas em resposta a um micro-organismo patogênico (consulte o Capítulo 13 para saber mais sobre a imunidade).

Oxigênio e dióxido de carbono: Hemácias

Os glóbulos vermelhos (hemácias), ou *eritrócitos* (*eritro* é um prefixo grego que significa "vermelho"), são as células mais numerosas do sangue e uma das mais numerosas de todos os tipos do corpo. Cerca de um quarto das aproximadamente 3 trilhões de células corporais são hemácias, e elas estão entre os tipos de células que devem ser constantemente regeneradas e eliminadas. Na verdade, você produz e destrói alguns milhões de hemácias a cada segundo!

O citoplasma das hemácias está cheio até a borda de uma biomolécula contendo ferro chamada *hemoglobina*, em que o grupo heme, que contém ferro, liga-se ao oxigênio na membrana respiratória (veja o Capítulo 10) e depois o libera nos capilares. Esse é o único mecanismo pelo qual todas as células e tecidos obtêm o oxigênio de que necessitam para sustentar o metabolismo. As hemácias que contêm oxigênio ligado ao heme são de cor vermelho-brilhante, o familiar sangue arterial que escorre das feridas. As hemácias no sistema venoso têm menos oxigênio ligado ao heme e são de cor vermelho-escuro.

PAPO DE ESPECIALISTA

As hemácias são tão cheias de hemoglobina que não sobram muitas substâncias. Durante a diferenciação, elas perdem as organelas, até mesmo seus núcleos. Apenas as membranas mantêm sua função.

O período de vida de uma hemácia é de quatro meses, ao final do qual é destruída por um *fagócito* (uma célula grande com funções de limpeza) no fígado ou no baço. O ferro é extraído do grupo heme e é transferido para o fígado (armazenado) ou para a medula óssea (para uso na produção de novas hemoglobinas). O restante do grupo heme é convertido em *bilirrubina* e liberado no plasma (dando a ele a cor de palha). O fígado usa a bilirrubina para formar bile e ajudar na digestão de gorduras.

Ao mesmo tempo em que o oxigênio se difunde em uma célula, o dióxido de carbono se difunde fora, entrando no líquido intersticial e no sistema venoso. Algumas hemoglobinas desoxigenadas no sangue venoso absorvem o dióxido de carbono para formar *carboxiemoglobina*. Na membrana respiratória, a carboxiemoglobina libera o dióxido de carbono e retoma o oxigênio. O dióxido de carbono é transportado de várias maneiras no sangue para a membrana respiratória, onde entra no pulmão e é exalado na respiração.

Conectando as plaquetas

As *plaquetas* são pequenos pedaços de célula. Na medula óssea vermelha, células grandes chamadas *megacariócitos* se fragmentam e formam as plaquetas. Seu trabalho é iniciar o processo de coagulação e conectar os vasos sanguíneos lesionados. As plaquetas, também chamadas de trombócitos (trombo significa "coágulo"), têm um tempo de vida curto — cerca de dez dias.

EXTRAINDO LEITE DE PEDRA

O processo que forma as células do sangue é chamado de *hematopoiese*. Durante a infância, a hematopoiese ocorre na medula óssea vermelha de ossos longos, como o fêmur e a tíbia. Em adultos, ocorre principalmente na medula óssea vermelha da pelve, do crânio, das vértebras e do esterno. Células especiais chamadas células-tronco hematopoiéticas se dividem e diferenciam até se tornarem células sanguíneas específicas. Para mais informações sobre células-tronco e diferenciação celular, veja o Capítulo 3.

Em resumo, o processo é assim: uma célula-tronco hematopoética chamada *hemocitoblasto* produz duas linhas de desenvolvimento celular sanguíneo. A linha *mieloide* se desenvolve a partir das *células-tronco mieloides* para formar *eritrócitos*, *megacariócitos* e todos os *leucócitos*, exceto os *linfócitos*. A *linha linfoide* se desenvolve a partir da *célula-tronco linfoide* para formar os *linfócitos*. Um *eritroblasto* amadurece para um *eritrócito* (hemácia).

Um *megacarioblasto* amadurece para um *megacariócito*, que se fragmenta em plaquetas.

Uma célula-tronco mieloide pode se diferenciar para qualquer um dos quatro tipos de leucócitos: *basófilo*, *eosinófilo*, *neutrófilo* ou *monócito*.

Depois que as células do sangue amadurecem na medula óssea vermelha, entram na circulação, que as transporta pelo corpo.

Como as células-tronco hematopoiéticas "sabem" que tipo de célula "se tornar"? A resposta, aparentemente, é que elas não sabem. Todos os principais tipos de células são produzidos aleatoriamente. Então, fatores no microambiente hematopoiético (a medula óssea vermelha) fazem com que algumas células "escolham morrer", um processo celular conhecido como *apoptose*. É assim que a medula óssea regula as populações dos diferentes tipos de células.

Uma boa briga: Leucócitos

Os *leucócitos* (glóbulos brancos) são derivados do mesmo tipo de células-tronco hematopoiéticas que os eritrócitos. No entanto eles tomaram caminhos diferentes no início do processo de diferenciação. Os leucócitos deixam a medula óssea vermelha e entram em circulação apenas sob sua forma madura. (Veja o Capítulo 13 para mais informações sobre leucócitos e imunidade.)

Analisando os Vasos Sanguíneos

Os vasos sanguíneos compreendem uma rede de canais através dos quais o sangue flui. Mas os vasos não são tubos passivos. Em vez disso, são órgãos muito ativos que, quando funcionam adequadamente, ajudam o coração na circulação e influenciam a constituição do sangue. A camada mais interna do coração e de todos os vasos é contínua — uma intrincada folha de epitélio.

Os vasos que retiram sangue do coração são as *artérias* e *arteríolas*, e os que levam são as *veias* e *vênulas*. Geralmente há veias do mesmo tamanho que correm ao lado ou perto das artérias, de nomes semelhantes (veja o Caderno Colorido "Componentes Arteriais do Sistema Cardiovascular" no meio do livro para obter um diagrama das principais artérias). Os vasos arteriais (artérias e arteríolas) diminuem de diâmetro à medida que se espalham pelo corpo. Por fim, eles terminam em *capilares*, os minúsculos vasos que conectam os sistemas arterial e venoso. Os vasos venosos tornam-se cada vez maiores à medida que se aproximam do coração. As vênulas menores transportam sangue desoxigenado de um capilar para uma veia, e as veias maiores o conduzem de volta ao coração.

Começando pelas artérias

As *artérias* formam uma rede ramificada de vasos, cujo tronco principal, chamado *aorta*, sai do ventrículo esquerdo e se divide imediatamente no *tronco braquiocefálico*, na *artéria carótida comum esquerda* e na *artéria subclávia esquerda*, que servem à cabeça e aos membros superiores. A *aorta descendente* — que serve aos órgãos torácicos, órgãos abdominais e membros inferiores — gera várias ramificações. As primeiras são as *artérias mesentéricas*, as principais do trato digestório. Também bifurcam duas *artérias renais*, que suprem os rins, e as *artérias ilíacas comuns*, que suprem a pelve e os membros inferiores. As artérias se ramificam em vasos cada vez menores, tornando-se arteríolas que terminam em vasos capilares.

Embora as artérias pareçam simples, sua anatomia é complexa. Elas são constituídas de três camadas concêntricas de tecido ao redor do *lúmen*, espaço em que o sangue flui (veja a Figura 9-1). A espessa camada externa, a *túnica externa*, é um tecido conectivo que alimenta o vaso e protege as camadas internas contra danos. Quanto maior a artéria, mais espesso é o tecido conjuntivo que a protege.

A camada interna seguinte, a *túnica média*, é composta por uma parede espessa de músculo liso e tecido elástico. Essa camada se expande e contrai a cada pulso (batimento cardíaco) e às vezes exerce uma ligeira contração para aumentar a pressão e forçar o sangue a passar. Essa camada controla a *vasoconstrição* (diâmetro decrescente) e a *vasodilatação* (diâmetro crescente) dos vasos.

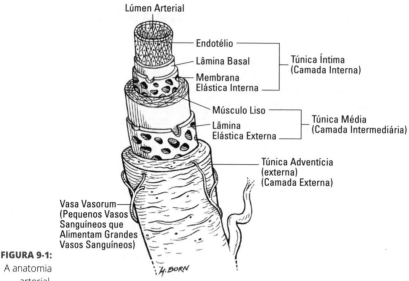

FIGURA 9-1:
A anatomia arterial.

Ilustração de Kathryn Born, MA

A camada interna, a *túnica íntima*, é uma camada espessa de célula única de epitélio escamoso simples que reveste o lúmen e continua através de todos os órgãos do sistema cardiovascular. O *endotélio vascular*, outra denominação desse tecido, é muito ativo metabolicamente, liberando no sangue várias substâncias que influenciam a circulação sanguínea e a saúde vascular. Também é especializada no transporte de oxigênio, nutrientes e outras substâncias do sangue que flui no lúmen para as fibras musculares lisas da túnica média.

Atravessando os capilares

Depois de passar pelas artérias e arteríolas, o sangue entra nos *capilares*, situados entre vasos sanguíneos maiores, em *leitos capilares*. Um leito capilar forma uma ponte entre as arteríolas e as vênulas.

Os capilares são os menores vasos: apenas a camada epitelial grossa de uma única célula circunda o lúmen. Os *esfíncteres pré-capilares* das *metarteríolas* (conectores entre as arteríolas e os capilares) podem se contrair ou relaxar, controlando o fluxo sanguíneo para o leito capilar.

Sem a estrutura e a complexidade das artérias e veias, os capilares dependem da difusão simples para realizar seu trabalho: transportar oxigênio e nutrientes do sangue para o tecido e expelir materiais das células do tecido para o sangue. Moléculas que são incapazes de se difundir saem dos capilares por filtração, expulsas pela pressão aplicada na parede capilar pelo sangue. *Troca capilar* é o termo usado para descrever esses processos (veja a Figura 9-2).

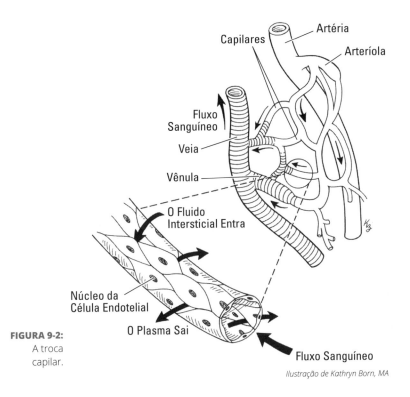

FIGURA 9-2: A troca capilar.

Ilustração de Kathryn Born, MA

Os capilares entram em contato com as células dos tecidos. Na ponta, perto da arteríola, o oxigênio se difunde para fora das hemácias, e as moléculas de nutrientes vão para fora do plasma através da membrana capilar, diretamente para o fluido intersticial. O oxigênio e os nutrientes dissolvidos no fluido intersticial se difundem através da membrana das células adjacentes. (Veja o Capítulo 3 para mais informações sobre difusão.)

Na ponta da vênula, o dióxido de carbono e outros materiais residuais se difundem para fora do fluido intersticial e através da membrana capilar para o sangue. Então o sangue continua correndo através do sistema venoso, e esses materiais residuais são depositados nos locais apropriados em seu caminho de saída do corpo. O dióxido de carbono se difunde para fora da corrente sanguínea nos pulmões, de modo que possa ser exalado e, assim, removido do corpo, enquanto outros resíduos metabólicos são filtrados pelos rins.

LEMBRE-SE

Os leitos capilares estão por toda parte do corpo, e é por isso que um corte em qualquer lugar, ainda que superficial, sangra.

Além de ajudar na troca de gases e nutrientes por todo o corpo, os capilares exercem outras duas funções importantes:

CAPÍTULO 9 **Sistema Cardiovascular**

> » **Termorregulação:** Os esfíncteres pré-capilares se contraem para evitar a perda de calor do sangue que está na superfície da pele quando a temperatura do ambiente é baixa. O sangue é então desviado de uma arteríola diretamente para uma vênula através de uma *derivação arteriovenosa* próxima. Quando você está em um ambiente quente ou produzindo calor por esforço, os esfíncteres pré-capilares relaxam, abrindo o leito capilar para o fluxo sanguíneo e dispersando o calor.
>
> » **Regulação da pressão arterial:** Quando a pressão arterial (volume sanguíneo) está baixa, os hormônios que a regulam estimulam os esfíncteres pré-capilares a se contraírem, reduzindo temporariamente o volume total do sistema sanguíneo e, assim, elevando a pressão. Quando a pressão arterial está alta, os hormônios estimulam os esfíncteres a relaxar, aumentando o volume geral do sistema e reduzindo a pressão. Esses hormônios têm o mesmo efeito nos vasos maiores.

Visitando as veias

Pequenas veias convergem em veias maiores, todas se fundindo na *veia cava inferior* e na *veia cava superior*, os maiores vasos do sistema venoso. Essas veias principais retornam o sangue abaixo e acima do coração, respectivamente. A veia cava inferior fica à direita e mais ou menos paralela à aorta descendente, e a veia cava superior fica à direita, mais ou menos paralela à aorta.

Na parte inferior do corpo, as *veias ilíacas internas*, que retornam o sangue dos órgãos pélvicos, e as *veias ilíacas externas*, que retornam o sangue das extremidades inferiores, convergem para as *veias ilíacas comuns*. As *veias renais* retornam sangue dos rins. Ambas as veias principais fluem para a veia cava inferior.

O sangue do trato digestório viaja na *veia porta hepática* até o fígado. Células especializadas nesse órgão movem moléculas de glicose do sangue para armazenamento, e células fagocíticas no fígado destroem as células bacterianas que atravessam o processo digestório e removem toxinas e outras substâncias estranhas do sangue. O sangue sai do fígado pelas veias hepáticas, que fluem para a veia cava inferior, que desemboca no átrio direito.

O sangue desoxigenado da cabeça e das extremidades superiores é drenado para as *veias braquiocefálicas*. As veias da extremidade superior — *veias ulnares*, *radiais* e *subclávias* — também drenam para as veias braquiocefálicas, e as *veias jugulares* da cabeça e do pescoço também drenam para as veias braquiocefálicas, que se conectam à veia cava superior, que entra no átrio direito.

Depois que o sangue do átrio direito é bombeado para o ventrículo direito, ele é conduzido aos pulmões, em que o sangue é oxigenado, e então flui de volta para o coração nas *veias pulmonares*, as únicas que transportam sangue oxigenado.

As veias têm uma anatomia semelhante à das artérias, embora tendam a ser mais largas e ter paredes mais finas e menos elásticas. A túnica íntima de uma veia também faz parte da camada endotelial contínua que reveste toda a rede. A túnica média tem uma camada de tecido elástico e músculo liso, mas essa camada é muito mais fina em uma veia do que em uma artéria. As veias praticamente não têm pressão arterial, por isso não precisam de uma camada muscular espessa para variar o diâmetro do vaso ou resistir à pressão do fluido. A túnica adventícia, a mais superficial, é a camada mais espessa de uma veia.

Como as veias não têm uma camada muscular espessa para empurrar o sangue através delas, dependem da contração dos músculos esqueléticos para levar o sangue de volta ao coração. Conforme você move os braços, pernas e tronco, os músculos se contraem, e esses movimentos "massageiam" o sangue nas veias, que se move aos poucos. As veias maiores têm válvulas que impedem que o sangue volte, e essas válvulas abrem na direção do fluxo e fecham logo após efetuada a passagem, mantendo o sangue em direção ao coração.

Anatomia Cardíaca

O *sistema cardiovascular* (anteriormente conhecido como sistema circulatório) é composto de coração e vasos sanguíneos. A ação de bombeamento do coração impulsiona o sangue para fora dele através dos vasos sanguíneos. O sistema nervoso autônomo controla a taxa do batimento cardíaco.

Analisando a estrutura do coração

O coração tem a forma de um cone, e aproximadamente um punho de largura e cerca de dois punhos de comprimento. Encontra-se entre os pulmões, logo atrás do esterno, e a ponta (ápice) do cone aponta para baixo e para a esquerda (veja a Figura 9-3). Na maioria das pessoas, o coração está ligeiramente situado à esquerda do centro do peito.

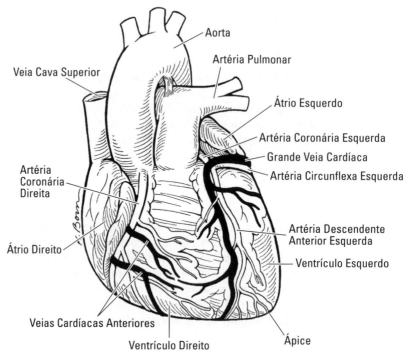

FIGURA 9-3: Anatomia de um coração saudável.

Ilustração de Kathryn Born, MA

Os quatro espaços vazios do coração são as *câmaras*. Você pode conferi-las na figura "Coração" no Caderno Colorido. O coração é dividido anatômica e funcionalmente nos lados esquerdo e direito, e cada lado tem um *átrio* e um *ventrículo*, cada um com uma função separada. Uma fina camada chamada *septo interatrial* separa os átrios; o *septo interventricular* separa os ventrículos e é espesso e muscular. A contração do músculo cardíaco bombeia o sangue para dentro e para fora de todas as quatro câmaras em um padrão rítmico.

Entre as câmaras estão *válvulas* que controlam a quantidade e o sentido do fluxo de sangue. Os nomes das válvulas informam sua localização ou características anatômicas. As duas *válvulas atrioventriculares* situam-se entre o átrio e o ventrículo de cada lado; a *válvula bicúspide*, também conhecida por *válvula mitral*, tem duas abas, e a *válvula tricúspide* tem três. As *válvulas semilunares* têm a forma de meia-lua. Na Figura 9-4, as setas mostram a direção do fluxo sanguíneo pelas câmaras do coração.

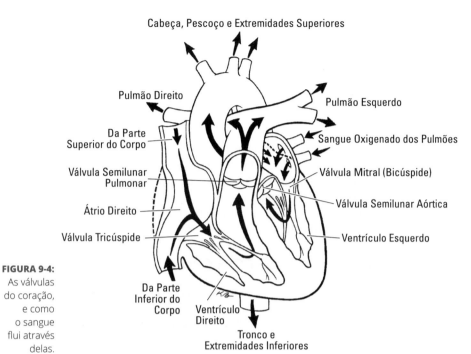

FIGURA 9-4: As válvulas do coração, e como o sangue flui através delas.

Ilustração de Kathryn Born, MA

Durante um batimento cardíaco, o sangue preenche o átrio direito da veia cava. Em seguida, passa pela válvula tricúspide, preenchendo o ventrículo direito. É então bombeado através da válvula pulmonar para a artéria pulmonar, ao mesmo tempo em que o átrio esquerdo é preenchido pelas veias pulmonares. O sangue então se move através da válvula mitral para o ventrículo esquerdo e sai pela válvula aórtica para a aorta.

Examinando os tecidos do coração

Os tecidos do coração desempenham as funções necessárias para manter o bombeamento duplo funcionando de maneira firme e constante. Como outros órgãos ocos, o coração é composto de camadas de tecido endotelial e conjuntivo.

» **Endocárdio:** Uma camada de tecido endotelial que reveste o interior das câmaras. Essa camada é contígua ao endotélio vascular, que veremos com mais detalhes na seção "Começando pelas artérias".

» **Miocárdio:** A camada espessa e musculosa do coração. O miocárdio (literalmente, "músculo cardíaco") é composto de fibras musculares cardíacas que se contraem de maneira coordenada para levar o sangue à aorta com força suficiente para transportá-lo através do sistema arterial em direção aos capilares.

» **Epicárdio:** A camada visceral do *pericárdio*. É um saco cônico de tecido fibroso que envolve o miocárdio e as raízes dos principais vasos sanguíneos. O epicárdio secreta o *líquido pericárdico* na *cavidade pericárdica*, que lubrifica os tecidos à medida que o coração bate.

» **Cavidade pericárdica:** Um espaço cheio de líquido entre o epicárdio e a camada parietal do pericárdio seroso. O fluido reduz o atrito entre as membranas pericárdicas.

» **Pericárdio parietal:** Uma membrana serosa que está conectada à camada mais externa do coração, o *pericárdio fibroso*, que é uma espessa camada branca de tecido conjuntivo fibroso que fixa o coração e os principais vasos sanguíneos, incluindo a aorta, ao esterno e ao diafragma. (Achou que o coração estivesse flutuando? Achou errado!) O pericárdio parietal também secreta fluido pericárdico na cavidade pericárdica.

Abastecendo o coração

O sangue flui para dentro e para fora do coração a todo momento, e parte desse sangue precisa suprir as células do próprio coração com oxigênio e nutrientes. Infelizmente, o coração não pode fazê-lo com o sangue que preenche suas câmaras — a troca capilar ainda deve ocorrer no miocárdio. As artérias coronárias fornecem sangue oxigenado ao órgão, enquanto as veias cardíacas retornam o sangue desoxigenado para a alça de circulação pulmonar (para ver as duas alças de circulação, pule para a Figura 9-8).

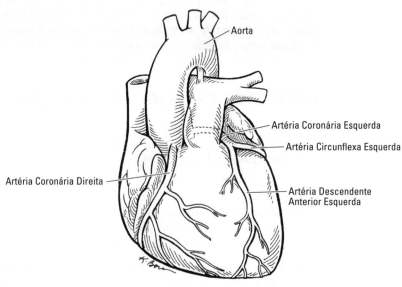

FIGURA 9-5: As artérias coronárias.

Ilustração de Kathryn Born, MA

> **Artérias coronárias:** Duas grandes *artérias coronárias* e suas diversas ramificações fornecem sangue ao coração. Essas grandes artérias se ramificam a partir da aorta e levam sangue para os lados esquerdo e direito; elas têm esse nome por estarem no topo e circundarem o coração, parecendo uma coroa (veja a Figura 9-5). A *artéria coronária direita* e suas duas ramificações principais, a *artéria marginal* e a *artéria interventricular posterior*, suprem principalmente o átrio e o ventrículo direito com sangue e nutrientes oxigenados. A *artéria coronária esquerda* e seus dois ramos, a *artéria coronária descendente anterior* e a *artéria coronária circunflexa esquerda*, suprem principalmente o átrio esquerdo e o ventrículo com sangue e nutrientes oxigenados.

> **Veias cardíacas:** O sistema venoso cardíaco é similarmente ramificado, muitas vezes junto às artérias coronárias e seus ramos. Como tudo sobre o coração, o sistema venoso cardíaco é composto de duas partes, esquerda e direita. O *sistema venoso cardíaco esquerdo* recebe o sangue desoxigenado da maioria das veias superficiais do coração. O *sistema venoso cardíaco direito* é composto por veias que se originam nas superfícies anterior e lateral. As veias cardíacas se fundem no *seio coronário*, que drena o sangue para o átrio direito, e os vasos menores (as *veias cordis mínimas*) drenam o miocárdio diretamente para as câmaras.

Ciclo Cardíaco

A fim de manter o sangue fluindo pelo corpo de maneira suave, as contrações do coração devem ser intrinsecamente cronometradas. Ambos os átrios devem se contrair ao mesmo tempo, seguidos pelos ventrículos logo em seguida, criando um batimento cardíaco completo. O *ciclo cardíaco* é definido como a série de eventos necessários para gerar um único batimento. Esta seção explora como o sistema elétrico do coração dispara as contrações e como elas geram mudanças de pressão que impulsionam o sangue.

Gerando eletricidade

Certas estruturas do coração, denominadas *sistema de condução cardíaco*, se especializam em iniciar e conduzir os impulsos elétricos que induzem o batimento cardíaco, mantendo sua intensidade e regularidade em todas as partes do órgão enquanto ele move o sangue. A série de eventos que geram um único batimento cardíaco é conhecida como *ciclo cardíaco*.

Ao longo do *miocárdio* (parede muscular do coração) estão situadas fibras miocárdicas especializadas (células). Em vez de serem projetados para se contrair, elas só carregam impulso. Essas fibras condutoras ramificam-se ao longo de suas respectivas câmaras para que o estímulo atinja as fibras de contração ao mesmo tempo, criando o *sincício*. As fibras de contração funcionam da mesma maneira que as fibras musculares esqueléticas (veja o Capítulo 6).

Anatomia da condução cardíaca

Cinco estruturas compõem o sistema de condução cardíaca (veja a Figura 9-6):

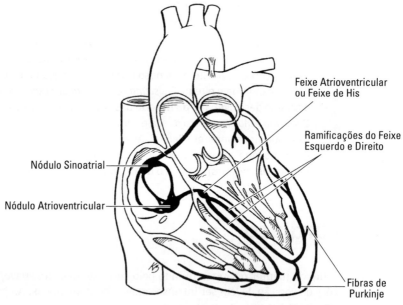

FIGURA 9-6: Sistema de condução do coração.

Ilustração de Kathryn Born, MA

» **Nódulo sinoatrial (NSA):** Um pequeno nó de tecido semelhante ao músculo cardíaco (as células condutoras parecem as células do músculo cardíaco, mas perderam a capacidade de se contrair) localizado na parede posterior do átrio direito, perto de onde a veia cava superior entra no coração. Uma vez que a entrada nervosa estabelece o ritmo, o nódulo sinoatrial adquire a capacidade de se estimular, e por isso é considerado o *marca-passo* do coração. Ele não precisa de um estímulo neuronial para se contrair a cada vez — precisa saber apenas se deve acelerar ou diminuir.

» **Nódulo atrioventricular (NAV):** Massa semelhante de tecido localizada no átrio direito, mas próxima ao septo, que separa os átrios direito e esquerdo dos ventrículos. Sua função é retransmitir os impulsos que recebe do nódulo sinoatrial para a próxima parte do sistema de condução.

- » **Feixe de His (FH) (Fascículo Atrioventricular):** Um feixe de fibras que se estende do nódulo atrioventricular para o *septo interventricular* (que subdivide o coração em lados direito e esquerdo). O feixe de His transmite impulsos cardíacos.

- » **Ramificações do feixe esquerdo e direito:** No ponto em que o septo se alarga, o feixe de His subdivide-se nas ramificações direita e esquerda, cada uma se estendendo em direção ao ápice e, em seguida, para cima, por fora dos ventrículos. Esses feixes transmitem impulsos cardíacos.

- » **Fibras de Purkinje:** Nas extremidades das ramificações do feixe de His estão as fibras de Purkinje, que liberam o impulso para as fibras miocárdicas, fazendo com que os ventrículos se contraiam.

PAPO DE ESPECIALISTA

A palavra *nódulo* é usada em muitos contextos diferentes, e não apenas em anatomia. Em geral, descreve um ponto de conexão entre componentes, literal ou figurativo. Na anatomia cardíaca, um *nódulo* é um tipo especializado de tecido que se parece com o músculo e gera impulsos elétricos como o tecido nervoso.

Sequência de eventos

O sistema de condução cardíaca é responsável pelo funcionamento do ciclo cardíaco. Se o ciclo parar por muito tempo, você terá sérias consequências (veja a seção "Cardiopatias", mais adiante no capítulo). Ele também é responsável pela duração de cada ciclo. Um único batimento consiste em duas contrações. Primeiro, os átrios direito e esquerdo se contraem, empurrando o sangue para dentro dos ventrículos. Momentos depois, os ventrículos direito e esquerdo se contraem, empurrando o sangue para fora de suas respectivas artérias.

Estas são as etapas do ciclo:

1. **O impulso elétrico é iniciado no nódulo sinoatrial.**

As fibras condutoras espalham o impulso por todo o sincício atrial. Os átrios direito e esquerdo se contraem simultaneamente, bombeando sangue para os ventrículos direito e esquerdo, respectivamente.

2. **O impulso passa para o NAV, que o envia para o feixe de His.**

Algumas das fibras conectadas ao NSA conduzem o impulso ao NAV. Essas fibras são mais estreitas, proporcionando o intervalo entre os átrios e os ventrículos de contração.

3. **O impulso é transmitido às ramificações direita e esquerda do feixe e finalmente às fibras de Purkinje, causando a contração dos ventrículos.**

4. **Quando os ventrículos começam a se contrair, os átrios estão relaxando. O impulso é conduzido ao ápice primeiro e, em seguida, recua por dois motivos:**

    - Para garantir o intervalo antes que a contração dos ventrículos ocorra.
    - Para permitir que os ventrículos se contraiam em um padrão.

    As fibras de Purkinje estão dispostas no miocárdio dos ventrículos em um padrão espiralar. Isso faz com que o sincício ventricular (paredes de ambos os ventrículos) se contraia em um movimento de torção para cima.

5. **Os ventrículos relaxam.**

    Todas as câmaras permanecem relaxadas até que o nódulo sinoatrial gere o próximo impulso, iniciando o ciclo novamente.

O sangue passando pelo coração

Para que o sangue passe pelo coração de maneira coordenada, as válvulas e as contrações devem estar sincronizadas. É razoável concluir que as contrações são a causa da abertura e fechamento das válvulas, porém a questão é um pouco mais complexa.

No início do ciclo cardíaco, todas as câmaras estão relaxadas e as válvulas, fechadas. Quando uma câmara está relaxada, diz-se que está em *diástole*, e a fase de contração é chamada de *sístole*. A sequência de eventos é a seguinte:

1. **O sangue começa a encher os átrios, e a pressão na válvula AV o abre.**

    Ambas as câmaras ainda estão em diástole.

2. **O sangue flui para o ventrículo para equilibrar a pressão entre as duas câmaras.**

    O sangue para de fluir quando cerca de 70% do volume a ser bombeado encontra-se no ventrículo.

3. **Os átrios se contraem, empurrando o sangue restante para os ventrículos.**

4. **Os átrios relaxam, os ventrículos se contraem e as válvulas AV se fecham.**

    Essa queda na pressão dos átrios cria um vácuo, puxando as abas das válvulas AV que estão fechadas. Os *músculos papilares* se contraem com as paredes, puxando as *cordas tendíneas* para garantir que as válvulas permaneçam fechadas (veja a figura "Coração" no Caderno Colorido para saber a localização dessas estruturas).

5. **Os ventrículos continuam a se contrair.**

   Os átrios estão relaxados, e todas as válvulas estão fechadas.

6. **A sístole ventricular aumenta a pressão dentro dos ventrículos, empurrando as válvulas semilunares.**

   O sangue vai para a artéria pulmonar e aorta.

7. **Os ventrículos relaxam, diminuindo a pressão, o que puxa as válvulas semilunares, que estão fechadas.**

   A queda na pressão faz com que o sangue comece a fluir no sentido contrário, mas ele esbarra nos copos das válvulas, fechando-as.

LEMBRE-SE

O movimento do sangue através do coração é mais um resultado de alterações de pressão do que propriamente de contrações. A frequência dos eventos proporcionada pelo sistema de condução desencadeia as contrações, fornecendo as mudanças de pressão que tanto abrem as válvulas para que o sangue possa sair quanto as fecha, impedindo o fluxo sanguíneo de voltar.

O batimento

Se você é fã de dramas médicos, não há dúvida de que está familiarizado com o monitor de frequência cardíaca — aquela linha sinuosa que se move em uma tela. O motivo é que essas ondas correspondem à contração das câmaras, mas, na verdade, não é só isso.

Os sinais elétricos do coração são mensurados e registrados digitalmente para produzir uma imagem chamada *eletrocardiograma* (ECG). Três ondas principais aparecem no eletrocardiograma, cada uma mostrando os sinais elétricos enquanto se movem pelo coração (veja a Figura 9-7). A primeira onda, chamada de *onda P*, registra a propagação do impulso pelos átrios direito e esquerdo. A segunda e maior onda, a *onda QRS*, mostra a propagação do impulso através dos ventrículos direito e esquerdo. A terceira onda, a *onda T*, registra a recuperação dos ventrículos.

As fibras condutoras transmitem impulsos exatamente como os neurônios (veja o Capítulo 7). Os picos no ECG correspondem ao movimento dos íons, mensuráveis pelos eletrodos colocados na pele, pois os fluidos corporais conduzem essa eletricidade. À medida que as fibras condutoras despolarizam, a linha de eletrocardiograma se move para cima e para baixo. O mesmo acontece quando elas se repolarizam (pois o fluxo de íons K^+ é mensurável, assim como o fluxo de íons Na^+). Como a repolarização dos átrios ocorre durante o QRS, seus impulsos não aparecem no resultado.

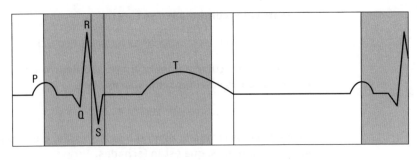
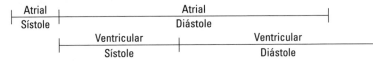

FIGURA 9-7:
Um exemplo de ECG.

© John Wiley & Sons, Inc.

LEMBRE-SE

As ondas em um ECG mostram a condução elétrica do coração, não a contração. Os átrios estariam se contraindo no período entre o final da onda P e o início do QRS (aproximadamente), e os ventrículos estão se contraindo no período entre o final do QRS e a onda T.

Problemas com a condução do sinal devido a doenças ou anormalidades do sistema de condução podem ocorrer em qualquer lugar ao longo da via de condução. Os sinais anormais, que indicam batimentos cardíacos irregulares, são as *arritmias*.

Fisiologia da Circulação

O coração bate cerca de 100 mil vezes por dia. Acordado ou dormindo, do desenvolvimento fetal até a morte, as batidas não param. Ele pode acelerar quando você está se exercitando, está excitado ou estressado, ou desacelerar com técnicas de meditação. Porém, de maneira geral, a frequência dos batimentos é constante.

O coração pulsante movimenta o sangue através de um circuito duplo — pelas artérias, leitos capilares, veias e de volta ao coração. O sangue passa do coração para os pulmões, volta para o coração e sai pelas artérias novamente. Cada circuito completo leva menos de um minuto.

Na batida: O circuito sanguíneo

LEMBRE-SE

O coração é uma bomba dupla e tem dois circuitos: do coração para os pulmões e de volta para o coração, e do coração para o corpo e de volta para o coração. Esses são o *caminho da circulação pulmonar* e o *caminho da circulação sistêmica*, respectivamente (veja a Figura 9-8). Cada gota do sangue viaja pelo circuito duplo uma vez a cada minuto.

206 PARTE 4 **Explorando o Funcionamento do Corpo**

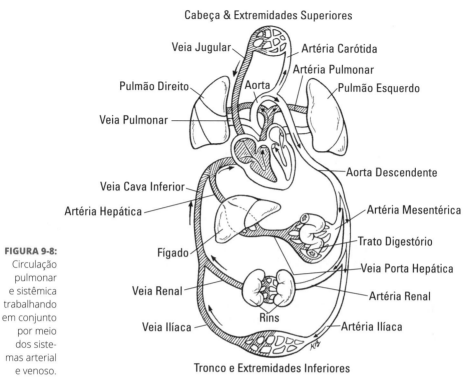

FIGURA 9-8: Circulação pulmonar e sistêmica trabalhando em conjunto por meio dos sistemas arterial e venoso.

Ilustração de Kathryn Born, MA

Circulação pulmonar

O sangue desoxigenado entra no átrio direito a partir das maiores veias do corpo: a veia cava superior e a veia cava inferior. Quando o nódulo sinoatrial inicia o ciclo de condução cardíaca, o átrio direito se contrai, bombeando o sangue para o ventrículo direito.

Quando o impulso chega ao nódulo atrioventricular e passa ao feixe de His, o ramo direito e as fibras de Purkinje, o ventrículo direito se contrai, bombeando sangue para as artérias pulmonares, que o levam aos pulmões para troca de gases.

Durante a fase de relaxamento dos átrios, o sangue recém-oxigenado flui para o átrio esquerdo.

PAPO DE ESPECIALISTA

As artérias pulmonares são as únicas que transportam sangue desoxigenado; e as veias pulmonares, as únicas que transportam sangue oxigenado.

Circulação sistêmica

Quando o nódulo sinoatrial inicia o ciclo de condução cardíaca, o átrio esquerdo se contrai, bombeando sangue oxigenado para o ventrículo direito.

Quando o impulso é passado para o nódulo atrioventricular e para o feixe de His, o ramo do feixe esquerdo e as fibras de Purkinje, o ventrículo esquerdo se contrai, bombeando sangue para a aorta. Da aorta, ela viaja através das artérias e arteríolas até os leitos capilares, e volta para o coração através das veias.

Durante a fase de relaxamento dos átrios, o sangue desoxigenado flui para o átrio direito.

Verificando a pulsação pelo pulso

Você pode sentir a pulsação do fluxo sanguíneo em certos pontos do corpo, como na artéria radial no interior do punho ou na artéria carótida, no pescoço. O que você sente ao tocar nesses pontos é a artéria se expandindo à medida que o sangue passa por ela, e em seguida retorna imediatamente ao seu tamanho normal, quando a protuberância de sangue passa. Essa pulsação corresponde à sua frequência cardíaca e é geralmente registrada como batimentos por minuto.

PAPO DE ESPECIALISTA

O ciclo cardíaco inteiro leva cerca de 0,86 segundo, com base na média de 70 batimentos cardíacos por minuto. Se o intervalo dos seus ciclos cardíacos leva menos tempo, seu coração está batendo rápido demais (*taquicardia*). Se o intervalo é muito longo, o coração está batendo devagar (*bradicardia*).

Pressão arterial: A montanha-russa

A *pressão arterial* é um termo usado para descrever a força com que o sangue empurra a parede de uma artéria. É medida em milímetros de mercúrio no ponto mais alto (*sístole*, quando o coração está contraído) e no ponto mais baixo (*diástole*, quando o coração está relaxado) do ciclo cardíaco. A pressão da sístole é sempre maior que a da diástole. Quanto mais altos os valores sistólicos e diastólicos, mais pressão existe nas paredes das artérias. Dois fatores afetam a pressão arterial: o *débito cardíaco*, que é a quantidade (volume) de sangue que o coração bombeia por unidade de tempo, e a *resistência periférica*, uma medida do diâmetro e da elasticidade das paredes dos vasos.

O débito cardíaco é determinado pela frequência cardíaca e pelo volume sanguíneo que sai de um ventrículo durante uma batida (medido em L/min). Quando um deles aumenta, a pressão arterial sobe. Alguns fatores, como o esforço físico e a liberação de epinefrina (um hormônio), aumentam a frequência cardíaca. O volume sanguíneo é influenciado pela ação do ADH (hormônio antidiurético) e outros mecanismos nos rins para controlar a quantidade de água que é removida da urina e restaurada para o sangue.

O diâmetro das artérias muda conforme o local. A pressão da onda de pulso aumenta a pressão no endotélio vascular, induzindo-o a liberar moléculas, principalmente óxido nitroso (NO), que estimulam o relaxamento na túnica média. A capacidade do endotélio de responder à pressão das ondas de pulso é extremamente importante para a saúde vascular. A resistência nas artérias à expansão, à medida que o sangue corre mais, aumenta a pressão arterial.

Como parte da homeostase, os receptores nas artérias, chamados barorreceptores, medem a pressão arterial. Se estiver acima da faixa normal, o cérebro enviará impulsos para diminuir a frequência cardíaca, dilatar as arteríolas e, consequentemente, diminuir a pressão arterial.

Segue o fluxo

Algo surpreendente a respeito do sangue é a sua capacidade de parar de fluir. O termo para tal é *hemostasia* (literalmente, "parada sanguínea", e não deve ser confundida com a *homeostase*). A hemostasia é a razão pela qual você não sangrou até a morte na primeira vez que se cortou. Quando os vasos são rompidos, o sangue flui, mas apenas por um momento — geralmente o suficiente para limpar o corte. Enquanto você observa, o sangue para de fluir, e um tampão, chamado *coágulo*, se forma. Em um dia ou mais, o coágulo seca e endurece, tornando-se uma crosta escamosa. E logo a crosta cai, revelando nova pele fresca.

Um coágulo consiste em um conjunto de plaquetas ligado a uma rede de moléculas de fibrina insolúvel. A *cascata de coagulação* é uma via fisiológica que envolve vários componentes do próprio sangue interagindo para criar uma barreira ao fluxo. Cada etapa do processo aciona a próxima, de modo que todo o mecanismo é um exemplo de feedback positivo (veja o Capítulo 2). Assim que um vaso sanguíneo é lesado, um sinal é enviado do endotélio vascular para as plaquetas, também conhecidas como *trombócitos* (trombo significa "coágulo"), convocando-as para o local da lesão. As plaquetas ficam pegajosas e começam a aderir à ferida. Proteínas no plasma sanguíneo, chamadas *fatores de coagulação*, respondem em uma cascata complexa para formar as cadeias de fibrina, que fortalecem o tampão plaquetário. Em poucos minutos, o sangue está seguro no corpo, onde é o lugar dele.

Um coágulo no lugar certo é importantíssimo, mas o sangue tende a coagular sempre que não flui livremente, e essa tendência causa problemas nos vasos periféricos (as artérias e veias das pernas). Coágulos também se formam na parede interna dos vasos quando o endotélio é danificado por distúrbios no fluxo sanguíneo (turbulência) ou por radicais livres no sangue. Esses minúsculos coágulos aderem à parede, causando mais turbulência e mais ferimentos, e a placa aterosclerótica pode começar a se formar ao redor do coágulo (veja a próxima seção para saber mais sobre aterosclerose). O pior de tudo, talvez, é quando o coágulo, com a placa anexada, se solta da parede do vaso e flutua livremente (ou algo similar) pela corrente sanguínea. Cedo ou tarde, esse *êmbolo* se aloja em algum vaso, às vezes com consequências súbitas e fatais, como um derrame.

Fisiopatologias

O sistema cardiovascular sofre constante estresse mecânico (estresse absoluto, pela pressão do fluxo de fluidos), bloqueios e outras agressões. O sangue é um alvo natural para patógenos e parasitas de todos os tipos.

Cardiopatias

O músculo cardíaco está sujeito a disfunções das sinalizações elétrica e química que interrompem o funcionamento do sistema.

Arritmia

Arritmia é qualquer distúrbio da frequência cardíaca, como batimentos rápidos demais (mais de 100 por minuto, caracterizando *taquicardia*), lentos demais (menos de 50 por minuto, ou *bradicardia*) ou em um padrão irregular. As *fibrilações* são outro tipo de arritmia, em que as paredes das câmaras se contraem espasmodicamente. O sincício não se contrai de uma só vez, afetando a quantidade de sangue que continua fluindo. A *fibrilação atrial* é geralmente mais leve porque o ventrículo ainda recebe sangue. A *fibrilação ventricular* resulta em uma parada do fluxo sanguíneo ou parada cardíaca.

A arritmia, também chamada *disritmia*, pode surgir a partir de um distúrbio de qualquer uma das estruturas do sistema de condução cardíaca, e qualquer parte do coração pode ser afetada. Em geral, as arritmias que iniciam nos ventrículos são mais graves do que aquelas que começam nos átrios. Como 70% do débito cardíaco está nos ventrículos antes que os átrios se contraiam, o sangue continuará fluindo se os ventrículos ainda se contraírem adequadamente.

A arritmia transitória pode ser causada por diversos fatores, como cafeína, exercícios pesados e estresse emocional. Algumas arritmias são condições crônicas, tratadas com um dispositivo médico chamado *marca-passo*, que dispara impulsos para manter o ritmo cardíaco. A mais séria de todas as arritmias cardíacas é a fibrilação ventricular, cujo tratamento geralmente é realizado com um *desfibrilador*, que dispara um choque no coração do paciente, visando restabelecer o fluxo elétrico normal.

Infarto do miocárdio

O *infarto do miocárdio* (ou "ataque cardíaco") é o dano irreversível do tecido miocárdico causado por um bloqueio do fluxo sanguíneo que vai para ele — a oclusão de uma artéria coronária. As fibras miocárdicas supridas por essa artéria deixam de ser oxigenadas e morrem ou se danificam irreversivelmente (infarto). Dependendo do tamanho do enfarto e da sua localização, a gravidade dos efeitos subsequentes sobre o ritmo cardíaco e a integridade do miocárdio em si podem variar de leves a fatais.

A oclusão de uma artéria coronária pode ser causada por um coágulo sanguíneo (trombose coronária) após a ruptura de uma placa aterosclerótica no endotélio vascular.

Vasculopatias

Vasculopatias são disfunções dos vasos sanguíneos. Os exemplos a seguir são distúrbios das artérias. As veias, particularmente as veias profundas das pernas, também estão sujeitas a danos e mau funcionamento.

Hipertensão e aterosclerose

A *hipertensão*, comumente conhecida como "pressão alta", significa que o sangue está empurrando as paredes das artérias com muita força. Isso pode acontecer porque o débito cardíaco está alto ou porque as próprias artérias perderam a capacidade de se flexionar em resposta à onda de pulso do sangue.

Assim como o fluxo intenso de um rio pode danificar as margens, a pressão do fluxo sanguíneo exerce *estresse de cisalhamento* no endotélio vascular fino e vulnerável. As plaquetas correm para o local da lesão e iniciam a cascata de coagulação. Um coágulo (*trombo*) pode se formar na parede da artéria, invadindo o lúmen e possivelmente bloqueando a artéria.

O dano cumulativo às artérias causa diversos problemas: *isquemia* (redução do fluxo sanguíneo para tecidos e órgãos); *angina* (dor súbita quando o sangue se aperta nas artérias); piora do estresse de cisalhamento por causa da turbulência no fluxo sanguíneo; e *embolia*, um coágulo desalojado da parede da artéria, que pode ser fatal.

Microlesões nas paredes das artérias levam à formação de *placa arterial*. Gorduras na circulação se acumulam no revestimento epitelial. Então placas fibrosas começam a se formar nos depósitos de gordura. Em seguida, os depósitos de cálcio ficam enredados nas placas fibrosas. A *aterosclerose* é o estreitamento e enrijecimento das artérias devido à placa arterial, e aumenta o risco de *doença arterial coronariana* (DAC) e *infarto do miocárdio* (IM).

Acidente vascular cerebral (AVC)

Um *acidente vascular cerebral*, também conhecido como acidente vascular encefálico (AVE), é um dano ao cérebro causado por *isquemia* (redução do fluxo sanguíneo) ou *hemorragia* (sangramento). A isquemia resulta da aterosclerose nas artérias que suprem o cérebro — as artérias carótidas internas e as cerebrais. O sangramento pode ser causado por um vaso rompido no cérebro (um *aneurisma*). Seja isquêmico ou hemorrágico, certa parte do tecido cerebral morre ou é irreversivelmente danificada.

As sequelas após um acidente vascular cerebral podem ser leves. O paciente pode até mesmo se recuperar completamente, pois outras partes do cérebro podem começar a "preencher" as áreas danificadas ao adquirir novas capacidades. Porém os danos podem gerar graves consequências, tanto físicas quanto mentais. Com frequência, as pessoas que passam por um derrame acabam tendo outros de maior gravidade. O acidente vascular cerebral é uma causa comum de morte entre os idosos.

Quando um derrame gera sequelas incapacitantes, a natureza específica da deficiência depende de qual parte do cérebro foi afetada. Problemas de fala, desde leve gagueira até afasia total (incapacidade de falar), resultam de danos nas áreas de controle da fala no lobo frontal esquerdo. Se o tecido cerebral morto estiver no campo responsável pela visão, a vítima de derrame pode ficar cega. Danos em áreas de controle motor causam problemas que variam de paresia (movimento prejudicado) em uma pálpebra até paralisia grave.

Doenças sanguíneas

Qualquer interrupção ou alteração na composição química do sangue caracteriza um distúrbio. Aqui você vê como essas mudanças interrompem a distribuição de oxigênio, necessária a todas as células, e também como os parasitas desviam os recursos do sangue para as próprias atividades.

Anemia

A *anemia*, o distúrbio sanguíneo mais comum, é um mau funcionamento das hemácias, resultando em baixos níveis de oxigênio no sangue. A causa subjacente pode estar relacionada a qualquer um dos seguintes itens:

» Baixo número de hemácias, que pode ter várias causas subjacentes relacionadas à diferenciação e maturação celular na medula óssea, ou algum processo que causa perda de hemácias, como *sangramento interno crônico* (chamado *sangramento oculto*) ou *anemia hemolítica*, quando as hemácias são destruídas em uma taxa maior do que são produzidas.

» Baixa quantidade de hemoglobina nas hemácias, que pode ser resultado da carência de ferro na alimentação.

» Capacidade de ligação de oxigênio prejudicada nas moléculas de hemoglobina. Várias doenças chamadas *hemoglobinopatias* têm esse efeito.

Anemia falciforme

A *anemia falciforme* é uma *hemoglobinopatia*, um distúrbio hereditário (genético) da via de produção de moléculas de hemoglobina. As moléculas de hemoglobina de formato anormal produzidas têm a capacidade de transportar oxigênio prejudicada. As hemácias que contêm hemoglobina anormal têm tempo de vida ainda menor do que a expectativa de vida das hemácias normais, e com frequência se rompem no sangue. A hemoglobina livre é tóxica para as células do endotélio vascular.

A hemoglobina anormal também distorce a forma das hemácias, o que causa bloqueios no fluxo sanguíneo, desencadeando uma *síndrome* (termo clínico para um grupo de sinais e sintomas relacionados) chamada *crise falciforme*. Vários fatores ou eventos podem desencadear uma crise de células falciformes, como temperatura baixa, altitude elevada, estresse físico ou emocional, infecção e baixo nível de oxigênio no sangue (*hipóxia*). O fluxo sanguíneo bloqueado inicia uma cascata de coagulação, causando dor e possivelmente necrose (tecido morto) na área, e danificando a parede da artéria. Artérias danificadas deixam o paciente vulnerável a todos os distúrbios resultantes de aterosclerose e hipertensão. A prevalência de hipertensão pulmonar, uma condição muito perigosa, é particularmente alta entre os pacientes com anemia falciforme.

Malária

A *malária* é uma infecção causada por um organismo parasitário, unicelular, chamado *Plasmodium*. É transmitida pela picada de determinada espécie de mosquito. Quando se alimenta de um hospedeiro com malária, o parasita entra na saliva do mosquito. Ao picar a próxima pessoa, mesmo uma semana depois, o parasita entra em seu fluxo sanguíneo. Dentro das hemácias, os parasitas chegam às células do fígado onde se desenvolvem, passando por diversas fases, e se multiplicam até romperem a célula hospedeira e retornarem em grande número para a corrente sanguínea para invadir hemácias não contaminadas. Durante esses ciclos, o paciente sofre com febre, calafrios, náuseas e mal-estar.

Ninguém sabe ao certo há quanto tempo a malária é endêmica, mas com certeza há tempo suficiente para o genoma humano evoluir uma resposta genética na forma de moléculas de hemoglobina alteradas, como as observadas na anemia falciforme. Presentes na quantidade certa, essas hemoglobinas anormais proporcionam alguma proteção contra a malária.

> **NESTE CAPÍTULO**
>
> » Entendendo o funcionamento do sistema respiratório
>
> » Analisando seus componentes
>
> » Recorrendo ao conhecimento respiratório
>
> » Conhecendo algumas doenças comuns do sistema respiratório

Capítulo **10**

Sistema Respiratório

O ar que inalamos mais de 20 mil vezes por dia é principalmente composto de nitrogênio, mas também contém o gás vital e insubstituível que é o oxigênio. Sem ele, nossas células não realizam a respiração celular com eficiência suficiente para gerar o ATP (veja o Capítulo 2). Precisamos de nitrogênio para construir proteínas, mas não estamos preparados para absorvê-lo do ar. Levar o oxigênio para o sangue é o que esse sistema faz, então respire fundo e prepare-se para descobrir tudo sobre ele nas próximas páginas.

Funções do Sistema Respiratório

O sistema respiratório gerencia a entrada e saída do fluxo de ar do corpo, e ele supervisiona várias funções vitais, como as seguintes:

» **Ventilação:** O ato de respirar — não é o mesmo que *respiração*, que é a troca de gases. Você não precisa planejar tarefa alguma, mas a ventilação consiste no movimento do músculo diafragma, da caixa torácica e dos pulmões para puxar e empurrar o ar para dentro e fora do corpo. Veja a seção "Respiração: A Tendência do Momento", mais adiante neste capítulo.

» **Trocas gasosas:** O trabalho do sistema respiratório é fornecer oxigênio e remover o dióxido de carbono à medida que o sangue circula pelo corpo. O Capítulo 9 explica como o sangue entra e sai dos pulmões no processo de *circulação pulmonar*, evento às vezes chamado de *respiração externa* para distingui-lo da *respiração celular*. A troca gasosa acontece nos pulmões, onde os tecidos respiratórios e circulatórios se encontram. Veja a seção "Trocas Gasosas", mais adiante neste capítulo.

» **Regulando o pH do sangue:** Manter o pH do sangue dentro da faixa homeostática requer coordenação entre os sistemas respiratório e urinário, com a ajuda do sistema endócrino e, é claro, do próprio sistema cardiovascular.

» **Produzindo a fala:** A capacidade dos humanos de controlar a respiração de maneira consciente possibilita a fala e o canto.

Fuçando a Anatomia Respiratória

O *trato respiratório* é o caminho que o ar percorre do nariz até os pulmões. É dividido em duas partes: trato respiratório *superior* (desde o começo das vias aéreas, localizado nas narinas, até a faringe) e trato respiratório *inferior* (do topo da traqueia até o diafragma). Veja a figura "Sistema Respiratório", no Caderno Colorido no centro do livro, para ter uma ideia de como suas estruturas internas são.

O trato respiratório é um dos lugares do corpo em que as células são constantemente substituídas ao longo da vida (veja o Capítulo 2).

Nariz

Este é um momento em que não há problema em ficar de nariz em pé. Mesmo. Aponte seu nariz para cima em frente a um espelho. (Sim, você deve largar o livro.) Vê as duas grandes aberturas? Elas são as suas *narinas*, que é um dos dois lugares por onde o ar entra e sai do sistema respiratório. Agora, sabe todos esses pequenos pelos nas suas narinas? Eles têm uma função: restringir sujeira, partículas de poeira e bactérias. Ok, pode abaixar a cabeça agora. O resto das suas partes respiratórias estão dentro de seu corpo, então você não pode vê-las no espelho.

Bem depois das narinas, o *septo nasal* separa as cavidades nasais. Dentro delas, os três minúsculos ossos das *conchas nasais* fornecem mais área de superfície dentro do nariz, porque são espiraladas (como conchas). As células da *mucosa respiratória* que revestem o interior da cavidade nasal têm *cílios* minúsculos que movem o muco carregado de sujeira para fora das narinas.

MUCO: NOJENTO, MAS NECESSÁRIO

Os curiosos não se aguentam: O que é o muco? De onde ele vem? Para que serve?

O *muco* (a forma adjetiva é *mucosa*) é um fluido espesso composto de água, sais (eletrólitos), glicoproteínas (as *mucinas*), enzimas, células epiteliais e componentes do sistema imunológico, como *imunoglobulinas* (anticorpos) e *leucócitos* (glóbulos brancos). Nos mamíferos, incluindo humanos, o muco é encontrado nas estruturas dos sistemas respiratório, digestório, reprodutor e urinário. Muitos outros animais secretam muco, entre eles invertebrados, principalmente caracóis e lesmas.

O muco é produzido nas *membranas mucosas*, ou *mucosas*, que têm células e glândulas que secretam muco. As mucosas revestem as vias aéreas (nariz, traqueia, brônquios e bronquíolos), todo o trato digestório, os ureteres, a bexiga e os tratos reprodutores de machos e fêmeas. O corpo humano produz, em média, cerca de um litro de muco por dia.

No sistema respiratório, o muco escoa em um fluxo contínuo da mucosa que reveste toda a via aérea. Os cílios nas células epiteliais dos brônquios e bronquíolos varrem constantemente esse fluxo lento de muco até as vias aéreas em direção à garganta (faringe). Nas passagens nasais, o muco aquece e umedece o ar inalado antes de atingir os delicados *alvéolos*, e ele reveste os pelos que cobrem as vias nasais, restringindo poeira e partículas irritantes em sua massa pegajosa e expelindo-as do corpo. Seus componentes do sistema imunológico destroem os patógenos transportados pelo ar, e qualquer partícula que escape dos pelos nasais é engolida mais abaixo na via aérea. O movimento contínuo da camada de muco respiratório em direção à orofaringe ajuda a impedir que objetos estranhos entrem nos pulmões durante a respiração. A secreção excessiva de muco é um sintoma comum em doenças respiratórias inflamatórias, como resfriados, gripes, alergias respiratórias, asma e bronquite crônica, e espirrar limpa o muco extra do trato respiratório superior, enquanto a tosse limpa a parte inferior.

O sistema digestório é revestido por mucosa em todo seu comprimento, e esse muco serve para umedecer e amaciar o material digerido, e para lubrificar sua passagem. Uma espessa camada de muco protege o revestimento do estômago das condições extremamente ácidas internas, mas o muco não é digerido no trato intestinal, portanto geralmente aparece na matéria fecal.

No sistema reprodutor feminino, o muco cervical previne infecções. No sistema reprodutor masculino, é o sêmen que contém muco. Ambos os sexos secretam fluidos lubrificantes contendo muco durante a relação sexual. Em outros sistemas, o muco serve principalmente para proteger e lubrificar superfícies.

As *glândulas lacrimais* secretam lágrimas que correm pela superfície do olho e são drenadas através das aberturas no canto (*ponto lacrimal*), nos *ductos nasolacrimais* e nas cavidades nasais. É por isso que seu nariz escorre quando você chora.

Os *seios faciais* são espaços aéreos no crânio que aliviam o peso da cabeça. Eles se abrem para as cavidades nasais para que possam receber ar enquanto você respira e, como nas cavidades nasais, são revestidos de membranas mucosas. Além disso, os seios faciais também contribuem para o tom da sua voz.

Faringe

O ar passa pela *faringe* no caminho para os pulmões. Ao longo desse caminho, ele passa por algumas outras estruturas importantes, como a laringe e as amígdalas.

A faringe é dividida em três partes com base em quais estruturas se abrem nela:

> » **Nasofaringe:** A parte superior da garganta onde as cavidades nasais drenam. Se você pressionar a língua no céu da boca, sentirá o *palato duro*. Essa placa óssea separa a boca (*cavidade bucal*) do nariz (*cavidade nasal*). Se você mover sua língua para trás ao longo do céu da boca, alcançará um ponto macio. Esse ponto é o *palato mole*. É depois do palato mole que as cavidades nasais drenam para a garganta, a *nasofaringe*. Seu palato mole se move para trás quando você engole, para que a nasofaringe seja bloqueada.

PAPO DE ESPECIALISTA

Geralmente o palato mole evita que a comida suba para o nariz. Mas quando você está rindo e comendo ao mesmo tempo ele fica confuso. Quando você está prestes a engolir, ele começa a se mover para trás, mas quando você ri de repente, ele volta para a frente, fazendo com que qualquer coisa em sua boca vá para dentro de suas cavidades nasais e imediatamente voe narina afora, para o desprazer de todos ao seu redor.

> » **Orofaringe:** A parte do meio de sua garganta, vulgarmente conhecida como "parte de trás da garganta". Ela se estende da *úvula* até o nível do *osso hioide*. É onde fica a *epiglote*, uma estrutura de cartilagem que guia os materiais que passam pela boca até a traqueia ou esôfago, conforme apropriado. É por isso que a comida chega perto da traqueia, mas raramente entra. Mencionamos as características especiais do osso hioide no Capítulo 5, e descrevemos o esôfago, parte do trato digestório, no Capítulo 11.

> **Laringofaringe:** A parte inferior da garganta adjacente à laringe. A *laringe* (ou *caixa de voz*) é triangular. No ápice do triângulo está a *cartilagem tireoide*, comumente conhecida como "pomo de Adão". Se você pudesse olhar para baixo, para a parte superior da laringe, veria a *glote*, abertura pela qual o ar passa. Quando você engole, a *epiglote*, um pedaço de tecido, cobre a glote e bloqueia a entrada de comida na laringe.
>
> Dentro da laringe estão as *pregas vocais*, membranas mucosas que cobrem os ligamentos e que vibram quando o ar passa sobre elas, produzindo ondas sonoras. Empurrar mais ar sobre eles aumenta a amplitude da vibração, tornando o som mais alto. Quando você estica as cordas vocais, a glote se estreita, e sua voz fica mais aguda.

Traqueia

A *traqueia* é um tubo que vai da laringe até o começo dos pulmões. Logo atrás do esterno, ela se divide em dois grandes ramos, os *brônquios primários*, que se estendem até cada pulmão.

A traqueia e os brônquios são feitos de tecido epitelial, músculo liso e cartilagem, permitindo que as vias aéreas se contraiam e se expandam.

Pulmões

Os pulmões são um grande par de órgãos situado dentro da cavidade torácica, um de cada lado do coração. Eles são esponjosos e, assim como o coração, são protegidos pelas costelas. Os pulmões estão apoiados em cima do *diafragma*, um músculo poderoso apoiado nas costelas inferiores, no esterno e nas vértebras lombares. O coração se situa no *mediastino*, uma depressão entre os pulmões.

O pulmão esquerdo é menor que o direito, para dar lugar ao coração, mas ambos os pulmões são separados em *lobos* (três à direita e dois à esquerda), que são divididos em segmentos e depois em *lóbulos*, a menor subdivisão visível ao olho.

Pleura

Cada pulmão é completamente envolto pela pleura. Assim como o pericárdio, ela também é formada por duas membranas: a pleura *parietal*, ligada à parede torácica, e a *visceral*, ligada à superfície do pulmão, tendo a cavidade pleural entre elas. A cavidade pleural contém um fluido lubrificante chamado de *fluido intrapleural*.

A força adesiva da interface fluida entre a pleura parietal e a pleura visceral conecta os pulmões à parede torácica. Em outras palavras, as duas membranas contêm moléculas que realmente gostam de "dar as mãos". Assim, quando seu peito sobe enquanto você inala, os pulmões se expandem, e vice-versa.

O fluido intrapleural envolve completamente os pulmões e mantém as membranas pleurais úmidas e lubrificadas. Devido a esse fluido, a cavidade pleural tem uma pressão negativa (menor que a pressão atmosférica), o que mantém os pulmões inflados.

A árvore brônquica

Depois que o brônquio primário adentra os pulmões, ele se divide em ramos secundários e terciários, os *brônquios*. Os brônquios terciários dividem-se em ramos ainda menores, que são os bronquíolos, que transportam o ar para os lóbulos. No final dos menores bronquíolos existem pequenas estruturas que parecem cachos de uvas: eles são os *sacos alveolares*. As "uvas" tratam-se de *alvéolos*. É aqui que os pulmões interagem com os vasos sanguíneos para que ocorra a troca gasosa.

PAPO DE ESPECIALISTA

Os pulmões têm um volume de reserva muito grande em relação às exigências de troca de oxigênio quando em repouso. Como resultado, é possível viver muitos anos com apenas um pulmão.

Diafragma

O *diafragma torácico* é um músculo em forma de cúpula que separa o fígado da base dos pulmões e, no lado esquerdo, separa o estômago do baço. O diafragma sobe até a altura dos pulmões para controlar sua contração e expansão durante a ventilação, e as fibras motoras dos *nervos frênicos* sinalizam para o diafragma quando contrair e relaxar. O diafragma também exerce pressão sobre a cavidade abdominal, ajudando na expulsão de vômito, fezes ou urina.

Respiração: A Tendência do Momento

Respirar é essencial à vida, e felizmente seu corpo faz isso automaticamente. De maneira alternada, o ar é puxado para dentro (inalado) e empurrado para fora dos pulmões (exalado) devido a mudanças na pressão. Quando você inala, a cavidade torácica se expande, assim como os pulmões. Isso diminui a pressão dentro deles, fazendo com que o ar flua através da árvore brônquica, para dentro dos alvéolos. Quando você exala, o volume da cavidade torácica diminui, aumentando a pressão dentro dos pulmões e forçando o ar para fora (veja o Capítulo 16). Nas seções a seguir, vemos como seu corpo respira sob diferentes condições.

Respiração normal

Quando você dorme, está sentado ou exercendo atividade normal, sua frequência respiratória é de 12 a 20 ciclos de inspiração/expiração por minuto. A respiração normal (*eupnea*) é involuntária, e é por isso que você nunca se esquece de respirar, mesmo enquanto dorme. Em muitos casos, a respiração continua mesmo durante o coma. Impulsos no diafragma passam pelos *nervos frênicos*, um par de nervos espinhais. Eles iniciam a contração e o relaxamento regulares e alternados do diafragma, e o ritmo do impulso é controlado pelo sistema autônomo no tronco cerebral.

PAPO DE ESPECIALISTA

Embora a taxa de respiração seja involuntariamente controlada pelo centro respiratório — a ponte e a medula oblonga do tronco cerebral —, você também pode controlar a respiração de maneira consciente. O diafragma ainda é acionado para contrair, mas a ordem se origina do córtex cerebral.

A *inspiração* (quando o ar entra) é o resultado da contração do diafragma. Parece o contrário, não é? Quando o diafragma se contrai, comprime o abdômen, criando mais espaço na cavidade torácica. Os *músculos intercostais* (entre as costelas) também podem ser estimulados a se contrair, expandindo ainda mais os pulmões ao puxar as costelas para cima e para fora. O ar entra pelo topo da via aérea (através do nariz ou mesmo da boca, se necessário) e percorre todo o caminho para ocupar o espaço expandido nos alvéolos.

Durante a respiração normal, a *expiração* (quando o ar sai) é um processo passivo que não requer energia ou instrução. O cérebro simplesmente para de enviar impulsos para o diafragma, fazendo com que ele relaxe. Quando se acomoda de novo, o volume da cavidade torácica diminui. Além disso, todo o tecido elástico nos pulmões recua (pense em esticar e depois soltar um elástico). Isso aumenta a pressão nos pulmões, forçando o ar para fora através do trato respiratório (veja a Figura 10-1).

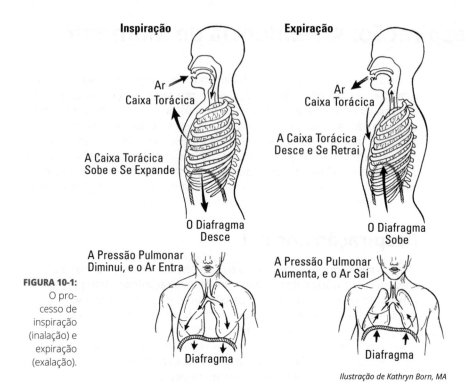

FIGURA 10-1: O processo de inspiração (inalação) e expiração (exalação).

Ilustração de Kathryn Born, MA

Respirando sob estresse

Tenha em mente ao ler esta seção que "estresse" significa apenas uma demanda fisiológica extra. O estresse não é necessariamente negativo — seja físico ou emocional, ele pode ser doloroso ou prazeroso, e muitas vezes, ambos.

Por mais que você esteja se divertindo (ou não), o estresse aumenta o metabolismo. Mais oxigênio é consumido e mais dióxido de carbono é produzido. Um aumento na quantidade de dióxido de carbono diminui o pH, provocando *células quimiorreceptoras* nas artérias carótida e aorta. Surpreendentemente, a quantidade de oxigênio no sangue não influencia muito o centro respiratório.

Quando o centro respiratório é alertado, tanto a inspiração quanto a expiração se tornam processos ativos. A respiração se torna mais profunda e frequente. Os músculos intercostais se contraem com mais força, e o *peitoral* e o *esternocleidomastoideo* também ajudam no processo. Isso diminui ainda mais a pressão, e o ar entra. Durante a exalação, os músculos abdominais se contraem, forçando o diafragma para cima e empurrando mais ar (para que um volume maior possa entrar durante a próxima respiração). Esses processos restauram a homeostase e suportam o metabolismo em estágios elevados.

DEVOLVA MEU AR

Para determinar se você respira corretamente e seus pulmões funcionam bem, os médicos podem medir a quantidade de ar que você inala e exala, bem como quanto ar permanece em seus pulmões depois de expirar e quanto você é capaz de reter.

O *volume corrente* é o volume de ar inalado ou exalado em uma única respiração normal e relaxada. Esse montante equivale a cerca de meio litro.

Obviamente, se você respirar profundamente, poderá inspirar e expirar mais ar. O volume máximo que você pode mover pelos pulmões de uma vez é a sua *capacidade vital*. Ela é determinada respirando o mais fundo possível e, em seguida, medindo quanto ar pode ser exalado à força. Ao respirar profundamente, as pessoas geralmente atingem uma média de 4,5 litros ou um pouco mais.

O volume de ar que você pode forçar além da capacidade vital é o *volume de reserva expiratório*, definido pela quantidade de ar que consegue expirar com força depois de respirar normalmente, que equivale a cerca de 1 litro.

Subtrair o volume corrente e o volume de reserva expiratório da capacidade vital fornece o *volume de reserva inspiratório*. Ele mede o espaço disponível nos pulmões que ultrapassa uma inalação normal — geralmente, cerca de 3 litros —, apesar de não ser possível respirar dessa maneira por um tempo prolongado.

Mesmo depois de forçar todo o ar que puder, ainda resta uma sobra nos pulmões. Devido ao fato de não se esvaziarem, existe um *espaço morto*. Ele consiste na quantidade de ar que não está disponível para participar das trocas gasosas. Isso contribui para o *volume residual*, a quantidade de ar que permanece nos pulmões em todos os momentos, que é de 1,2 litro, em média. Adicione o volume residual à capacidade vital e você obterá a *capacidade pulmonar total*.

PAPO DE ESPECIALISTA

A exalação forçada que acontece na tosse ou no espirro é auxiliada pela contração súbita dos músculos abdominais, elevando a pressão abdominal. O rápido aumento da pressão empurra o diafragma relaxado contra a cavidade pleural, forçando o ar para fora dos pulmões.

Respiração controlada

Até onde foi determinado, os humanos são os únicos animais capazes de respirar de maneira consciente. A respiração também permite que as pessoas falem e cantem, bem como moderar outros sistemas fisiológicos.

Segurando a respiração

Você pode parar de respirar (prender a respiração), pelo menos por um momento, enquanto odores desagradáveis, produtos químicos ou partículas nocivas estiverem no ar ao seu redor, enquanto nada debaixo d'água, ou apenas por diversão. O córtex cerebral envia sinais aos músculos da costela e ao diafragma que anulam os sinais do centro respiratório — temporariamente.

Prender a respiração por tempo suficiente para causar danos ao cérebro não é possível. Então, quando uma criança diz que vai prender a respiração até você lhe dar o que quer, não precisa se preocupar. O metabolismo e as trocas gasosas continuam enquanto você segura a respiração. A concentração de dióxido de carbono no sangue aumenta. Muito antes que os danos ocorram, os quimiorreceptores do centro respiratório são estimulados a ponto de se sobreporem ao córtex cerebral. Em última instância, você perde a consciência. (O tronco encefálico faz o córtex cerebral repousar.) Você expira, e o sistema volta ao normal.

No canto da fala

A fala exige controle da respiração. A expiração faz com que o ar passe sobre as pregas vocais, fazendo com que as ondas sonoras sejam emitidas; os lábios e a língua moldam os aspectos das ondas. A taxa de expiração é menor enquanto você fala, controlada pelo diafragma, pelos músculos intercostais e pelos músculos abdominais. Cantar requer ainda mais controle da respiração do que falar.

Controlando outros sistemas

A relação entre o sistema nervoso autônomo e o respiratório é bidirecional. Por exemplo, a ansiedade provoca hiperventilação, e esta produz sintomas de ansiedade. Controlar a frequência e a profundidade da respiração de maneira consciente, principalmente por meio do controle do diafragma, demonstrou diminuir a ansiedade e a ativação do sistema nervoso simpático.

A respiração controlada é uma característica de muitas disciplinas religiosas, espirituais e físicas em todas as tradições. A meditação e respiração controlada demonstraram uma série de benefícios clínicos em uma ampla variedade de condições dos sistemas neural, cardiovascular e respiratório.

Trocas Gasosas

Então nós temos ar nos pulmões. Como o oxigênio vai para o sangue? Esse processo, que se chama troca gasosa, ocorre apenas nos alvéolos.

A membrana respiratória

Cada um dos cerca de 300 milhões de alvéolos é envolto por capilares, cujas paredes, como as paredes dos alvéolos, contêm epitélio escamoso simples. Como cada parede tem apenas uma camada de espessura, esse tecido é adequado à troca de materiais. A interface do epitélio escamoso simples de um alvéolo e o epitélio escamoso simples de um capilar pulmonar (junto com o seu tecido conjuntivo de suporte) chamam-se *membrana respiratória*. É aí que a troca de gases realmente ocorre. Confira no Caderno Colorido "Estruturas da Membrana Respiratória" para um modelo esquemático dessa interface tão crucial do ponto de vista fisiológico.

A troca

A membrana respiratória é onde o sangue é reoxigenado no processo de circulação pulmonar (veja o Capítulo 9). O processo de troca gasosa na membrana respiratória é quase exatamente o mesmo que o processo de troca capilar (também descrito no Capítulo 9), só que ao contrário. Há mais oxigênio nos alvéolos do que no sangue, e, como há apenas duas camadas de células entre eles, o oxigênio se difunde facilmente.

LEMBRE-SE

Embora pensemos no sistema respiratório como meio de obter oxigênio, é importante lembrar que ele também serve a uma função de gerenciamento de resíduos. O dióxido de carbono residual da respiração celular é transportado pela corrente sanguínea. Como há menos dele nos alvéolos, se difunde enquanto o oxigênio sai. Quando você expira, o ar em seus pulmões é expelido, levando consigo o resíduo.

Estude a Figura 10-2 cuidadosamente para entender os eventos da troca gasosa respiratória.

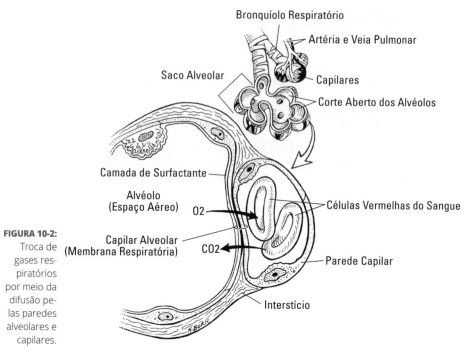

FIGURA 10-2: Troca de gases respiratórios por meio da difusão pelas paredes alveolares e capilares.

Ilustração de Kathryn Born, MA

DICA

A força motriz da difusão é um gradiente de concentração, isto é, as moléculas se movem naturalmente para áreas onde há menos delas (se não estiverem bloqueadas). Quando se trata de gases, a concentração não é a medida adequada. Em vez disso, usa-se a pressão parcial. Em seu livro, quando você vir uma comparação de "pO_2", não há necessidade de deixar isso complicar o problema. Nesse contexto, pense nisso como concentração.

Fisiopatologias

As estruturas das vias respiratórias e da membrana respiratória estão em constante contato com o ar, expondo-se a ameaças como temperaturas elevadas, dessecação (secagem), substâncias e partículas químicas nocivas e patógenos.

Hipoxemia

Variações na concentração de oxigênio dos tecidos fazem parte da fisiologia normal — por exemplo, durante períodos de maior demanda, como exercícios extenuantes ou estresse emocional. Em um corpo saudável, os mecanismos homeostáticos entram rapidamente em ação quando os níveis de oxigênio caem abaixo do normal.

A *hipoxemia* (baixa concentração de oxigênio no sangue arterial), entretanto, é um distúrbio do sistema respiratório resultante de qualquer condição que interfira nas trocas gasosas da membrana respiratória, como uma via aérea obstruída ou cicatriz alveolar. Como todas as células e tecidos requerem um suprimento adequado de oxigênio para funcionar de maneira ideal, a hipoxemia prejudica todas as estruturas e inibe todos os processos fisiológicos de uma forma ou de outra.

Uma complicação adicional da hipoxemia ocorre quando um nível baixo de oxigênio no sangue estimula a produção de mais glóbulos vermelhos (hemácias). No entanto, se o ferro está em falta na dieta — uma condição mundialmente comum —, o corpo não consegue produzir hemoglobina suficiente para todas essas hemácias, e muitas delas se tornam disfuncionais, uma condição chamada de *policitemia*. O sangue tem baixo teor de oxigênio, apesar do excesso de glóbulos vermelhos.

O outro lado da troca gasosa também é afetado. Os níveis de dióxido de carbono no sangue aumentam, acidificando o sangue e interrompendo sua função normal. Muitas enzimas, por exemplo, são sensíveis à variação de pH.

Nota: Não confunda hipoxemia com *hipoxia*. A hipoxemia pode causar hipoxia, mas, tecnicamente, elas não são a mesma coisa. A hipoxemia consiste em baixo teor de oxigênio no sangue (carência), e a hipoxia, falta de oxigênio nos tecidos.

Distúrbios das vias aéreas

Os distúrbios das vias aéreas são similares em seus efeitos locais e sistêmicos. Muitos são crônicos, e todos levam à hipoxemia, que pode ser leve, moderada ou grave.

Asma

A *asma* é classificada como um distúrbio crônico envolvendo uma "via aérea reativa". Isso significa que a via aérea (os brônquios e bronquíolos) fica inflamada (inchada) ou comprimida, em reação a certos fatores. Os tubos brônquicos podem ter espasmos, e a mucosa que reveste os tubos pode secretar muco excessivo ou muito espesso. Qualquer uma ou todas essas condições dificultam a respiração, e o tratamento geralmente é baseado no uso de um inalador, que insere um *broncodilatador* no trato respiratório, diminuindo a inflamação.

A asma é mais frequentemente desenvolvida e diagnosticada na infância. Sinais e sintomas de asma leve incluem períodos de tosse, falta de ar ou *chiado* (um som de assobio durante a respiração). Os sintomas geralmente são descobertos por meio de exercícios físicos, mas às vezes ocorrem sem esse gatilho. A condição pode progredir para asma moderada, com episódios mais frequentes e graves de falta de ar, dificuldade para respirar enquanto descansa e um aumento da frequência respiratória, algumas vezes com duração de vários dias. Na asma grave, o desconforto respiratório traz hipoxemia. A asma é uma condição crônica e pode ser fatal.

Clinicamente, a asma é diagnosticada como *intrínseca* (desencadeada por fatores no corpo) ou *extrínseca* (desencadeada por fatores externos) e tratada de acordo. A asma intrínseca pode se revelar após uma infecção grave do trato respiratório. Outros fatores incluem alterações hormonais, estresse emocional e fadiga, e os desencadeantes da asma extrínseca geralmente são irritantes e alérgenos comuns.

Bronquite

A *bronquite* é a inflamação dos brônquios. A *bronquite aguda* pode ocorrer após uma infecção respiratória ou exposição a substâncias irritantes ou temperaturas baixas. Como resultado, o corpo produz muco em excesso, causando uma tosse persistente.

A *bronquite crônica* é causada pela exposição prolongada a substâncias irritantes, como produtos químicos ou fumaça de cigarro. Os cílios das células da mucosa respiratória se danificam e perdem eficácia na limpeza do tecido brônquico do muco respiratório e dos detritos aprisionados. A tosse desenvolve-se para ajudar a excreção do muco, mas acaba irritando ainda mais os brônquios, e a via aérea incha e se contrai.

Pulmões

Apesar de todas as defesas do sistema respiratório, patógenos, substâncias químicas e partículas inaladas encontram o caminho para o pulmão. Quem está fora quer entrar, mas quem está dentro não sai.

Pneumonia

O pulmão é um ambiente extremamente hospitaleiro para bactérias, vírus e fungos. A *pneumonia* é uma infecção no sistema respiratório inferior que resulta em muco e formação de pus nas vias aéreas, e ela pode ser classificada pela localização e extensão da infecção em *broncopneumonia*, *pneumonia lobular* (quando afeta parte do lobo) ou *pneumonia lobar* (quando afeta todo o lobo).

Os patógenos entram no sistema respiratório facilmente por meio do ar inalado, mas um sistema respiratório saudável, ao trabalhar em conjunto com um sistema imunológico, elimina quase todos eles. Macrófagos (veja o Capítulo 13) patrulham os alvéolos para procurar patógenos que passam pelas armadilhas de muco e os eliminam. À medida que o corpo envelhece, tanto o tecido respiratório quanto a funcionalidade do sistema imunológico diminuem. Antes da chegada de antibióticos eficazes no arsenal farmacológico, a pneumonia bacteriana era uma causa comum de morte entre idosos. (Tinha até um apelido: "a velha amiga do homem", sugerindo que uma morte relativamente rápida por pneumonia era uma bênção.)

Tuberculose

A *tuberculose pulmonar* é uma doença infecciosa dos pulmões causada pela bactéria *Mycobacterium tuberculosis*, que pode infectar o pulmão e permanecer latente por um período de meses a anos. A infecção pode se espalhar para os ossos e outros órgãos. O longo período assintomático, durante o qual a pessoa infectada pode infectar outras pessoas apenas respirando, é o que torna a tuberculose um problema de saúde pública tão persistente.

Na tuberculose, áreas de tecido bronquial e pulmonar ficam inflamadas e morrem, deixando um buraco no tecido, pelo qual o ar pode vazar, e esse ar que sai do pulmão faz com que ele entre em colapso.

Devido à sua estrutura, a *Mycobacterium tuberculosis* escapa dos esforços do sistema imunológico que tentam eliminá-la. Esse sistema responde à sua presença como a qualquer infecção: os glóbulos brancos e os macrófagos correm para o local da infecção, e os macrófagos engolfam as células bacterianas e as transportam para os nódulos linfáticos (veja o Capítulo 13). Mas os macrófagos se comportam de maneira estranha: eles se juntam, formando *tubérculos*. Onde quer que os tubérculos se alojem, o tecido em volta deles é morto, e forma-se tecido de cicatrização no lugar. Eventualmente, os nódulos linfáticos inflamam e rompem, permitindo que a bactéria se espalhe para o tecido circundante. Como os nódulos linfáticos existem em todo o corpo, a tuberculose pode se espalhar facilmente de seus pulmões para outras áreas.

Enfisema

O *enfisema* é uma *doença pulmonar obstrutiva crônica* (DPOC). Comumente conhecido como doença do fumante, ele também pode afetar pessoas que tiveram exposição prolongada a irritantes pulmonares, como produtos químicos, amianto ou carvão. Algumas vezes, o dano cumulativo aos bronquíolos faz com que eles colapsem, aprisionando ar dentro deles. A pressão do ar aprisionado pode romper os minúsculos alvéolos, destruindo a membrana respiratória nessa área. O tecido destruído pode ser substituído por tecido cicatricial inelástico (fibrose). A elasticidade dos pulmões é reduzida, dificultando a respiração (*dispneia*), e, conforme a doença progride, a distribuição de oxigênio ao sangue fica comprometida, resultando em hipoxemia.

> **NESTE CAPÍTULO**
>
> » Explicando o que o sistema digestório faz
>
> » Seguindo o caminho do trato digestório
>
> » Entendendo o fígado, o pâncreas e os fluidos digestórios
>
> » Descobrindo algumas doenças do sistema digestório

Capítulo **11**

Sistema Digestório: Quebrando Tudo

Como essa pilha de bife, batata e salada em seu prato se transforma nos tecidos de seu corpo? O sistema digestório é quem faz essa ponte. (O sistema cardiovascular faz a maior parte do resto.)

Sistemas vivos trocam energia com frequência. Processos fisiológicos — anabólicos, catabólicos e homeostáticos — precisam de energia. Em última análise, essa energia vem da luz que as plantas usam para transformar o carbono na atmosfera (contido no CO_2) em matéria biológica (como carboidratos) no processo de fotossíntese. Os seres humanos obtêm energia consumindo essa matéria biológica diretamente ou outros organismos que a ingerem. O sistema digestório quebra essa matéria em partes e a transforma, para que as células humanas possam utilizá-la. Neste capítulo, explicamos os detalhes desse processo e os órgãos responsáveis por ele.

Funções do Sistema Digestório

A digestão em si é apenas o meio do processo. Outras funções importantes desse sistema a antecedem e a sucedem:

» **Ingestão:** Apesar de todos os animais *ingerirem* — levarem algo para o corpo através da boca —, apenas humanos, e possivelmente alguns macacos, parecem gostar da comida enquanto o fazem.

Como discutimos no Capítulo 7, a percepção de sabores sutis está mais intimamente ligada ao olfato do que à digestão. A percepção dos cinco sabores básicos também é considerada *neurossensorial*. A percepção na boca é mais voltada à textura e está fortemente relacionada ao conteúdo de proteína e gordura da comida. Esse conceito é capturado pela indústria alimentícia com o termo *água na boca*. Essas percepções sensoriais guiam você ao selecionar o alimento.

Às vezes, porém, a ingestão não se trata de um banquete para os sentidos — nada delicioso está disponível. Mas o corpo ainda precisa de calorias, então o que está disponível é mastigado e engolido da mesma maneira. (Veja a seção "Começando pelo começo: A boca", mais adiante neste capítulo.)

» **Digestão:** Comer é divertido, e a ingestão, indiferente, mas é ela que fornece as moléculas biológicas de que suas células precisam. Essa tarefa é realizada pela interação de forças físicas e químicas. O trato digestório é um tubo muscular revestido de fábricas de produtos químicos que operam sob a direção das próprias estruturas neurais dedicadas e sob controle hormonal.

O sistema digestório processa tudo junto, extraindo combustível, moléculas biológicas e micronutrientes do que você come (veja a seção "Por dentro dos intestinos", mais adiante no capítulo).

» **Exportando nutrientes para o corpo:** Os produtos finais da digestão são moléculas biológicas, como a glicose, que são absorvidas pela membrana digestiva e levadas até o sangue e, em seguida, distribuídas para o corpo (veja o Capítulo 9 para uma visão geral do sistema cardiovascular).

» **Eliminando:** O descarte de resíduos digestórios faz parte da digestão. Outros sistemas evoluíram para fazer uso das estruturas do sistema digestório ao eliminar resíduos metabólicos de outros tipos. Como dizem, fazer cortesia com o chapéu dos outros.

O Canal Alimentar

O trato digestório, também chamado de *canal alimentar*, ou trato *gastrointestinal*, é um tubo pelo qual as substâncias ingeridas são conduzidas ao processamento físico e químico. Suas paredes são constituídas por uma camada fibrosa externa, uma camada muscular, uma camada de tecido conjuntivo de suporte e uma camada interna (contendo um revestimento epitelial), chamada de *mucosa digestiva*. Todas as camadas variam em espessura conforme a parte do trato digestório em que estão. O espaço dentro do tubo é o *lúmen*, e seu tamanho também varia.

A anatomia geral do sistema digestório se compara a um processo de fundição industrial. Algumas estruturas inserem matérias-primas; algumas extraem, processam e transportam substâncias específicas; e outras devolvem ao meio ambiente a parte não usada das matérias-primas. O corpo usa mecanismos mecânicos e químicos para decompor as matérias-primas e exportar os produtos para o sistema maior (a economia, no caso da indústria; o organismo, no caso do intestino). Esses sistemas eficientes são organizados linearmente — as substâncias se movem na mesma direção em um ritmo constante.

PAPO DE ESPECIALISTA

Tecnicamente, o lúmen não está "dentro" do corpo. Em vez disso, o corpo está envolto em torno de um pequeno pedaço do ambiente — isto é, o lúmen. Nem a comida que entra em sua boca e nem substância alguma parcialmente digerida que seu trato digestório produz estão dentro do corpo. Moléculas biológicas totalmente digeridas, extraídas dessas substâncias e transformadas em moléculas utilizáveis pelas células humanas, atravessam o lúmen e entram no sangue. Nesse momento, elas estão dentro do corpo.

Ao ler sobre os órgãos que quebram os alimentos para nutrir o corpo, consulte a figura "Sistema Digestório" no Caderno Colorido, para ver onde se localizam.

As paredes do trato digestório

O terço superior do esôfago contém músculo esquelético. Começando no terço médio do esôfago e estendendo-se até o *esfíncter anal*, camadas de músculo liso compõem o trato digestório. Esse músculo liso se contrai em ondas pulsantes, empurrando o conteúdo do lúmen em uma única direção. Essa contração em ondas constantes é chamada de *peristaltismo*.

Uma membrana mucosa reveste o sistema digestório, da boca até o reto. Essa membrana protege os órgãos digestórios dos fortes ácidos e das poderosas enzimas secretadas no sistema digestório. As células mais internas da membrana (próximas ao lúmen) estão entre aquelas que são constantemente substituídas (veja o Capítulo 2 para mais informações sobre renovação celular).

A mucosa digestória secreta muco para manter o conteúdo no trato digestório úmido, macio e escorregadio, protegendo a membrana e suas estruturas subjacentes de abrasão e corrosão. A mucosa contém tecidos e células que também secretam outras substâncias, incluindo ácido gástrico, hormônios, neurotransmissores e enzimas. A mucosa digestória também contém uma extensa rede de tecido linfático, como discutiremos no Capítulo 13.

A mucosa digestória assume um papel ativo no estágio final da digestão. Ela fornece os produtos da digestão do intestino delgado e grosso ao sangue, que posteriormente serão distribuídos pelo corpo. Cada molécula que entra na corrente sanguínea passa pela mucosa digestória.

PAPO DE ESPECIALISTA

A mucosa continua por todos os órgãos do canal alimentar, mas sua estrutura varia. Uma diferença significativa é sua superfície. No esôfago, a mucosa é lisa, pois seu papel principal é meramente o transporte. No intestino delgado, é ondulada, formando as *vilosidades*, picos que aumentam a área da superfície e, assim, proporcionam mais espaço para a absorção de substâncias pela corrente sanguínea.

Começando pelo começo: A boca

A boca é o ponto de início do sistema digestório, a porta de entrada para os outros órgãos digestórios. Além de tornar o ato de comer uma experiência divertida, sua boca (*cavidade bucal*) tem algumas funções digestivas importantes.

Falando sobre dentes e gengivas

Humanos têm 32 dentes — 16 em cima e 16 embaixo. Os dentes começam a digestão mecânica rasgando e moendo os alimentos em pedaços pequenos o suficiente para serem engolidos. Eles são classificados em quatro tipos básicos: incisivos para morder, caninos para rasgar (principalmente carne) e pré-molares e molares para moer.

A *gengiva* mantém os dentes posicionados, e o *cemento*, um composto com função de ligação, firma as raízes dos dentes no maxilar (veja a Figura 11-1). Vasos sanguíneos que atravessam a mandíbula e sobem até a polpa do dente suprem os dentes com sangue. A dentina, um material semelhante ao dos ossos, cobre a polpa, e um esmalte protetor extremamente duro cobre a dentina.

PAPO DE ESPECIALISTA

É comum que certos maxilares tenham dificuldade em acomodar o último molar em cada fileira de dentes. Normalmente, os *sisos* nascem muito mais tarde do que os outros molares permanentes, geralmente durante o final da adolescência, e com frequência causam dor no maxilar e luxação de outros dentes. Muitas vezes, eles não nascem, "permanecendo" no maxilar, o que também pode causar dor.

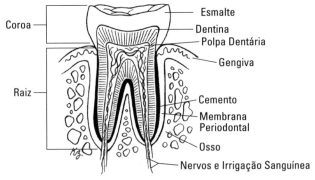

FIGURA 11-1: Estrutura do dente.

Ilustração de Kathryn Born, MA

A língua ajuda

Sua língua é composta principalmente de tecido muscular esquelético. O músculo é coberto na superfície superior por uma membrana mucosa, em que estão as papilas gustativas (veja o Capítulo 7 para mais informações sobre elas). Os músculos da língua movimentam a comida ao redor da boca para ajudar na mastigação. O muco umedece e lubrifica o *bolo* alimentar, termo técnico para a comida que está sendo mastigada.

Os músculos conectam a língua aos ossos do crânio, e uma membrana mucosa na parte inferior prende a língua à parte de baixo da cavidade oral. Esse pedaço fibroso de membrana que você vê quando toca a ponta da língua com o céu da boca é o *frênulo lingual*.

A membrana bucal

A *membrana bucal* é aquela parte da mucosa digestória que reveste o interior da boca. Diversas *glândulas salivares* têm ductos que atravessam a membrana bucal e secretam muco e *amilase salivar*, uma enzima digestiva, na cavidade oral. Essas glândulas geralmente entram em ação antes de você dar a primeira garfada na refeição. Um aroma delicioso ou até mesmo a simples expectativa de comer algo que gosta faz com que esses fluidos sejam produzidos.

PAPO DE ESPECIALISTA

A enzima amilase salivar transforma o amido em açúcar enquanto você mastiga, dando início à digestão química.

Faringe e esôfago: Que mitologia o quê!

A *faringe*, mais conhecida como garganta, conduz ao *esôfago*, o tubo que se estende da boca até o estômago. Quando você engole, o bolo alimentar empurra a *epiglote*, o pedaço da cartilagem que impede sua entrada na traqueia e garante a passagem para o esôfago (veja a Figura 11-2).

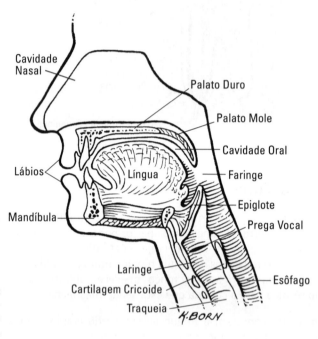

FIGURA 11-2: As estruturas da boca e faringe.

Ilustração de Kathryn Born, MA

O esôfago tem dois esfíncteres — no topo e outro no fundo — que controlam o movimento do bolo para dentro e para fora do esôfago. O *esfíncter esofágico superior*, composto de músculo esquelético, é geralmente contraído, garantindo que o ar não entre no trato digestório. Ele se abre para permitir que o bolo entre no esôfago e a peristalse o empurre. O *esfíncter esofágico inferior*, também chamado de cárdia, envolve o esôfago na entrada do estômago. Também é fechado a maior parte do tempo, evitando que qualquer conteúdo estomacal volte.

Quando o estômago entra em ação

A parte externa do estômago é composta pela *serosa*, uma camada de tecido conjuntivo resistente. Abaixo dela fica a *camada muscular*, que tem três camadas de fibras musculares lisas — oblíqua, circular e longitudinal —, que se contraem em direções diferentes. Os receptores de estiramento dessa camada enviam impulsos nervosos ao cérebro quando o estômago está cheio. Essas duas camadas sustentam a estrutura do estômago como um órgão oco.

Quando o esfíncter esofágico inferior relaxa, o bolo cai no estômago, a parte mais larga e flexível do canal alimentar. A comida permanece no estômago em média de duas a seis horas, sendo agitada pelo *suco gástrico*, uma substância ácida que o estômago secreta, e triturada por milhares de intensas contrações musculares. As paredes do estômago se contraem de maneira semelhante ao peristaltismo, impulsionando a comida para a frente e para trás. O estômago é a única parte do canal alimentar que tem uma terceira camada muscular (oblíqua) para possibilitar o movimento de mistura. A figura "Estômago" no Caderno Colorido mostra as várias partes desse órgão.

O revestimento do estômago é composto por duas camadas mucosas, a *submucosa* e a *mucosa*. A submucosa contém nervos e vasos sanguíneos que fornecem controle e recursos às camadas muscular e mucosa (esse padrão é constante em todo o canal alimentar). Glândulas gástricas na mucosa secretam enzimas para quebrar moléculas grandes, preparando-as para a absorção (veja a Tabela 11-1), bem como os outros componentes do suco gástrico. A mucosa é corrugada (como papelão), aumentando a área de superfície interna. Essas dobras são chamadas de *rugas*. À medida que o estômago se enche, as rugas diminuem, permitindo que se expanda.

TABELA 11-1 **Enzimas Digestivas**

Origem	Enzima	Nutriente-alvo
Estômago	Pepsina	Proteínas
Estômago e intestino delgado	Lipase	Gorduras (principalmente da manteiga)
Intestino delgado	Peptidase	Peptídeos
Intestino delgado	Sucrase, maltase, lactase	Sacarose, maltose, lactose (açúcares dissacarídeos)

LEMBRE-SE

A ação muscular do estômago faz parte da digestão física, como a mastigação, a deglutição e o peristaltismo. Quebrar a comida em pedaços menores é essencial para permitir o acesso a todos os nutrientes. Se o estômago permanecesse uma grande bola, só poderíamos absorver os nutrientes na superfície. Mas não negligencie a contribuição desse órgão para a digestão química — principal fator de decomposição do alimento.

Enquanto o estômago agita o bolo no suco gástrico, o material se transforma no *quimo*, uma pasta parecida com farinha de aveia, que é esguichado no intestino delgado pelo *esfíncter pilórico*, entre a parte inferior do estômago, o *piloro*, e o topo do intestino delgado, o *duodeno*. Isso evita que a maior parte do quimo entre de uma vez só.

CAPÍTULO 11 **Sistema Digestório: Quebrando Tudo** 237

Por dentro dos intestinos

O *intestino* é um longo músculo em forma de tubo (cerca de 6 metros) que se estende do esfíncter pilórico ao esfíncter anal. Como um órgão de 6 metros cabe em um espaço relativamente pequeno, repleto de outros órgãos? Ele se estreita e se enrola. Os intestinos são classificados em delgado e grosso com base em sua largura, não em seu comprimento (assim como são classificadas as mangueiras). O lúmen do intestino delgado mede cerca de 2,5 centímetros de diâmetro; o intestino grosso, cerca de 6,4 centímetros.

No geral, a função do intestino é importar e exportar substâncias biológicas de vários tipos. Como é comum em órgãos com funções de importação e exportação, o intestino tem estruturas que maximizam a área de superfície disponível para a troca.

As paredes musculares externas do intestino ficam juntas e enroladas dentro da cavidade abdominal, mantidas no lugar pelo revestimento fibroso do *peritônio*. Com duas camadas de tecido muscular liso, longitudinal e circular, o intestino executa um peristaltismo forte e sustentado. O *mesentério*, o tecido conjuntivo entre as curvas do intestino delgado, impede que ele se enrugue ou dobre.

A mucosa intestinal é conectada ao restante da mucosa digestiva. É cravejada de "áreas de trabalho" especializadas que produzem hormônios, neurotransmissores, enzimas e outras substâncias que participam do processo digestório.

Os leitos capilares encontrados na submucosa do intestino definem a área de interação dos sistemas digestório e cardiovascular. Esses capilares são contíguos ao longo do lúmen do intestino.

O lúmen é revestido por *vilosidades*, uma estrutura especializada em processos de importação e exportação, e que é característica de tecidos em locais do corpo onde substâncias são trocadas. As vilosidades são projeções digitiformes da mucosa que multiplicam a área de superfície disponível para que as trocas ocorram. Analogicamente, os píeres em um porto ampliam a área de atividades.

As vilosidades revestem toda a extensão do intestino delgado, projetando-se no lúmen. Cada vilosidade tem o próprio capilar para absorver o conteúdo do intestino e inseri-lo no sangue (veja o Capítulo 9 para mais informações sobre o sistema cardiovascular). As *microvilosidades* são projeções ainda menores nas células epiteliais da mucosa.

Alguns desses processos só ocorrem a partir do *transporte ativo* — o gasto de energia na forma de ATP. Para mais informações sobre transporte ativo e ATP, consulte o Capítulo 3.

Descobrindo o intestino delgado

O intestino delgado faz muito do trabalho físico e químico do sistema digestório, começando com o peristaltismo. É uma glândula endócrina, bem como um órgão digestório, produzindo e secretando hormônios que controlam a digestão. Células nas paredes do intestino delgado secretam os hormônios *secretina* e *colecistocinina* (CCK), que estimulam a liberação de líquidos digestivos, como a bile da vesícula biliar e o suco pancreático do pâncreas.

O intestino delgado é subdividido em três estruturas ao longo do seu comprimento, que varia de 3 a 6 metros de comprimento e de 2,5 a 5 centímetros de diâmetro: o *duodeno* (que mede cerca de 0,3 metro), o *jejuno* (medindo de 1 a 2 metros) e o *íleo* (com medida de, em média, 2 a 4 metros).

O intestino delgado pode medir cerca de 50% a mais em uma necropsia, devido à perda do tônus da musculatura lisa após a morte.

O papel do duodeno é completar a digestão química. As *glândulas de Brunner* em seu revestimento secretam muco e bicarbonato diretamente no lúmen para ajudar a neutralizar o suco gástrico no quimo (a maioria das enzimas precisa de um pH quase neutro). Outras células secretam enzimas digestórias (consulte a Tabela 11-1) que trabalham com as enzimas biliares e pancreáticas para quebrar as moléculas grandes em pedaços absorvíveis.

O esfíncter pilórico controla a liberação do quimo no duodeno pelo *reflexo enterogástrico*. A taxa de fluxo é limitada pela capacidade do duodeno de neutralizar o forte ácido. Os processos de digestão química ocorrem furiosamente. Carboidratos, proteínas e gorduras são decompostos em moléculas como glicose, aminoácidos, ácidos graxos e glicerol. O peristaltismo move o quimo quase completamente digerido para dentro do jejuno e íleo, cuja principal função é a absorção.

PAPO DE ESPECIALISTA

O corpo lida com os dois produtos da digestão de gordura, ácidos graxos e glicerol de maneiras ligeiramente diferentes. Os ácidos graxos de cadeia curta são transferidos diretamente para o capilar através das vilosidades, e os de cadeia longa são transportados através das vilosidades para o sistema linfático. Nas células, os ácidos graxos de cadeia longa são reunidos em compostos chamados de triglicerídios. O glicerol é absorvido pelo fígado e convertido em glicose ou usado na glicólise (processo de decomposição da glicose em energia).

Após o quimo ter passado pelas três partes do intestino delgado, os nutrientes de que o corpo precisa já foram absorvidos pelo sangue. No íleo, o material indigesto passa para o intestino grosso.

A atividade do intestino grosso

O quimo escoa do intestino delgado para o intestino grosso (também chamado de *cólon*), passando do íleo, através do *esfíncter ileocecal*, para o *ceco*, a primeira parte do intestino grosso. O material agora é chamado de *fezes*.

O intestino grosso mede cerca de dois metros e está localizado como uma "estrutura" ao redor do intestino delgado. Depois do ceco, o intestino grosso sobe (*cólon ascendente*), atravessa de um lado a outro (*cólon transverso*), desce (*cólon descendente*) e termina no *cólon sigmoide*.

No intestino grosso, a água é reabsorvida das fezes por difusão através da parede intestinal e direcionada aos capilares. Como os eletrólitos são dissolvidos na água, o intestino grosso também os absorve (mas sem os nutrientes). A remoção de água compacta o material indigesto no cólon e, com a adição de muco, forma a textura característica das fezes.

Além do alimento não digerido, as fezes contêm restos de secreções digestórias, como a bile. Sua cor marrom vem da combinação de pigmentos biliares verde-amarelos, bilirrubina (também da bile) e bactérias.

Seus intestinos são o lar de um número inimaginavelmente grande de bactérias, entre centenas de espécies. Trilhões de minúsculas células (procarióticas) ingerem parte do material não digerido de suas fezes, produzindo moléculas que têm um odor bem conhecido. (Nada do que se envergonhar, nada do que se orgulhar também.) Algumas dessas bactérias produzem substâncias benéficas, como a vitamina K, que é necessária à coagulação do sangue. Essas substâncias são absorvidas através da parede intestinal e transportadas para o sangue através dos capilares. Confira o Capítulo 17 para mais informações sobre micro-organismos.

Passando pelo cólon e reto

Quando o cólon termina seu trabalho, o peristaltismo move as fezes para o reto, localizado na parte inferior do cólon. Os receptores de estiramento avisam ao cérebro sobre a necessidade de defecar (liberar fezes) quando o reto contém, em média, 200 gramas de material. Empurradas pelo peristaltismo, as fezes passam pelo *canal anal* e saem do corpo através do esfíncter anal.

Órgãos Acessórios

O pâncreas, o fígado e a vesícula biliar são considerados *órgãos acessórios da digestão*. Eles não fazem parte do trato digestório: nunca entram em contato com o alimento ingerido nem participam dos aspectos mecânicos da digestão, mas produzem e disponibilizam aos órgãos do trato digestório algumas das substâncias químicas e biológicas que auxiliam seus processos químicos.

As bodas de fígado

O *fígado* é um dos órgãos mais importantes, não apenas na digestão, mas em muitos outros processos. Por exemplo, ele desintoxica o sangue, metaboliza drogas e regula o suprimento de várias moléculas no sangue. A função digestiva do fígado é a produção e o transporte da *bile*, uma das substâncias químicas digestivas.

DICA

Diversos termos relacionados às estruturas e funções do fígado contêm o prefixo *hepato-*, que significa "fígado".

Anatomia do fígado

O fígado é o maior órgão interno e a maior glândula do corpo humano. Um fígado humano adulto saudável pesa cerca de 1,5kg. Está localizado sob o diafragma e acima do estômago, no lado direito do abdômen (consulte a Figura 11-3). Ele é macio, marrom-rosado e triangular, com quatro lobos de tamanho e forma desiguais: o *lobo direito*, o *lobo esquerdo*, o *lobo quadrado* e o *lobo caudado*. O fígado é coberto por uma cápsula de tecido conjuntivo que se ramifica e se estende por todo seu interior, fornecendo suporte aos vasos sanguíneos aferentes, vasos linfáticos e ductos biliares que atravessam o órgão.

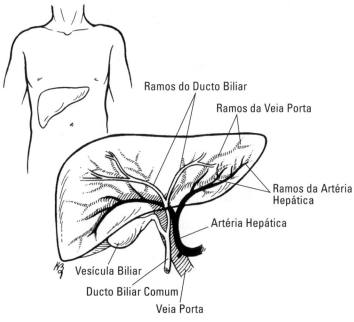

FIGURA 11-3: O fígado mais de perto.

Ilustração de Kathryn Born, MA

O fígado recebe sangue oxigenado por meio da *artéria hepática*, que vem da *aorta*, e recebe sangue rico em nutrientes por meio da *veia porta*, que traz sangue dos capilares do trato digestório. Esse sistema *portal hepático* permite que o fígado processe tudo o que é absorvido pelo sistema digestório. Três veias hepáticas drenam sangue desoxigenado do fígado, saindo do órgão na parte superior do lobo direito e drenando sangue para a *veia cava inferior*.

Cada um dos quatro lobos é composto de minúsculos lóbulos, cerca de 100 mil ao todo. O *lóbulo hepático* é a unidade funcional do fígado (veja a Figura 11-4). Cada lóbulo é composto de milhões de células hepáticas e canais biliares, e é suportado e separado por ramos da cápsula. Nos vértices do lobo (picos) são distribuídas, de maneira relativamente uniforme, *tríades portais* que contêm um ducto biliar, um ramo terminal da artéria hepática e um ramo terminal da veia porta. Os *hepatócitos* encontram-se em um arranjo quase hexagonal, com uma veia no centro que leva os produtos do lobo para o sangue. Na superfície dos lobos estão os ductos, veias e artérias que transportam fluidos para eles.

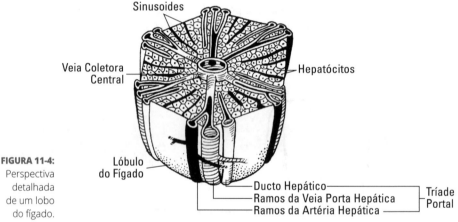

FIGURA 11-4: Perspectiva detalhada de um lobo do fígado.

Ilustração de Kathryn Born, MA

Regeneração do fígado

Entre seus poderes surpreendentes, o fígado tem a capacidade de se regenerar e recuperar seu tamanho original, sua estrutura e suas funções rapidamente após a cirurgia de ressecção parcial (remoção) ou uma lesão maciça. O fígado humano pode se regenerar completamente a partir de apenas 25% de seu tecido original, e essa capacidade é única entre os principais órgãos.

O transplante de doador vivo, um procedimento em que uma pessoa saudável doa uma parte de seu fígado a um receptor, é realizado com sucesso desde 1989. Normalmente, o fígado dobra de tamanho tanto no doador quanto no receptor em apenas de três a quatro semanas. A replicação rápida dos hepatócitos é o mecanismo de crescimento responsável por tal agilidade.

Produção e transporte de bile

O fígado produz bile, um elemento importante na digestão de gorduras e lipídios de todos os tipos. A bile que alguns dos lobos produzem é coletada nos *canalículos biliares*, que se unem e formam *ductos biliares*, e os ductos biliares *intra-hepáticos* (internos ao fígado) acabam realizando a drenagem por meio do *ducto hepático comum*.

A bile pode ser introduzida no duodeno pelo fígado, mas, na maioria das vezes, é armazenada na *vesícula biliar*, que é um saco em forma de pera localizado na curva do fígado e cuja única função é armazenar a bile e introduzi-la, conforme necessário, no intestino delgado. A bile entra e sai da vesícula biliar através do ducto cístico, que, unido ao ducto hepático comum forma o *ducto biliar comum*, que introduz a bile no duodeno.

Outras funções do fígado

O fígado funciona de muitas outras maneiras, influenciando outros órgãos e sistemas. Observe uma breve lista de suas diversas funções:

» Processar e eliminar toxinas. Subprodutos tóxicos de algumas drogas, como o álcool, chegam dos órgãos digestórios pela veia porta.

» Processar e eliminar o desperdício metabólico. O fígado remove os glóbulos vermelhos do sangue e transforma a hemoglobina em *bilirrubina* e outros subprodutos, que são usados para produzir bile. (O ferro é reciclado.)

» Armazenar glicose sob a forma de *glicogênio* e reconverter quando os níveis sanguíneos diminuem. Essa função é mediada pela insulina e pelo glucagon (veja o Capítulo 8 para mais informações sobre o sistema endócrino).

» Armazenar vitaminas e minerais.

» Produzir vários tipos de proteínas, como os hormônios proteicos, as proteínas plasmáticas, as da cascata de coagulação (veja o Capítulo 9) e o sistema do complemento (veja o Capítulo 13).

Pâncreas

O *pâncreas* situa-se na cavidade abdominal ao lado do duodeno e atrás do estômago. Abordamos sua função endócrina no Capítulo 8. O órgão produz *suco pancreático* cheio de enzimas pancreáticas, em resposta à colecistocinina do intestino delgado. Consulte a Tabela 11-2 para obter informações sobre enzimas pancreáticas. Células no pâncreas, conhecidas como células acinares, secretam suco pancreático e passam do *ducto pancreático* para o duodeno. Células ao longo dos ductos internos do pâncreas secretam bicarbonato (que é alcalino) em resposta à secretina (do intestino delgado) para neutralizar o quimo, que é ácido.

TABELA 11-2 Enzimas Pancreáticas

Enzima	Nutriente-alvo	Resultado da Decomposição
Tripsina	Proteínas	Peptídeos (cadeias de aminoácidos)
Peptidase	Peptídeos	Aminoácidos individuais
Lipase	Gorduras	Ácidos graxos e glicerol
Nuclease	Ácidos nucleicos (DNA, RNA)	Nucleotídeos
Amilase	Carboidratos	Glicose e frutose

Decomposição

Cada parte do sistema digestório tem um fluido característico: uma mistura complexa de água, eletrólitos e substâncias biológicas. Cada um com uma função específica na digestão.

» **Muco:** Cada centímetro do trato digestório tem glândulas mucosas cujas secreções mantêm o conteúdo úmido, macio e escorregadio, além de proteger o revestimento da abrasão e da corrosão.

» **Saliva:** A saliva (ou cuspe) é uma solução límpida e aquosa que as glândulas salivares produzem constantemente em sua boca. Você produz cerca de 1,5 litro de saliva diariamente. A saliva umedece a comida e facilita a deglutição. É também um componente do paladar — os alimentos devem ser dissolvidos na solução aquosa para que os sinais químicos atuem nas papilas gustativas (veja o Capítulo 7).

As enzimas na saliva começam a digestão do amido antes mesmo de você engolir a comida. Mastigar os alimentos e revesti-los com saliva torna o trabalho da língua um pouco mais fácil — que consiste em empurrar para a faringe (garganta) os alimentos umedecidos e mastigados.

A saliva limpa o interior da boca e os dentes, e as enzimas da saliva também ajudam a combater infecções na boca.

LEMBRE-SE

» **Enzimas:** Milhares de enzimas participam da digestão. As enzimas são altamente especializadas — sua função é catalisar uma ou algumas reações específicas. As enzimas digestivas atuam em reações que decompõem moléculas específicas em entidades químicas componentes, e elas podem ser classificadas como *proteinases*, *peptidases*, *lipidases* e vários outros tipos de *enzimas ativas* que decompõem carboidratos. As enzimas estão presentes em fluidos digestórios como o suco gástrico e o suco pancreático.

O sufixo *-ase* indica uma enzima que decompõe uma molécula.

» **Suco gástrico:** É secretado por milhões de pequenas glândulas na mucosa gástrica e entra na cavidade do estômago pelas fossas gástricas na superfície interna da mucosa. O suco gástrico contém *ácido clorídrico* (HCl), que é extremamente ácido e mata as bactérias que entram no corpo com os alimentos. Ele também contém a poderosa proteinase *pepsina*, que funciona apenas em ambientes altamente ácidos.

» **Suco pancreático:** Contém diversas enzimas digestivas. Consulte a Tabela 11-2 para mais detalhes.

» **Bile:** Também conhecida como *suco biliar*, é um fluido altamente alcalino, de sabor amargo, coloração entre o verde-escuro e o marrom-amarelado, produzido pelo fígado. A bile pode permanecer no órgão ou ser transportada à vesícula biliar para armazenamento antes de ser expelida para o duodeno.

A função fisiológica da bile é emulsificar gorduras — isto é, criar um ambiente em que substâncias à base de lipídios possam ser misturadas em uma matriz aquosa para transporte, e fazer com que possam ser decompostas por reações químicas. A alta alcalinidade da bile ajuda a neutralizar o quimo fortemente ácido que entra no duodeno a partir do estômago. Outra finalidade da bile é ajudar a absorver as vitaminas lipossolúveis K, D e A no sangue.

PAPO DE ESPECIALISTA

A cor da bile vem das *bilirrubinas* e biliverdinas provenientes das células vermelhas do sangue desmanteladas no fígado. Esses pigmentos são depositados na bile para ser eliminados pelo trato digestório. Eles não participam da digestão química, embora pesquisas recentes pareçam indicar a função de antioxidantes.

» **Hormônios:** O hormônio *gastrina* regula a secreção de HCl, muco e *pepsinogênio* (que é transformado em pepsina). Enquanto houver produção de gastrina, o estômago continua secretando suco gástrico.

Células nas paredes do intestino delgado secretam os hormônios colecistocinina e secretina, que estimulam a liberação de suco biliar e pancreático.

CAPÍTULO 11 **Sistema Digestório: Quebrando Tudo** 245

> **Tampões:** Para diminuir a acidez extrema (elevar o pH) do ácido gástrico e criar um ambiente mais acolhedor para a maioria das enzimas digestivas, o intestino delgado e o pâncreas secretam *bicarbonato de sódio*, o mesmo composto encontrado no fermento.

Fisiopatologias

Esta seção informa a respeito de várias doenças e distúrbios comuns ao sistema digestório.

Doenças da cavidade oral

Restos de comida que permanecem na boca promovem o crescimento das bactérias já presentes na boca. As bactérias se sentem em casa, secretando a *placa*, uma matriz gelatinosa, nos espaços entre a *gengiva* e os dentes. Em cerca de um dia, o material secretado endurece e vira *cálculo* ou *tártaro* (ambos os termos significam, basicamente, "matéria dura"). O acúmulo de placa e o hipercrescimento das bactérias causam *gengivite* (inflamação da gengiva), que é um dos principais fatores de influência da perda dos dentes. Muitas pessoas saudáveis vivem com essa inflamação crônica de baixo nível, um fator de risco para doenças cardiovasculares, entre outras, como vemos no Capítulo 13.

Com o tempo, os subprodutos ácidos do metabolismo da bactéria corroem o esmalte dos dentes, criando uma "cavidade". Se a erosão continuar, as bactérias patogênicas entram na polpa do dente, causando um *abcesso dentário*.

Distúrbios do estômago e dos intestinos

O estômago e os intestinos conduzem o alimento de uma ponta à outra, com potencial problemático em todos os pontos do caminho.

Constipação

A *constipação* ocorre quando o intestino grosso absorve muita água das fezes, o que as torna secas, duras e difíceis de expelir. A grande maioria sofre com a constipação em um momento ou outro, e algumas pessoas sofrem de constipação crônica. As causas subjacentes podem ser dietéticas (geralmente, pouca fibra ou pouca água), falta de exercícios, certos alimentos e bebidas, certas drogas ou o retardamento da atividade intestinal que ocorre com o envelhecimento. A causa mais comum de constipação é ignorar o sinal de seu corpo para defecar, o que faz com que as fezes permaneçam no cólon por muito tempo, enquanto muita água é absorvida no revestimento intestinal, ressecando-as.

Diarreia

Água em excesso nas fezes causa *diarreia*, e isso ocorre quando algo impede que uma quantidade normal de água seja absorvida pelo intestino grosso e retorne ao sangue. Embora um surto de diarreia seja apenas uma inconveniência para os adultos no mundo desenvolvido, é uma grande preocupação relativa à saúde nos países em desenvolvimento, especialmente para as crianças. A cada dia, a diarreia mata 1,5 milhão de crianças em todo o mundo, e é uma das causas mais comuns de morte entre crianças menores de 5 anos, segundo a Organização Mundial de Saúde.

Uma possível causa da diarreia são bactérias patogênicas que infectam o intestino grosso (e não as bactérias benéficas que normalmente o habitam) por meio de alimentos contaminados. A taxa de peristaltismo aumenta, na tentativa de eliminar rapidamente o patógeno, sem que a água seja reabsorvida.

Outra causa da diarreia é o estresse, atuando pelos mecanismos de *luta ou fuga* (veja o Capítulo 8). Entre os efeitos da adrenalina, o hormônio mais importante nesse mecanismo é a estimulação do peristaltismo. Em situações de risco, ou em situações apenas percebidas como tais, os intestinos inferiores podem expelir subitamente seu conteúdo, presumivelmente para descartar o peso improdutivo e permitir corridas mais rápidas ou combates mais difíceis.

Entretanto o estresse crônico pode estimular a liberação crônica de adrenalina, deslocando rapidamente as fezes para fora do intestino grosso, prejudicando a reabsorção de água e causando diarreia crônica.

Apendicite

O *apêndice* é um pequeno saco preso ao ceco no início do intestino grosso. Durante a transferência do quimo entre os intestinos, algum material pode fluir para o apêndice. Normalmente esse material sai naturalmente. Mas, caso não saia, dependendo do material e do tempo que permanecer, o apêndice pode ficar inflamado ou infectado por bactérias intestinais, causando *apendicite*. Felizmente, a apendicite é muito dolorosa: a natureza e a localização da dor são diagnósticos para a condição. (Certifique-se da localização do apêndice, só por precaução. Essa condição com risco de morte é bastante comum e é sempre tratada como caso de emergência.)

No pior dos casos, ou se o tratamento for tardio, o apêndice pode inchar e romper-se. O limite entre o intestino grosso e o peritônio é rompido, causando peritonite e choque, com risco de morte.

Úlceras gástricas e duodenais

As *úlceras gástricas* ou *duodenais* são lesões na mucosa desses tecidos. Quebras na camada espessa de muco protetor permitem que o suco gástrico, altamente ácido, entre em contato com as células do revestimento, causando dor e mais danos aos tecidos.

Por muitos anos, o estresse emocional foi considerado a causa subjacente das úlceras. Médicos e fisiologistas argumentaram que o sistema nervoso parassimpático de uma pessoa sob estresse enviava sinais para secretar mais suco gástrico do que o necessário, levando ao excesso de ácido. Uma grande indústria foi desenvolvida em torno de gastroenterologistas que prescreviam antiácidos para pacientes com úlcera. Então, no final dos anos 1980, um grupo de médicos e pesquisadores australianos demonstrou que essas úlceras eram o resultado de uma infecção bacteriana. A espécie *Helicobacter pylori* (tradução: haste em forma de parafuso no estômago) é moderadamente infecciosa e está presente em diversos corpos, mas, ao ser combinadas com excesso de ácido, as bactérias são capazes de penetrar na camada mucosa e adentrar o epitélio. (Elas se movem através do muco e se inserem no epitélio se torcendo, como um parafuso. Na maioria dos estômagos, elas não passam da camada de muco.) Um esquema padronizado de antibiótico geralmente é bem-sucedido na eliminação da infecção. As úlceras se resolvem quando o revestimento da mucosa é frequentemente substituído.

Síndromes intestinais

As síndromes intestinais são de dois tipos: *não inflamatória* e *inflamatória*. Discutimos essas variações nas seções a seguir.

Síndrome do intestino irritável (SII)

Na *síndrome do intestino irritável* (SII), a irritação dos tecidos resulta em uma alteração na frequência do peristaltismo. O ritmo da contração peristáltica se acelera ou desacelera. O paciente pode sofrer diarreia, constipação ou ambos. A redução do estresse e uma dieta rica em fibras geralmente estão no plano de tratamento. A SII não é caracterizada com inflamatória, pois não induz autoimunidade nem resposta inflamatória.

PAPO DE ESPECIALISTA

Uma síndrome é, na verdade, um conjunto de sintomas, em vez de uma doença.

Doença de Crohn

A *doença de Crohn* é uma doença inflamatória intestinal, o que significa que o revestimento intestinal fica inflamado. (A resposta inflamatória é parte da síndrome.) A camada mucosa, a camada muscular, a serosa (o tecido de cobertura) e até mesmo os nódulos linfáticos e as membranas que fornecem suprimento de sangue para o intestino podem ser afetados. À medida que o revestimento intestinal incha, úlceras, fissuras (rachaduras) e *abcessos* (bolsas cheias de pus) podem se formar. A doença de Crohn pode afetar qualquer parte do canal alimentar, mas é mais comum no íleo.

Nos estágios iniciais da doença, os portadores apresentam diarreia e dor no lado inferior direito do abdômen. A inflamação pode se espalhar pelas camadas da parede, o que estreita o espaço vazio no interior do intestino.

Os portadores de Crohn podem desenvolver deficiências nutricionais devido à má absorção de nutrientes. Geralmente, os afetados pela doença perdem algumas bactérias intestinais benéficas, incluindo aquelas que sintetizam a vitamina B12. Essa deficiência crônica acarreta a *anemia perniciosa*.

Infelizmente, a causa ainda é desconhecida. Mas o tratamento para a doença de Crohn inclui mudanças na dieta, repouso, redução do estresse, suplementos vitamínicos e medicamentos para reduzir a inflamação e a dor. Às vezes a cirurgia é necessária para remover a parte afetada do intestino.

Colite ulcerativa

A *colite ulcerativa* (*colite* é uma inflamação do cólon) é uma doença inflamatória intestinal bastante comum em que o revestimento intestinal fica inflamado. (A resposta inflamatória é parte da síndrome.) Embora os sintomas sejam semelhantes aos de Crohn, a colite ulcerativa é limitada ao cólon e afeta apenas a mucosa. As úlceras se formam no revestimento do intestino grosso, e a inflamação resultante leva à produção de muito muco e pus. Os abscessos se formam no revestimento, e o tecido ao redor deles pode ficar irritado, danificado ou até mesmo morrer. A colite ulcerativa pode oferecer risco de morte.

Devido a todo esse dano, as fezes são muitas vezes preenchidas com sangue e muco. Caso a perda de sangue seja suficientemente grave, pode-se desenvolver *anemia* (carência de glóbulos vermelhos). Conforme a doença progride, o revestimento do cólon engrossa e desenvolve o tecido cicatricial, de modo que a absorção de água e eletrólitos é reduzida.

A causa da colite ulcerativa ainda está sendo pesquisada. Um problema com os linfócitos T parece afetar negativamente o revestimento epitelial do cólon. Às vezes uma infecção pode iniciar o processo e, embora o estresse não cause a doença, pode provocar um ataque.

Doenças dos órgãos acessórios

Os órgãos produtores de substâncias químicas digestivas estão sujeitos ao mau funcionamento das poderosas substâncias que eles próprios produzem, bem como às doenças infecciosas, deficiências nutricionais e desequilíbrios originados em outros sistemas de órgãos. O mau funcionamento de qualquer um desses órgãos pode ter efeitos de longo alcance na fisiologia.

Sintomas sistêmicos das doenças hepáticas

Como o fígado exerce diversas funções importantes na fisiologia, o mau funcionamento desse grande órgão pode se revelar como sinais e sintomas em outros sistemas de órgãos.

Quando o fígado falha, a bilirrubina de eritrócitos envelhecidos não é eliminada do corpo adequadamente. Alguns podem ser depositados na pele, causando coceira intensa, o sintoma mais comumente relatado de insuficiência hepática. A coloração amarela da *esclera* (parte branca dos olhos) é um sinal bem reconhecido de doença hepática, da qual deriva o termo comum *icterícia* (amarelamento). A bilirrubina pode entrar na urina, dentro do rim, dando a ela coloração escura e indicando problemas no fígado. As fezes ficam pálidas, pois o metabólito da bilirrubina que dá às fezes sua cor marrom não está sendo produzido e direcionado ao intestino grosso.

Entre as proteínas produzidas no fígado estão a maioria dos componentes da *cascata de coagulação* (veja o Capítulo 9) e os da *cascata de inflamação* (veja o Capítulo 13). A produção reduzida dessas proteínas pode resultar em hematomas e sangramento excessivo. Concentrações menores de proteínas plasmáticas, especialmente albumina, logo causam edema (retenção de líquidos) no abdômen, nas pernas e nos pés, e a perda geral de nutrientes pode resultar em fadiga crônica.

LEMBRE-SE

O fígado é capaz de se regenerar consideravelmente, e esses problemas podem ser corrigidos pelos mecanismos homeostáticos por meio da eliminação da causa do mau funcionamento.

Hepatite viral

A *hepatite* é caracterizada por uma inflamação no fígado. Entre as causas mais comuns da doença estão as infecções virais, vulgarmente chamadas de "vírus da hepatite A a E", em ordem de descoberta científica. O estudo dos vírus da hepatite é uma área de pesquisa biomédica ativa, e mais vírus da hepatite podem ser identificados e nomeados. Os vírus não têm relação entre si, mas todos produzem um conjunto similar de sintomas. No *estágio prodrômico* (início imediato da infecção, com duração de cerca de duas semanas), os aflitos sofrem de um mal-estar conhecido como *mal-estar generalizado*, bem como problemas no sistema nervoso, como alteração do paladar ou do olfato ou sensibilidade à luz. Nos estágios clínicos, o fígado está inflamado e inchado, causando dor abdominal, sensibilidade, indigestão e acúmulo de bilirrubina.

O sistema imunológico já havia descoberto há eras o que a medicina só descobriu recentemente: esses vírus são diferentes. O sistema imunológico produz *imunoglobulinas* específicas (anticorpos) contra cada vírus. Algumas ferramentas avançadas usadas no diagnóstico clínico e na saúde pública identificam o vírus, indicando exatamente quais anticorpos estão presentes no sangue do paciente.

Alguns dos vírus que infectam o fígado humano resistiram aos esforços do sistema imunológico para eliminá-los e foram bem-sucedidos, e a infecção crônica pode trazer morbidade em longo prazo, podendo levar à extensa cicatrização do fígado e morte prematura.

Cálculos? Matemática? Oi?

Cálculos biliares começam como cristais de colesterol ou pigmentos biliares formados na vesícula biliar. Como seixos em um frasco, eles reduzem a capacidade de armazenamento da vesícula. Pior, eles podem bloquear o ducto biliar comum, fazendo com que os pigmentos retornem ao sangue, uma condição chamada de *icterícia obstrutiva*. A *litotripsia*, uma técnica de laser laparoscópica, destrói os cálculos biliares.

Pancreatite dolorosa

A inflamação do pâncreas (*pancreatite*) pode ser leve ou grave, aguda ou crônica. A dor associada à pancreatite leve está centrada em torno do umbigo e não diminui com vômitos, e na pancreatite grave, a dor é implacável e penetrante no meio do abdômen.

A pancreatite aguda pode facilmente tornar-se uma *pancreatite edematosa* (acumulação de líquido) ou uma *pancreatite necrosante* (morte de células e tecidos do pâncreas). A causa de ambas é a mesma: as enzimas digestivas produzidas no pâncreas são impedidas de entrar no intestino. Alterações inflamatórias nos ductos geralmente são subjacentes ao bloqueio.

Sem as enzimas, a digestão pode se tornar mais lenta ou incompleta, o que pode prejudicar a capacidade do organismo de manter a homeostase. E, pior, se a condição persistir, as enzimas digestivas acabarão sendo liberadas nos tecidos do próprio pâncreas, destruindo a capacidade do organismo de produzir e distribuir as enzimas de novo. Diferente do fígado, o pâncreas não se regenera.

Às vezes um surto de pancreatite prejudica a capacidade do organismo de produzir insulina, e o resultado é o diabetes. (Leia no Capítulo 8 mais informações sobre diabetes.)

> **NESTE CAPÍTULO**
>
> » **Entendendo o que o sistema urinário faz**
>
> » **Dividindo em suas partes**
>
> » **Dissecando o papel da urina**
>
> » **Observando como o corpo mantém a homeostase**
>
> » **Descrevendo alguns de seus distúrbios**

Capítulo **12**

O Sistema Urinário: Limpando a Casa

O sistema digestório tem os próprios meios de preparar e eliminar os resíduos do que consumimos — mas e os resíduos que nosso corpo cria? Este é o papel do sistema urinário.

Neste capítulo, vamos levá-lo a uma visita pelo sistema urinário, revelar a composição da urina, explicar como os rins ajudam seu corpo a manter a homeostase e observar alguns dos problemas que afetam esse sistema.

Funções do Sistema Urinário

A maioria dos produtos residuais do metabolismo celular e muitas outras substâncias sai de seu corpo através do sistema urinário. A urina é o principal produto residual do corpo, e a micção (a liberação de urina para o meio ambiente) é a última etapa do metabolismo.

LEMBRE-SE

- » **Fazendo o trabalho sujo:** Os resíduos metabólicos são tóxicos e causariam danos às células caso se acumulassem dentro delas. As células excretam continuamente seus resíduos no fluido circundante. Como esse líquido extracelular é absorvido pelos capilares, as substâncias residuais entram no sangue. Enquanto o dióxido de carbono é excretado por meio da respiração (veja o Capítulo 10), outros resíduos (subprodutos do metabolismo celular) permanecem no sangue. Os rins removem esses subprodutos tóxicos do sangue e os colocam em nossa urina (veja a seção "Tirando o lixo: Os rins", mais adiante neste capítulo).

  O termo *excreção* significa tanto a passagem dos resíduos para fora de uma célula como sua liberação no exterior do corpo.

- » **Produzindo e expelindo urina:** A *urina* é uma solução aquosa produzida pelos rins. É o meio pelo qual os produtos residuais do metabolismo são removidos do sangue e eliminados do corpo. A urina também mantém o equilíbrio químico do sangue, porque as substâncias nocivas são propositalmente despejadas nela. O fluido é então transportado e mantido na bexiga até ser liberado.

- » **Equilibrando o teor de água:** Cerca de metade de seu peso corporal é formado por água, contida no fluido intracelular (dentro da célula) e no extracelular (fora da célula). Seus rins regulam com precisão a liberação e retenção de água, a fim de manter o volume sanguíneo e sua composição química. Em outras palavras, eles mantêm a homeostase do sangue (veja a seção "Mantendo a Homeostase", mais adiante no capítulo).

- » **Exercendo funções endócrinas:** As glândulas suprarrenais ficam acima dos rins, mas são órgãos independentes. Elas produzem vários hormônios, incluindo alguns que influenciam os rins:

  - **Regulação da produção de hemácias:** O hormônio *eritropoietina*, que estimula a produção (eritroplasia) de hemácias (glóbulos vermelhos do sangue) na medula óssea, é produzido no rim (e no fígado). A eritropoietina também tem outras funções fisiológicas relacionadas à cicatrização e à recuperação de feridas (veja o Capítulo 9 para obter informações sobre a produção de células sanguíneas).

OUTROS MECANISMOS DE EXCREÇÃO

Embora a maior parte do lixo metabólico seja excretado pelo sistema urinário, alguns outros sistemas também têm essa função:

- Na expiração, seus pulmões excretam dióxido de carbono, um produto residual da respiração celular.
- Sua pele excreta um pouco de água, sais e gorduras sob a forma de suor.
- Seu fígado não excreta resíduos diretamente no meio ambiente. No entanto ele tem um papel expressivo na divisão de células mortas em suas partes químicas. O fígado então encaminha as diferentes substâncias para reciclagem, excreção pelos rins ou as empacota na bile, que é liberada no intestino delgado.

- **Regulação do crescimento ósseo:** O *calcitriol*, a forma fisiologicamente ativa da vitamina D, é sintetizado nos rins. Entre outras funções, ele regula a concentração de cálcio e fosfato no sangue, o que promove o crescimento saudável e a remodelação óssea (o Capítulo 5 tem mais informações sobre o crescimento ósseo).
- **Regulação da pressão arterial:** Os rins também produzem *renina*, um hormônio envolvido no sistema renina-angiotensina (RAS), que atua no aumento da pressão arterial. Isso é discutido em detalhes na seção "Equilíbrio de fluidos e pressão arterial", mais adiante neste capítulo.

Estruturas do Sistema Urinário

O sistema urinário é bastante compacto. Diferente de outros sistemas, você consegue identificar o ponto em que ele começa e o outro, não muito distante, em que termina. Veja a figura "Sistema Urinário" no Caderno Colorido.

Tal como o canal alimentar, o *sistema urinário* é basicamente um sistema de tubos pelos quais uma substância passa, sofrendo uma série de processos fisiológicos nesse caminho. As conhecidas camadas de tecido — uma camada fibrosa externa, uma muscular e uma mucosa, que reveste a superfície interna — são observadas por todo o sistema urinário, começando pelo ureter. O muco protege os tecidos da urina, que é ligeiramente ácida.

Tirando o lixo: Os rins

O sistema urinário começa com os rins, órgãos pareados do tamanho de um punho, de cor marrom-avermelhada, localizados logo abaixo das costelas, na parte inferior das costas. Os rins têm uma forma oval alongada, como um feijão. A curva interna do rim é chamada de *hilo*, de onde muitos vasos entram e saem, incluindo o ureter, a artéria renal, a veia renal, os vasos linfáticos e os nervos. Uma membrana de tecido conjuntivo, o *peritônio*, assim como de tecido adiposo (gordura), conecta os rins à parede abdominal posterior.

Abaixo do peritônio, a *cápsula*, um revestimento de colágeno, envolve os rins. As fibras dessa camada se estendem para fora para prender o órgão às estruturas adjacentes.

PAPO DE ESPECIALISTA

Os rins são retroperitoneais, ou seja, ligam-se ao lado posterior do revestimento da cavidade abdominal, por fora. Os músculos costais de ambos os lados da coluna vertebral protegem os rins, bem como as costelas inferiores. Ainda assim, um golpe intenso nas costas danifica um rim com bastante facilidade.

Suprimento sanguíneo renal

Um pouco de sangue da aorta abdominal é desviado para o suprimento sanguíneo renal. A *artéria renal* leva o sangue ao rim para ser filtrado. A drenagem da veia renal filtra o sangue do rim, esvaziando-o na veia cava inferior. Os rins recebem cerca de 20% de todo o sangue bombeado pelo coração a cada minuto.

Tecidos renais

Sob a cápsula, os vários tecidos do rim são dispostos em camadas mais ou menos concêntricas. A camada mais externa, logo abaixo da cápsula, é o *córtex*. Abaixo dele fica a *medula*, uma série de estruturas em forma de leque, chamadas *pirâmides renais*, que se alternam com as *colunas renais*. Os espaços entre cada pirâmide, as colunas, permitem que os vasos sanguíneos cheguem até o córtex. As pirâmides são compostas de tubos microscópicos que gotejam urina em estruturas semelhantes a sacos. A camada mais interna, a *pelve renal*, contém esses sacos e canaliza a urina para o ureter. Veja a figura "Rim e Néfron" no Caderno Colorido para saber a localização dessas estruturas.

Néfron

Microscópico (há cerca de 1 milhão deles em cada rim), o néfron é a unidade de filtragem do rim. Cada néfron tem duas partes: o *corpúsculo renal* e o *túbulo renal*. O corpúsculo renal também se subdivide em duas partes: o *glomérulo*, um tipo especial de leito capilar derivado de arteríolas que se ramificam a partir da artéria renal, e a *cápsula glomerular* (ou *cápsula de Bowman*), um copo epitelial de dupla parede que envolve parcialmente o glomérulo.

Afastando-se do corpúsculo, o néfron gira para cima, formando o *túbulo contorcido proximal*, que então se endireita, entrando na medula e voltando a subir (a *alça de Henle*). No topo, volta a enrolar-se no *túbulo contorcido distal*, que se conecta a um ducto coletor que transporta a urina pelas pirâmides renais para a pelve renal.

Os néfrons são circundados pelos *capilares peritubulares*, que desempenham um papel importante na secreção direta, na reabsorção seletiva e na regulação da água. Veja a seção "Reabsorção seletiva", mais adiante no capítulo, e dê uma olhada na figura "Rim e Néfron" no Caderno Colorido para ver as partes que compõem o néfron.

LEMBRE-SE

Não confunda a *cápsula renal* e as *cápsulas glomerulares*. O rim tem uma cápsula renal em seu exterior e 1 milhão de cápsulas glomerulares na parte interna.

Segurando e soltando

Felizmente, temos um tanque de armazenamento para nossa urina, o qual controlamos voluntariamente. Quando a urina sai dos rins, é transportada para esse tanque de armazenamento até ser levada para a liberação. Essa parte do sistema urinário, chamada de trato urinário, começa no topo do ureter e termina na uretra.

Ureteres

Os *ureteres* são tubos que emergem da pelve renal e transportam a urina de um rim para a bexiga.

As paredes do ureter são semelhantes em estrutura às dos intestinos: a camada muscular se contrai em ondas de *peristaltismo* para mover a urina do rim para a bexiga.

Bexiga

A *bexiga* é um saco oco, com formato de funil, a partir do qual a urina flui através dos ureteres; sua capacidade é de cerca de 600ml. A bexiga fica na cavidade pélvica, logo atrás dos ossos púbicos, centralizada na frente do reto. Nas fêmeas, fica na frente do útero.

Como outros órgãos dos sistemas urinário e digestório, a bexiga é formada por uma membrana protetora, com várias camadas de músculos dispostas em direções opostas e uma mucosa interna. As camadas musculares se contraem para expelir a urina na uretra. A mucosa é composta do *epitélio de transição*, um tipo especial de tecido epitelial no qual as células podem mudar da forma cuboidal para quadrática, para acomodar volumes maiores de urina (veja a Figura 12-1). Os receptores de estiramento da camada muscular enviam impulsos para o cérebro quando a bexiga está ficando cheia. Veja o Capítulo 3 para descobrir mais detalhes sobre o tecido epitelial.

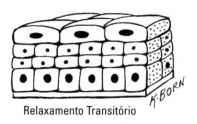

Relaxamento Transitório

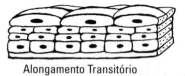

FIGURA 12-1: O epitélio de transição reveste a bexiga.

Alongamento Transitório

Ilustração de Kathryn Born, MA

Uretra

A *uretra* é o tubo que transporta a urina da bexiga para uma abertura (orifício) do corpo a fim de ser eliminada. A *mucosa* (epitélio) da uretra é composta de células transicionais à medida que sai da bexiga. Mais adiante estão as células colunares estratificadas, seguidas por células pavimentosas estratificadas perto do orifício externo da uretra.

A uretra masculina e a feminina são adaptadas para interagir com os respectivos sistemas reprodutores e, portanto, diferem anatômica e fisiologicamente em alguns aspectos.

Tanto nos homens quanto nas mulheres, o *esfíncter uretral interno*, que fica na extremidade proximal da uretra (entre a bexiga e a uretra), segura a urina na bexiga. Esse anel de músculo liso, que se abre para liberar a urina pela uretra, está sob o controle do sistema nervoso autônomo.

No ponto em que a uretra cruza o assoalho pélvico, há outro esfíncter feito de músculo esquelético, o *esfíncter uretral externo*, cujo controle é voluntário.

» **Uretra feminina:** Nas mulheres, a uretra tem cerca de 3,8 centímetros. Ela atravessa a parede anterior da vagina e se abre entre o clitóris e o orifício vaginal. O esfíncter externo está localizado dentro desse ponto de saída.

» **Uretra masculina:** Nos homens, a uretra tem cerca de 20 centímetros de comprimento, indo da bexiga até o *meato uretral*, sua abertura, que fica na ponta do pênis. A uretra masculina é dividida em três seções, baseadas na estrutura anatômica:

- A *uretra prostática* contém o esfíncter interno e passa pela próstata. As aberturas dessa região fazem com que o espermatozoide e o fluido prostático entrem na uretra durante o orgasmo.

- A *uretra membranosa* contém o esfíncter externo. Ela tem apenas cerca de 2,5 centímetros de comprimento.

- A *uretra cavernosa*, ou *uretra esponjosa*, ocupa todo o comprimento do pênis, terminando no meato uretral.

Tudo o que Reluz É Ouro?

A urina é um fluido corporal com funções específicas, assim como o sangue e a linfa. Mas, diferente deles, você a vê no curso normal dos eventos cotidianos. Aqui está tudo o que você sempre quis saber sobre como ela pode ser a melhor parte de você.

Composição da urina

A urina é uma substância com cerca de 95% de água, na qual muitos resíduos são dissolvidos, incluindo a ureia, outros compostos nitrogenados e vários outros compostos, inclusive eletrólitos (íons). Seu odor vem da amônia e de outras substâncias que derivam dela, como a ureia. Veja a Tabela 12-1 para saber mais sobre os componentes nitrogenados da urina.

TABELA 12-1 **Compostos Nitrogenados da Urina e Suas Fontes**

Composto Nitrogenado	Fonte
Ureia	Um subproduto da decomposição de aminoácidos.
Creatinina	Um subproduto do metabolismo da creatina (presente em grandes quantidades nas células musculares, utilizado para produzir ATP).
Amônia	Um subproduto da degradação de proteínas.
Ácido úrico	Um subproduto da decomposição de ácidos nucleicos.

A urina é amarela porque contém *urobilinogênio*, um composto formado a partir da quebra das hemácias (veja o Capítulo 9). A faixa normal de cor da urina é um tom um pouco amarelado, de claro a âmbar-escuro, dependendo principalmente do nível de hidratação. Quando você está bem hidratado, muita água entra na urina, tornando-a mais diluída e, portanto, mais pálida. Quando você está menos hidratado do que o ideal, os rins colocam menos água na urina, então ela se torna mais concentrada e parece mais escura.

A COR AMARELA

A urinálise faz uma avaliação bastante completa do estado do corpo. No entanto o antigo método médico — a observação da cor da urina — ainda dá algumas pistas valiosas.

Geralmente, uma urina amarelo-escuro indica desidratação.

A urina muito pálida indica "excesso de hidratação". O corpo cuida desse excesso de hidratação por meio de mecanismos homeostáticos, como a formação de urina diluída. O envenenamento por água, no qual uma grande quantidade de água é consumida durante um curto período, embora extremamente raro, é possível. A grande quantidade de urina produzida para eliminar o excesso de água faz com que os eletrólitos sejam esgotados, acarretando problemas em diversos sistemas.

O consumo de aspargos deixa a urina esverdeada. O consumo de beterrabas e frutas como amoras confere uma cor avermelhada ou rosada.

O excesso de complexo B, que é excretado na urina, faz com que ela fique de amarela a laranja-claro. Isso pode indicar um distúrbio metabólico ou ser simplesmente o efeito de suplementos de complexo B. Esses suplementos em doses muito altas podem deixar a urina até ligeiramente verde fluorescente.

Os metabólitos de alguns medicamentos (são muitos para enumerar aqui) deixam cores peculiares na urina.

A *hematúria*, o sangue encontrado na urina, é potencialmente um sinal de infecção da bexiga, glomérulos disfuncionais ou carcinoma (câncer).

Uma urina com coloração de laranja-escuro a marrom é um sinal de inúmeras doenças e distúrbios.

A urina escura ou até preta, a *melanúria*, pode ser causada por um melanoma.

A urina avermelhada, rosada ou amarronzada indica *porfíria*, um distúrbio complexo. Na maioria das vezes, porém, é um sinal de uma dieta rica em beterraba.

Os alimentos, as bebidas e os medicamentos ingeridos influenciam a composição da urina. Ela contém *ácido hipúrico*, produto da digestão de frutas e vegetais, e *corpos cetônicos*, produto da digestão de gorduras. Alguns alimentos, bebidas e medicamentos alteram a cor e o odor da urina. Algumas condições fisiológicas e distúrbios também afetam sua composição, e a urina há muito tempo tem sido analisada para diagnóstico. Por exemplo, a glicose na urina é sinal de diabetes.

Filtrando o sangue

O corpúsculo renal, que contém os glomérulos (capilares) e a cápsula glomerular, é a área de interface entre o sistema cardiovascular e o rim. É nele que seu corpo filtra o sangue.

O sangue entra no glomérulo através da arteríola aferente. Agora, nos capilares glomerulares, o plasma é forçado para fora e capturado pela cápsula, e esse processo é chamado de filtração glomerular. A pressão arterial nesses capilares é maior do que nos outros, e empurra o sangue contra a parede glomerular com certa força. O sangue restante nos capilares sai do glomérulo através da *arteríola eferente* e segue seu caminho pelo rim.

A parede fina e permeável do glomérulo atua como uma membrana de filtragem. O plasma passa pela cápsula, levando consigo solutos de pequenas moléculas, incluindo resíduos e toxinas, como ureia e creatinina, e substâncias úteis de moléculas pequenas, como glicose, aminoácidos e íons eletrolíticos. O plasma capturado pela cápsula, agora chamado de filtrado, é então encaminhado para o néfron (veja a Figura 12-2).

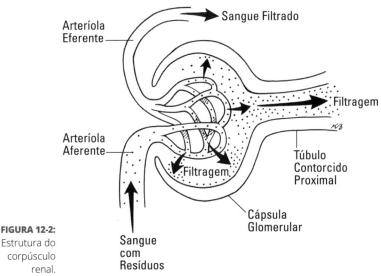

FIGURA 12-2: Estrutura do corpúsculo renal.

Ilustração de Kathryn Born, MA

Reabsorção seletiva

Agora, muitos dos resíduos estão no filtrado, e não mais no sangue. Infelizmente, algumas moléculas também gostariam de voltar, como glicose, aminoácidos e eletrólitos. Além disso, como cerca de sete litros de água são expelidos por hora durante a filtração glomerular, é melhor recuperá-los, porque não poderíamos consumir o suficiente para substituí-los. O principal papel do néfron é levar todas essas substâncias de volta ao sangue, deixando os resíduos no filtrado para serem excretados como urina. Ao ler a próxima seção, consulte a Figura 12-3 para orientá-lo.

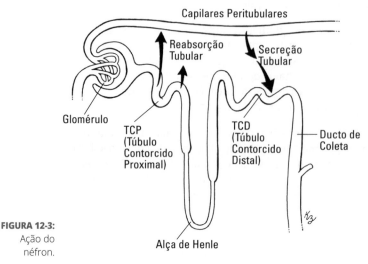

FIGURA 12-3: Ação do néfron.

Ilustração de Kathryn Born, MA

Microvilosidades

As *microvilosidades* alinham os néfrons, aumentando a área da superfície dentro do túbulo, por onde as substâncias entram e saem do filtrado. É também por isso que os túbulos são contorcidos: uma área de superfície maior representa mais oportunidades para colocar ou retirar substâncias.

TCP

Em sua jornada pelo néfron, o filtrado entra primeiro no túbulo contorcido proximal (TCP). Aqui o objetivo principal é a *reabsorção tubular* — ou seja, queremos extrair água e outras moléculas úteis do túbulo para que sejam recolocadas na corrente sanguínea. Há bombas ao longo do TCP que transportam ativamente água e íons para o córtex renal. Aqui os capilares peritubulares os reabsorvem.

Alça de Henle

O filtrado segue então pela alça de Henle (ciclo do néfron). O principal objetivo aqui é a retenção de água. Os íons positivos, como o sódio, são bombeados, e os íons de cloreto seguem. Os dois íons se unem para formar um sal, transformando o fluido em torno do néfron em uma solução hipertônica (veja o Capítulo 2). Como resultado, a água deixa a alça de Henle por osmose e é novamente reabsorvida pelos capilares peritubulares.

PAPO DE ESPECIALISTA

A água não pode ser movida diretamente de um lugar para outro. Nossos corpos não têm um meio que consiga fazer isso. No entanto ela realiza osmose automaticamente — movendo-se para onde há menor concentração (menos água). Podemos bombear íons específicos para uma área, que formarão sais, para, dessa maneira, forçar a água a passar. Aumentar a concentração de soluto do líquido intersticial da medula diminui a concentração de água nessa área, fazendo com que a água saia do néfron.

TCD

Agora o filtrado entra no túbulo contorcido distal (TCD). A reabsorção de água também ocorre aqui, mas o objetivo principal é a *secreção tubular*. Alguns dos resíduos metabólicos, íons de hidrogênio, são numerosos demais para serem filtrados nos glomérulos. Algumas proteínas, como a histamina, são muito grandes, e esses resíduos ainda ficam no sangue mesmo após a filtração glomerular. Como resultado, bombas ao longo dos capilares peritubulares atingem esses resíduos, secretando-os do fluxo sanguíneo para dentro do TCD.

Ducto coletor

Finalmente o filtrado entra no ducto coletor. Essa é nossa última chance de retirar água dele para voltar ao sangue. O que resta, agora a urina, escorre pelo ducto (pela medula) e pela pelve renal.

A quantidade de água reabsorvida do filtrado no sangue depende da situação de hidratação no corpo. No entanto, mesmo em casos de desidratação extrema, os rins produzem cerca de meio litro de urina por dia, apenas para excretar resíduos tóxicos. Várias outras substâncias são devolvidas ao sangue em pontos específicos, conservando e mantendo o ambiente químico do sangue. Mais de 99% do filtrado produzido por dia pode ser reabsorvido.

DICA

Os termos "reabsorção tubular" e "secreção tubular" tendem a ser interpretados de forma equivocada. Eles não se referem ao que os tubos fazem. Lembre-se da perspectiva — nos preocupamos com o sangue. Nós o reabsorvemos a partir dos túbulos e o secretamos neles.

Expelindo a urina

A urina que escorre pelos ductos coletores do néfron entra na pelve renal. De lá, passa pelo ureter e entra na bexiga. À medida que a urina se acumula, os receptores de pressão em seu revestimento enviam sinais ao cérebro. A primeira mensagem é enviada quando a bexiga está quase cheia (cerca de 177 a 237 mililitros). Em um volume de 354 mililitros, as mensagens se tornam mais intensas, e vai ficando difícil controlar o esfíncter externo da uretra.

Quando chega a hora de esvaziar a bexiga, o cérebro envia um impulso pelo sistema nervoso autônomo para abrir o esfíncter interno da uretra e contrair os músculos da bexiga. A urina sai da bexiga, para fora do corpo, através da uretra no processo de *micção*.

Mantendo a Homeostase

A química da vida, incrivelmente complexa e precisa, demanda um ambiente rigidamente controlado para que ela se desenrole de forma otimizada. Os rins, sob controle hormonal, são órgãos cruciais para manter a homeostase do sangue e de outros fluidos corporais, e o sistema endócrino tem uma enorme variedade de mecanismos sutis e interativos para controlar a função renal (veja o Capítulo 8 para saber mais informações sobre o sistema endócrino).

Equilíbrio de fluidos e pressão arterial

Os aspectos do equilíbrio de fluidos relacionados ao sangue incluem o volume sanguíneo e a quantidade e natureza dos eletrólitos no plasma. Esses fatores estão interligados, conforme discutimos nas seções a seguir.

Volume sanguíneo (teor de água)

O volume sanguíneo é um fator importante na circulação. Quanto maior ele for, mais o coração precisa trabalhar para bombear o sangue e maior é a pressão nas artérias. Quanto menor o volume sanguíneo, menor é a pressão arterial, diminuindo a quantidade de substâncias que atingem os tecidos. Uma pressão arterial baixa também enfraquecerá a filtração da pressão nos glomérulos. No entanto o sistema urinário, quando está em perfeito funcionamento, mantém o volume sanguíneo. Ele faz isso controlando a concentração de eletrólitos para influenciar a passagem de água para dentro ou para fora do sangue, mesmo que isso exija certo esforço de outros sistemas.

PAPO DE ESPECIALISTA

O corpo adulto contém cerca de 11 litros de fluido extracelular, o que constitui cerca de 16% do peso corporal, e aproximadamente 3 litros de plasma, cerca de 4% do peso. O plasma sanguíneo e o líquido extracelular são quimicamente muito semelhantes e, com o fluido intracelular, controlam a movimentação de água e eletrólitos por todo o corpo. Alguns dos principais íons encontrados no fluido intersticial (fluido fora das células, mas dentro dos tecidos) são: Na^+, K^+, Cl^- e Ca_2^+.

Mecanismos hormonais de controle

O *sistema renina-angiotensina* (RAS) (também chamado de *sistema renina--angiotensina-aldosterona* [SRAA]) é acionado quando os receptores de estiramento dos rins percebem a pressão arterial como baixa — especialmente no glomérulo. As células renais especializadas secretam a enzima *renina*, que desencadeia uma série de reações em diferentes sistemas, resultando na produção do hormônio *angiotensina II*, um potente vasoconstritor. Quando o diâmetro dos vasos sanguíneos diminui (vasoconstrição), a pressão arterial aumenta. Isso mantém o sangue circulando, dando tempo aos rins para equilibrar o volume.

A angiotensina II também desencadeia a secreção do hormônio aldosterona, do córtex adrenal, o que faz com que o Na+ seja reabsorvido dos néfrons para o sangue. Aonde o sal vai, a água vai atrás. O movimento da água no sangue aumenta o volume sanguíneo, o que, junto da vasoconstrição, eleva a pressão arterial e, assim, restaura a eficácia da filtragem glomerular.

PAPO DE ESPECIALISTA

Alguns medicamentos para *hipertensão* (pressão alta) agem bloqueando a produção da enzima que produz angiotensina II. Eles se chamam *inibidores da enzima de conversão da angiotensina* (ou inibidores da ECA). Sem a angiotensina II, não ocorre a vasoconstrição, e os rins não recebem o sinal para aumentar o teor de água no sangue.

Além disso, a glândula pituitária é estimulada pela angiotensina II para secretar ADH (hormônio antidiurético). O sódio é reabsorvido pelos néfrons, mas a água não é suficiente, então o ADH faz com que mais água seja reabsorvida do ducto coletor, o que diminui a quantidade de urina e mantém o volume sanguíneo e a pressão arterial normais.

O *peptídeo natriurético atrial* (ANP) é um hormônio peptídeo secretado pelas células do músculo cardíaco em resposta aos sinais das células sensoriais dos átrios, cujo volume sanguíneo é muito alto. O ANP impede que os rins secretem renina. Na verdade, o efeito geral do ANP é o combate aos efeitos do RAS. Ele age reduzindo a reabsorção de sódio nos rins, e isso leva a uma liberação maior de água na urina, o que reduz o volume sanguíneo e, portanto, a pressão.

Regulação do pH do sangue

O intervalo homeostático para o pH do sangue é estreito; o valor ideal está em torno de 7,4. A *alcalose* (o aumento da alcalinidade) é fatal em 7,8. A *acidose* (o aumento da acidez) é fatal em 7. Para manter o pH do sangue dentro de sua faixa homeostática (de 7,3 a 7,4), os rins podem produzir urina com um pH tão baixo quanto 4,5 ou tão alto quanto 8,5.

LEMBRE-SE

O pH neutro é 7, o valor da água.

Enquanto o corpo tem tampões circulando no sangue para resistir a mudanças de pH, os ácidos e, em menor extensão, os *álcalis* (as bases) são subprodutos dos processos metabólicos. A digestão de gorduras produz ácidos graxos, e o dióxido de carbono produzido pela respiração celular pode formar ácido carbônico se reagir com a água. A atividade muscular produz ácido lático, e alguns ácidos são ingeridos em alimentos e bebidas. Os rins respondem às alterações no pH do sangue excretando íons acídicos (H^+) ou básicos (OH^-) na urina.

Seu corpo tem processos de tamponamento em que os rins estão envolvidos. Um tampão é um tipo de substância química que se liga ao ácido ou à base, conforme necessário, para aumentar ou diminuir o pH da solução, e os tampões são feitos nas células e ficam disponíveis no sangue.

Três mecanismos trabalham juntos para manter um controle rigoroso do pH do sangue:

» Flutuações menores no pH são compensadas pelos leves efeitos de tamponamento de substâncias sempre presentes no sangue, como as proteínas plasmáticas.

» Quando os sensores renais detectam que o sangue está muito ácido, induzem a quebra do aminoácido glutamina, liberando amônia, uma substância básica, no sangue. Quando a amônia chega aos rins, é substituída por Na^+ na urina e é eliminada.

» De longe, o tampão mais importante para manter o equilíbrio ácido-base no sangue é o tampão de ácido carbônico-bicarbonato. O corpo mantém o tampão, eliminando o ácido (ácido carbônico) ou a base (íons de bicarbonato). A concentração de ácido carbônico é reduzida em segundos por meio do aumento da respiração — a excreção de dióxido de carbono através dos pulmões aumenta o pH. Os íons de bicarbonato precisam ser eliminados pelos rins, um processo que leva horas.

PAPO DE ESPECIALISTA

A *escala de pH* mede a concentração de íons de hidrogênio (H+) em uma solução. A escala varia de 0 (extrema acidez, alta concentração de íons) a 14 (extrema alcalinidade, baixa concentração de H+ e, consequentemente, alta concentração de OH−). Soluções com quantidades equilibradas desses dois componentes têm um pH na faixa neutra.

Fisiopatologias

Quando a situação do sistema urinário não vai bem, o funcionamento saudável de todo o corpo é afetado.

Patologias renais

O rim é um órgão complexo e delicado, crucial para a fisiologia, mas vulnerável a lesões. Devido à importância dos rins na homeostase, os problemas renais podem ser subjacentes a outros distúrbios, especialmente aqueles relacionados ao sistema cardiovascular.

Calculando os cálculos

O nome correto da famosa pedra nos rins é *cálculo renal*, que realmente significa "pedregulho" ou "duro". Um cálculo é uma pedrinha feita a partir de moléculas residuais comuns da urina. Uma causa comum dos cálculos é a desidratação crônica. Quando a urina fica mais concentrada, os solutos, como o ácido úrico, tendem a se precipitar (cair de uma solução e se aglutinar). Os cristais de ácido úrico podem se transformar em cálculos, ou podem viajar para as articulações, causando *gota* (veja o Capítulo 5). Pequenos cálculos, com cerca de 0,3 centímetro de diâmetro, podem fluir pelo trato urinário sem gerar incômodos significativos. Os cálculos maiores causam uma dor considerável, que às vezes perdura por vários dias, e às vezes, ao serem expelidos, danificam os ureteres ou a uretra. Esses cálculos maiores, com mais de 0,8 centímetros, são frequentemente *impactados* — alojados no trato urinário —, e não há como eliminá-los no fluxo de urina. Um cálculo impactado causa retenção de urina nos rins, no ureter, na bexiga ou na uretra (veja a seção "Obstrução do trato urinário", mais adiante no capítulo) e requer intervenção médica.

Ressaca, mas não a da Capitu

Entre seus muitos efeitos fisiológicos, o álcool inibe a liberação de ADH pela glândula pituitária. Como discutimos neste capítulo, o ADH regula a ação do rim na restauração da água no sangue. Sem ADH, muita água é excretada pela urina, e seu volume no sangue cai abaixo do ideal. A desidratação resultante provoca tontura, dor de cabeça e os outros sintomas associados à ressaca. Os mecanismos homeostáticos restaurarão o equilíbrio de fluidos em algumas horas após o término do consumo de álcool. Então, não importa quais soluções você já tenha escutado, a única cura para a ressaca é se reidratar.

Patologias do trato urinário

Obstruções, bloqueios e colonização por formas de vida com os próprios interesses atormentam todos os sistemas tubários, biológicos e inanimados. Pelo menos seu corpo pode lutar contra essas ameaças ao fluxo normal de urina no trato urinário.

Obstrução do trato urinário

Os vários tubos do sistema urinário são vulneráveis a obstruções que bloqueiem o fluxo de urina. Quanto menor o tubo, maior o risco de obstrução. O objeto obstrutivo é, às vezes, um cálculo (veja a seção "Calculando os cálculos", anteriormente), e os cálculos renais impactados requerem atenção médica imediata para evitar o risco de infecção e de danos renais mais graves.

Infecção do trato urinário

O trato urinário está sujeito a infecções. Inúmeras bactérias patogênicas podem entrar no corpo através da abertura externa do trato urinário (uretra) e estabelecer infecção em qualquer estrutura do sistema urinário. A infecção da bexiga é conhecida como *cistite*, a renal é a *pielonefrite*, e a uretral, *uretrite*.

As infecções do trato urinário são patentes e desconfortáveis, de modo que os pacientes geralmente procuram tratamento imediato, antes que a infecção se espalhe para todo o sistema. O rim é particularmente vulnerável a danos causados por bactérias invasoras, e, se o patógeno for capaz de invadir a corrente sanguínea por meio da estreita conexão com o rim, a infecção, que então se torna uma *septicemia*, é extremamente séria. A septicemia leva ao *choque séptico*, que é fatal.

Bloqueio uretral

À medida que os homens envelhecem, a próstata aumenta, o que geralmente começa por volta dos 50 anos. Se a próstata aumentar demais, ela pressiona a uretra e bloqueia o fluxo de urina, o que acarreta infecções do trato urinário dos homens e, muitas vezes, causa dor ao urinar (tecnicamente, isso se chama *disúria*). À medida que a bexiga fica estressada pela obstrução da uretra, a urina tende a vazar, ou, mais comumente, a vontade de urinar se torna mais frequente e súbita.

Incontinência batendo continência

A *incontinência* é a incapacidade de controlar a liberação de urina. Há quatro tipos:

» **Incontinência de esforço:** A urina vaza quando uma pressão é feita sob a bexiga, como quando uma pessoa corre, tosse, levanta algo pesado ou ri. Esse tipo é relativamente comum entre mulheres que deram à luz de parto normal, porque o músculo que sustenta a bexiga se enfraquece e o músculo esfincteriano da uretra se estica.

» **Incontinência de urgência:** Também chamado de *bexiga hiperativa*, esse tipo de incontinência é causado por uma contração involuntária súbita da parede muscular da bexiga, que gera uma necessidade urgente de urinar, possivelmente acompanhada por uma liberação repentina de urina. Muitas vezes essas contrações ocorrem independentemente da quantidade de urina na bexiga. Essa condição afeta cerca de 1 em 11 adultos, particularmente os mais velhos. As causas subjacentes podem ser doenças do sistema nervoso, ou tumores, infecção e irritação da bexiga.

» **Incontinência por transbordamento:** Os pacientes com essa condição nunca sentem vontade de urinar, então a bexiga não se esvazia, e pequenas quantidades de urina vazam continuamente. Esse tipo é prevalente em homens mais velhos, decorrente do aumento da próstata, e é raro em mulheres. A porção superior da uretra passa pela próstata; assim, quando essa glândula aumenta, obstrui a passagem da urina pela uretra.

» **Incontinência total:** Alguns problemas estruturais, lesões na coluna vertebral e doenças causam uma completa falta de controle da bexiga. Os esfíncteres da bexiga e da uretra não entram em ação, e a urina flui diretamente para fora da bexiga.

> **NESTE CAPÍTULO**
> » Descobrindo o que o sistema linfático faz
> » Vendo a linfa por toda parte
> » Explorando células, moléculas e mecanismos do sistema imunológico
> » Observando alguns distúrbios imunológicos

Capítulo **13**

Sistema Linfático: Bem-vindo à Selva

Seu sistema linfático o protege de um universo de micro-organismos invasores que o consideram, metaforicamente falando, uma grande porção de moléculas biológicas capazes de alimentar seus processos. Seu corpo utiliza os processos imunológicos do sistema linfático para se proteger desses micro-organismos invasores, como bactérias e vírus, de outras células estranhas e da deterioração das próprias células (como as que se tornaram cancerosas).

A essa altura, você se pergunta: "Onde está o sistema imunológico?" Essa é uma pergunta válida, especialmente porque muitas pessoas aprendem que ele é um dos 11 sistemas do corpo. No entanto, assim como o sistema circulatório é agora chamado de cardiovascular (para mudar o foco para o coração e vasos sanguíneos) e o sistema excretor não existe mais (tanto o sistema urinário quanto o digestório desempenham a função de excreção), o sistema imunológico é agora redefinido como um subconjunto do linfático. A imunidade é uma função fundamental do sistema linfático, mas não é a única. Os tecidos linfáticos também desempenham um papel vital na circulação. Ainda temos muito a aprender sobre esse sistema. Caso em questão: ainda não descobrimos uma rede de vasos linfáticos no cérebro!

Funções do Sistema Linfático

O *sistema linfático* consiste em uma variedade de componentes: uma rede corporal de vasos e órgãos através da qual flui um importante fluido corporal chamado de *linfa*; uma variedade de tipos de células muito peculiares; e vários tipos de moléculas biológicas, algumas igualmente peculiares. Essa rede drena e filtra o fluido intersticial (o fluido localizado no lado externo das células, mas dentro dos tecidos) e é o campo de batalha para nossa defesa imunológica.

» **Confrontação dos predadores:** Esteja você bem ou doente, seu sistema imunológico está sempre alerta e ativo. É por isso que nenhum dos incontáveis milhões de bactérias, fungos, parasitas e vírus presentes no ar que você respira, nas superfícies que toca e na comida que come está destruindo você. Claro, você tem muitas maneiras de impedir que os invasores entrem em seu corpo, mas organismos causadores de doenças desenvolveram os próprios meios tortuosos para superar suas defesas. (É por isso que eles se tornam "doenças", e não apenas "problemas".) Quando seu sistema imunológico está funcionando adequadamente, a maioria deles não resiste por muito tempo. Ele os caça, destrói e envolve seus restos celulares para ser eliminados do corpo.

» **Bloqueio dos renegados:** A segunda função principal do sistema imunológico é reconhecer e destruir as células do próprio corpo que se tornaram "duvidosas" e viraram potenciais sementes para o crescimento do câncer. As células se degeneram todos os dias. A maioria dos casos de câncer só ocorre quando o sistema imunológico não funciona e não consegue eliminá-las, como acontece com o envelhecimento.

PATRULHANDO AS FRONTEIRAS

Seu corpo tem várias maneiras de impedir invasores, vivos e não vivos:

- **Pele:** Essa barreira bloqueia inúmeros invasores, e as glândulas da pele secretam óleos que tornam essa barreira ainda mais eficaz. As *células dendríticas epidérmicas* (ou *de Langerhans*), o *estrato basal* e o *estrato pavimentoso* conectam o *sistema tegumentar* e o *sistema imunológico*. Para ler mais sobre a função de barreira da pele, veja o Capítulo 4.

- **Olhos e boca:** A ação de lavagem propiciada pelas lágrimas e pela salivação previne infecções nos olhos e na boca.

- **Suco gástrico:** Essa substância ácida secretada no estômago destrói a maioria das bactérias acidentalmente ingeridas. Veja o Capítulo 11 para ler mais sobre o suco gástrico.

- **Membranas mucosas:** O revestimento mucoso do sistema respiratório e do digestório aprisiona os micro-organismos em uma gosma grudenta. Algumas das células da mucosa têm cílios na superfície voltados para o lúmen do trato. Essas organelas minúsculas e similares a pelos levam os corpos estranhos e micro-organismos presos no muco para fora do corpo.

- **Intestino:** Os tipos benéficos de bactérias que vivem no intestino impedem a colonização de bactérias patogênicas por meio da secreção de substâncias tóxicas ou da competição por nutrientes e ligação a superfícies.

Apaixonando-se por Ele

O sistema linfático desempenha um papel crucial na circulação, drenando os fluidos que fluem para o espaço extracelular durante a troca capilar e devolvendo-os ao sangue. Porém ele não é apenas uma rede de drenagem. O sistema linfático remove toxinas, transporta gorduras e estabiliza o volume sanguíneo, apesar das tensões ambientais. Possivelmente, suas funções mais interessantes são as relacionadas a seu papel na imunidade, combatendo os invasores biológicos. Para entender a extensão do sistema linfático, veja a figura "Sistema Linfático" no Caderno Colorido.

Linfa por toda parte

No Capítulo 9 você lê sobre o sistema cardiovascular como uma rede de transporte que leva substâncias às células e remove seus resíduos. Nos Capítulos 8, 10 e 11 você descobre como os sistemas de órgãos "usam" o sangue para distribuir seus anabólitos no tecido-alvo. Durante a troca capilar, grande parte dessa carga é empurrada pelas paredes dos capilares: oxigênio, íons, glicose e outros nutrientes, proteínas, hormônios e assim por diante, tudo em uma solução aquosa. Esta seção aborda a solução aquosa.

O *fluido intersticial* (extracelular) é uma solução aquosa que fica entre as células, com cerca de 1 a 2 litros de volume total. (Intersticial significa "entre espaços".) É essencialmente o mesmo fluido que você vê no Capítulo 9 apresentado como plasma, a matriz fluida do sangue.

Como o plasma, o fluido intersticial flui continuamente: a pressão dos batimentos cardíacos o empurra pelas paredes dos capilares e leva para o espaço intersticial, totalizando cerca de 24 litros por dia. A maior parte é reabsorvida no sangue nas extremidades venosas dos capilares. O resto é desviado pelo sistema linfático. O fluido que percorre o sistema linfático é chamado de *linfa*. Depois de passar pelo sistema linfático, ele reencontra a circulação nas veias subclávias e se torna plasma novamente.

LEMBRE-SE

Plasma, fluido intersticial e linfa são a mesma solução aquosa que circula pelo corpo, de proteínas plasmáticas, eletrólitos (íons) e várias substâncias dissolvidas e não dissolvidas. Seu nome depende de onde está.

Precisamos do fluido em nossos tecidos, mas também não queremos que ele permaneça estagnado. Além disso, o volume que retorna para a corrente sanguínea nos capilares é menor do que o que foi eliminado. Se não o drenássemos, o excesso de líquido se acumularia, virando um *edema*. Então drenamos continuamente, passando por vários filtros antes de retorná-lo ao sangue.

Estruturas do sistema linfático

As estruturas do sistema linfático assemelham-se às de outros órgãos e sistemas que movimentam fluidos. O sistema linfático tem os próprios ductos, canais, conectores, reservatórios e filtros. Ele não tem um órgão próprio de bombeamento, mas, como a circulação venosa, utiliza a ação do músculo esquelético para esse fim. A Figura 13-1 traz um esquema mostrando as estruturas linfáticas e sua relação com o fluxo sanguíneo.

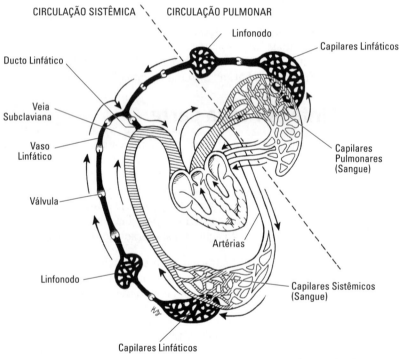

FIGURA 13-1: Fluxo linfático.

Ilustração de Kathryn Born, MA

274   PARTE 4 **Explorando o Funcionamento do Corpo**

Vasos linfáticos

Os *vasos linfáticos* são os canais que carregam a linfa. Eles formam uma rede muito semelhante à do sistema venoso. Você pode até pensar no sistema linfático como um sistema venoso alternativo, porque a linfa que os vasos transportam sai do sangue arterial e é devolvida ao sangue venoso. Como o sistema venoso, os vasos do sistema linfático começam pequenos (os capilares linfáticos) e se tornam maiores (os vasos linfáticos), e ainda maiores (os ductos linfáticos). Como as veias, os vasos linfáticos dependem da ação do músculo esquelético e das válvulas para manter o fluido em movimento na direção certa. A estrutura da parede do vaso linfático é semelhante à das veias, mas mais fina. Os vasos linfáticos são distribuídos pelo corpo mais ou menos ao longo dos vasos sanguíneos.

Dutos linfáticos

Os maiores vasos linfáticos, os *ductos linfáticos*, drenam por meio de duas grandes veias. O ducto linfático direito, localizado no lado direito do pescoço, próximo à clavícula direita, drena a linfa do braço direito e a metade direita do corpo acima do diafragma para a *veia subclávia direita*. O *ducto torácico*, ou *ducto linfático esquerdo*, que atravessa o meio do tórax, drena a linfa de todas as outras partes para a *veia subclávia esquerda*.

Linfonodos

Os *linfonodos* são estruturas em forma de feijão localizadas ao longo dos vasos linfáticos (veja a Figura 13-2). Agrupamentos densos de linfonodos são encontrados na boca, faringe, axila, virilha, em todo o sistema digestório e em outros locais, e cada linfonodo é revestido por uma *cápsula* de tecido conjuntivo denso. Os *vasos linfáticos aferentes* atravessam a cápsula pelo lado convexo, levando a linfa para o nódulo. O *vaso eferente* do linfonodo, que transporta a linfa filtrada para fora, parte do entalhe no lado côncavo da cápsula, chamado de *hilo*.

No interior, a cápsula envia numerosas extensões que dividem o nó internamente em *nódulos*, uma estrutura preenchida por uma rede mesclada de fibras à qual se aderem linfócitos e macrófagos (outro tipo de célula do sistema imunitário). À medida que a linfa flui pelo nódulo, patógenos, células cancerígenas e outras substâncias na linfa são engolidas e destruídas por macrófagos-alvo de linfócitos. A linfa limpa percorre o sistema venoso nos vasos eferentes.

Os linfonodos também fornecem um ambiente seguro e estimulante para o desenvolvimento de linfócitos. (Veja a seção "Linfócitos", mais adiante no capítulo.)

PAPO DE ESPECIALISTA

Os linfonodos são erroneamente chamados de *gânglios linfáticos*. Eles não secretam nada, então não atendem à definição de glândulas/gânglios.

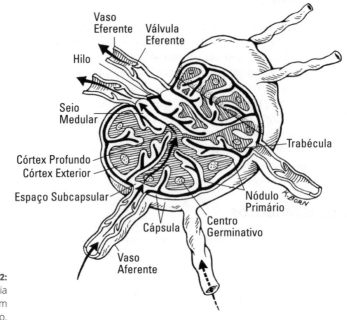

FIGURA 13-2: A anatomia de um linfonodo.

Ilustração de Kathryn Born, MA

Inchaço e sensibilidade nos linfonodos, especialmente nos da faringe, são sintomas de infecções. Os linfonodos inchados ("infartados") não são em si uma doença ou condição patológica. É o sistema imunitário fazendo seu trabalho.

O baço não embaça

O *baço* é um órgão sólido, localizado à esquerda e ligeiramente acima do estômago. É quase oval, mede cerca de 3x8x13 centímetros e pesa cerca de 23 gramas. Essencialmente, sua estrutura é a de um linfonodo realmente grande, e ele filtra o sangue da mesma maneira que os linfonodos filtram a linfa, removendo as células do patógeno junto com os eritrócitos exauridos e muitos tipos de corpos estranhos.

O baço é envolvido por uma cápsula densa que se estende para dentro, criando *lobos*. Tem um *hilo*, um ponto em que vários vasos diferentes atravessam a cápsula. O hilo do baço contém a *artéria esplênica*, a *veia esplênica* e um *vaso linfático eferente*, similar à estrutura do linfonodo. Observe que o baço não atua na filtragem da linfa (somente sangue) nem tem vasos linfáticos aferentes.

No interior, o baço é dividido em subunidades funcionais como resultado do tecido denso da cápsula. Dentro de cada subunidade, uma arteríola é cercada pela *polpa branca* — um tecido linfoide que contém centros de produção de linfócitos. Mais para as bordas desses compartimentos, a *polpa vermelha* circunda a arteríola. A polpa vermelha é uma rede de canais preenchidos com sangue, onde ocorre a maior parte da filtragem. (É também o principal local de destruição de hemácias deterioradas e de reciclagem de sua hemoglobina.) Tanto a polpa branca quanto a vermelha contêm *leucócitos*, que removem corpos estranhos e iniciam o processo de produção de anticorpos.

Me dá, me dá, me dá; me dá um "T"

Uma célula T, simples assim. A *glândula timo* recobre o coração e atravessa a traqueia, localizando-se logo depois do esterno. Ela produz *timosina*, um hormônio que estimula a diferenciação e a maturação das células T. (Veja a seção "Linfócitos", mais adiante neste capítulo, para ler mais sobre as células T, e veja o Capítulo 8 para ler mais sobre hormônios.) O timo é relativamente grande na infância, reduzindo-se com a idade.

As Células do Sistema Imunológico

As células do sistema imunológico são especiais de várias maneiras. Em formato e tamanho, estão longe dos tipos de células epiteliais ou musculares compactas. Elas têm cerca de uma dúzia de formatos e muitos tamanhos diferentes, e algumas têm a capacidade de se transformar em outras formas ainda mais estranhas e de se multiplicar de maneira extremamente rápida. Veja a Tabela 13-1 para ter uma visão geral dos diferentes tipos de células do sistema imunológico.

Nas últimas décadas, os imunologistas e os biólogos especializados em células discutiram as células do sistema imunológico em termos de vários sistemas de classificação que não resistiram bem a investigações posteriores. Elaborar e descartar teorias e sistemas de classificação baseados em novos conhecimentos é algo esperado e bem-vindo na imunologia, como em qualquer ciência. A estrutura e a fisiologia das células do sistema imunológico ainda serão inevitavelmente objeto de estudo por um bom tempo, e a discussão a seguir, sobre tipos específicos de células do sistema imunológico, dá uma ideia sobre alguns conceitos consolidados.

Tenha esse objetivo limitado em mente ao observar a Tabela 13-1.

As inúmeras células do sistema imunológico estão constantemente patrulhando nosso corpo, flutuando na corrente sanguínea, saindo no líquido intersticial, movendo-se por meio da linfa, e algumas agem como guardas nos linfonodos, verificando tudo o que chega através de um portão de segurança. Na maioria das vezes, nosso corpo é capaz de destruir o patógeno antes que ele desfaça as malas e nos deixe doentes. Essa é a estratégia do *sistema imune inato*. Se um patógeno ultrapassa nossa primeira linha de defesa — barreiras mecânicas e químicas (veja o box "Patrulhando as fronteiras", neste capítulo) —, temos uma enxurrada de células prontas.

Todas, exceto as células B e T, pertencem a essa categoria. Se o patógeno é especialmente prolífico ou encontra um bom esconderijo, começamos a manifestar os sintomas característicos da infecção. Porém a batalha não está perdida, pois temos uma arma secreta: o *sistema imune adaptativo*. Recrutamos as células B e T para montar um ataque direcionado ao patógeno, minimizando os danos colaterais às nossas próprias células que as estratégias inatas inevitavelmente causaram.

TABELA 13-1 Células do Sistema Imunológico

Tipo de Célula	Função	Comentários
Neutrófilo	Fagocita bactérias.	De 40% a 70% do total de leucócitos; primeiro a responder ao local da infecção.
Basófilo	Defende contra parasitas; intervem em inflamações.	1% do total de leucócitos.
Eosinófilo	Destrói os complexos antígenos-anticorpos.	De 1% a 4% do total de leucócitos.
Monócito	Amadurece em um macrófago, que fagocita bactérias e vírus.	De 4% a 8% do total de leucócitos; os maiores.
Macrófago	Fagocita patógenos e células mortas; estimula a produção de outros leucócitos.	Os monócitos produzem macrófagos em grandes quantidades nos estágios iniciais da resposta inflamatória.
Linfócito B (Célula B)	Produz anticorpos.	Combinados, os linfócitos B e T são responsáveis por algo entre 20% e 45% do total de leucócitos.
Linfócito T (Célula T)	Ataca os patógenos diretamente.	T e B podem ser células de memória para responder rapidamente se o patógeno retornar.
Célula NK	Destrói células cancerígenas e infectadas por vírus.	Únicos linfócitos envolvidos na imunidade inata.
Mastócito	Inicia a resposta à inflamação liberando histamina no local da lesão.	Responde a alérgenos.

Observando os leucócitos

Os *leucócitos* são células do sistema imunológico vulgarmente conhecidas como "glóbulos brancos", porque parecem brancas no microscópio. Embora todas as células sanguíneas, vermelhas e brancas, se desenvolvam a partir de *células-tronco hematopoieticas* na medula vermelha, os leucócitos não contêm hemoglobina nem ferro. Diferentes dos eritrócitos, todos os leucócitos retêm seus núcleos, órgãos e citoplasma durante seu ciclo de vida. A produção de leucócitos é menor que a de eritrócitos, uma diferença proporcional de cerca de 700 vezes.

Os leucócitos estão presentes em todos os lugares e agem em todos os momentos. Você percebe sua presença na fase aguda de certas doenças — é a resposta imune, não o invasor diretamente, que produz os sintomas bem conhecidos da gripe. Eles não atuam apenas no sangue (na verdade, no plasma), mas também no líquido intersticial e na linfa, e sempre estão próximos a locais de infecções. Quando uma farpa perfura seu dedo, um contingente de leucócitos das proximidades chega instantaneamente.

Às vezes é difícil lembrar que essas estranhas células guerreiras, com seus superpoderes surpreendentes, são suas — elas são *você*, aliás —, assim como as células da pele e as do sangue. É difícil falar delas sem que pareçam uma força quase militar alheia a seu corpo, mas elas estão bem conscientes (metaforicamente falando, claro) de que "elas" e "você" são o mesmo. Na verdade, essa é a principal distinção que importa para elas: *você* e *não você*, o mundo exterior. A missão dos leucócitos, falando de forma abrangente, é se proteger de outros *bióticos* (seres vivos), destruindo os invasores quando possível, e eles são necessários também para estabelecer relações mutualistas com outras formas de vida (como as bactérias benéficas que vivem em nosso intestino). É difícil não imaginar um exército disciplinado, mas essa é uma metáfora útil da qual se lembrar ao explorar os papéis dos diferentes tipos de leucócitos.

Linfócitos

Os *linfócitos* são um grupo de leucócitos que inclui as células B, T e NK, que trabalham em conjunto durante as infecções — cada uma usando um modo diferente de ataque. As células NK são as únicas dessa categoria que são uma estratégia inata, atacando células cancerígenas e as que foram infectadas por vírus. Uma vez ativadas, as células B produzem anticorpos, e algumas células T atacam diretamente os patógenos. Essa é nossa estratégia adaptativa, discutida em detalhes na seção "Imunidade Adaptativa", mais adiante neste capítulo. A superfície dos linfócitos é revestida por receptores, moléculas que se ajustam a antígenos específicos. (Na seção "Moléculas do Sistema Imunológico", adiante no capítulo, há uma explicação sobre anticorpos e antígenos.)

Todos os linfócitos se originam na medula vermelha do mesmo tipo de células-tronco hematopoiéticas. Os linfócitos B e as células NK deixam a medula completamente diferenciada e penetram no sangue e na linfa. As células T viajam para o timo para completar sua diferenciação em um ambiente rico em hormônio *timosina*. Em seguida, elas se movem para um linfonodo, onde se diferenciam em um dos vários tipos diferentes de células, cada uma com a própria função na resposta imune: células T auxiliares, células T citotóxicas (matadoras de células) ou células T supressoras.

Leucócitos e fagocitose

Vários tipos de leucócitos utilizam a fagocitose como parte de sua estratégia, englobando e digerindo qualquer material estranho. Essa estratégia é discutida em mais detalhes na seção "Mecanismos do Sistema Imunológico".

Neutrófilos

Os *neutrófilos* são os mais numerosos dos leucócitos (de 40% a 70% do total) e estão presentes e ativos no sangue e na linfa. Eles se espremem pelas paredes dos capilares e se transformam em tecido infectado, onde fagocitam as bactérias invasoras. Eles também utilizam um ataque químico pelo mecanismo da degranulação, que discutimos na seção "Mecanismos do Sistema Imunológico".

Os neutrófilos são o principal candidato ao Prêmio Célula com Menor Tempo de Vida. Circulam durante cerca de um dia e depois sofrem *apoptose* (morte celular programada). Se são indicados para um local com infecção, agem por mais um ou dois dias, mas é isso aí.

Monócitos e macrófagos

Os *monócitos* não são exatamente células-tronco, mas têm funções similares — a produção de células especializadas sob demanda. Os monócitos se dividem para produzir dois outros tipos de células imunes, os *macrófagos* e as *células dendríticas*. Em um estado homeostático, os monócitos reabastecem essas células conforme necessário. Em resposta a estímulos relacionados a inflamações, eles chegam ao local e começam a produzir um grande número de células-filhas.

Os macrófagos (literalmente, "grandes comedores") são grandes fagócitos que têm como alvo patógenos e células mortas. No começo da resposta imune, eles iniciam a produção em massa de outros tipos de leucócitos. As células dendríticas atuam, com eles, como ponte entre a imunidade inata e a adaptativa.

Moléculas do Sistema Imunológico

Como observamos, os leucócitos são difíceis de classificar em termos de estrutura ou função, porque elas são incrivelmente complicadas e flexíveis. A maioria dos leucócitos, mesmo aqueles que fagocitam, também produzem substâncias químicas de vários tipos que modulam as atividades funcionais de muitos outros tipos de células. A resposta imune envolve muita comunicação célula a célula, e os leucócitos produzem e utilizam proteínas, enzimas, hormônios e neurotransmissores. Algumas dessas moléculas são familiares à fisiologia de outros sistemas, outras são criações especiais do sistema imunológico e agem exclusivamente nele.

Histamina

A *histamina* é um composto de nitrogênio com várias funções fisiológicas, mas é mais conhecida por seu papel nas respostas imunes locais. Ela é produzida por basófilos e mastócitos encontrados em tecidos conjuntivos próximos como parte da resposta inflamatória. A histamina tem um papel crítico em muitas reações alérgicas, porque elas recebem um estímulo exacerbado. Como parte da resposta inflamatória, ela ativa o endotélio vascular, dilata pequenos vasos sanguíneos e aumenta sua permeabilidade a leucócitos e a proteínas inflamatórias, além de irritar as terminações nervosas, gerando coceira ou dor.

A coceira na pele após a picada de um inseto não é causada pela picada em si, mas pela histamina liberada para iniciar o processo de destruição dos antígenos deixados. É também por isso que coçar agrava o incômodo — você danifica o tecido circundante, gerando mais inflamação!

Defesa química

Inúmeras substâncias químicas são produzidas pelos leucócitos para destruir um patógeno ou para se comunicar com outras células do sistema imunológico. A Tabela 13-2 traz uma visão geral de algumas dessas substâncias.

Antígenos

Os *antígenos* são moléculas que se projetam da superfície de uma célula. Podem ser compostos de proteínas, carboidratos ou por uma combinação deles, e há uma variedade imensa. O termo *antígeno* é frequentemente confundido com *patógeno* (por exemplo, "os leucócitos atacam o antígeno"). Os antígenos não são nem um pouco ruins — na verdade, são essenciais. É como se todas as células vivas estivessem sempre usando um chapéu personalizado, e é assim que as diferenciamos das que não fazem parte de nós.

TABELA 13-2 Defesas Químicas do Sistema Imunológico

Tipo de Célula	Função
Colectina	Reunir os patógenos para que a fagocitose seja mais eficiente.
Citocina	Um grupo de substâncias químicas, incluindo as interleucinas, que se comunicam com as outras células imunitárias.
Defensina	Perfurar buracos na parede celular e na membrana de patógenos; algo especialmente eficaz com as bactérias.
Interferon	Bloquear a replicação de vírus e células cancerígenas; estimular outras células imunes.
Perforina	Criar pequenos orifícios nas membranas celulares.

Anticorpos

Os *anticorpos*, ou *imunoglobulinas* (ig), são um tipo de molécula de proteína com atuação imunológica produzida exclusivamente pelas células B, ativadas em resposta à presença de um patógeno.

Apenas a célula B que tiver um receptor correspondente ao antígeno do patógeno será ativada. Em seguida, ela fabricará inúmeros anticorpos, que só se ligam ao patógeno específico para o ataque. O corpo humano saudável tem milhares e milhares de anticorpos, cada um específico de um antígeno, e é capaz de produzir grandes quantidades de alguns deles sob demanda.

As membranas dos linfócitos são cobertas por receptores para milhares de antígenos diferentes, incluindo alguns que nunca encontrarão. Quando uma célula B encontra um novo antígeno (um receptor de membrana o liga), ela se multiplica de forma extraordinária e (quase) todas as novas células são dedicadas à produção e liberação de anticorpos específicos para ele. Os anticorpos circulam, ligando e desabilitando eficientemente o alvo. O complexo antígeno-anticorpo ativa os fagócitos e pode ativar o sistema complemento, e, para protegê-lo de novas infecções, os anticorpos saturam seus tecidos.

As células B são fabricadas com formas de receptores aleatórios na esperança de que qualquer patógeno que encontremos tenha uma célula B correspondente. Os estatísticos argumentam que as chances de termos uma correspondência são tão astronomicamente altas que é seguro dizer que haverá uma em nosso corpo em algum lugar. O problema é encontrá-la antes que o patógeno cause danos irreversíveis.

Anticorpos específicos

O que um anticorpo específico faz com um antígeno? Em uma palavra: modela.

LEMBRE-SE

Anticorpos são proteínas e, como essas outras proteínas funcionais, as enzimas, fazem seu trabalho ligando-se muito bem a uma molécula equivalente de configuração estritamente específica.

As moléculas dos anticorpos têm forma de Y, com um *ponto de ligação* em cada um de seus pequenos braços. Um ponto de ligação, por sua vez, tem um formato específico e complexo. Um anticorpo liga-se apenas ao antígeno que tem o formato complementar. A metáfora mais comum é a do mecanismo de chave e fechadura: assim como uma chave tem um formato específico e pode abrir apenas uma fechadura, o anticorpo pode se ligar apenas a antígenos que combinam com sua forma.

Função dos anticorpos

Os anticorpos atuam de três formas gerais: geram inflamação, ativam o sistema complementar e realizam ataque direto. A inflamação, além de levar mais leucócitos para o campo de batalha, evita que o patógeno se espalhe para outras regiões do corpo. A cascata complementar atua na destruição do patógeno de várias maneiras descritas na próxima seção, e o ataque direto dos anticorpos tem três efeitos:

» **Neutralização:** Impede que o patógeno se ligue às nossas próprias células.

» **Aglutinação:** Agrupa vários patógenos para uma fagocitose mais eficiente.

» **Precipitação:** Torna os antígenos insolúveis, o que facilita que um fagócito os encontre e encapsule.

Anticorpos IgG

Os anticorpos têm cinco classes, denominadas, com grande imaginação, IgA, IgD, IgE, IgG e IgM. Os IgG são a classe mais importante, representando cerca de 80% dos anticorpos. Eles são o tipo mais envolvido na resposta imune secundária à medida que circulam no sangue e nos outros fluidos corporais. IgAs são encontrados nas secreções exócrinas (como as lágrimas e a bílis), enquanto os IgDs estão presentes na superfície das células B (formando os receptores). Os IgMs são especializados em compatibilidade sanguínea, e os IgEs promovem a resposta inflamatória. A superprodução de IgEs causa reações alérgicas.

Proteínas do sistema complemento

O sistema complemento respalda a limpeza dos patógenos por parte dos anticorpos. Esse sistema é composto de cerca de 26 proteínas. O processo é semelhante em muitos aspectos à cascata de coagulação em resposta à lesão do vaso sanguíneo (veja o Capítulo 9). Na verdade, algumas das mesmas proteínas estão envolvidas em ambos os processos.

O sistema complemento precisa ser ativado por um de dois mecanismos muito específicos, que envolve complexos antígeno-anticorpo — a *resposta imune específica* —, ou que engloba antígenos sem a presença dos anticorpos correspondentes — a *resposta imune inespecífica*.

As funções das proteínas do sistema complemento incluem:

- » Tornar as bactérias mais suscetíveis à fagocitose.
- » Quebrar diretamente algumas bactérias e células estranhas.
- » Produzir substâncias quimiotáticas (moléculas de sinalização).
- » Aumentar a permeabilidade vascular.
- » Promover a contração dos músculos lisos.
- » Atuar na degranulação dos mastócitos.

Mecanismos do Sistema Imunológico

O recente e contínuo desenvolvimento de ferramentas tecnológicas para microbiologia e biologia molecular permitiu observações dos detalhes anteriormente inimagináveis dos mecanismos do sistema imunológico. Nosso entendimento conceitual deles segue um pouco atrás. As seções a seguir apresentam a sutileza e a complexidade dos mecanismos do sistema imunológico.

Fagocitose

A *fagocitose* é o mecanismo de resposta imune mais simples e provavelmente mais antigo que a vida multicelular: o invasor ou matéria estranha é apenas cercado e digerido. A fagocitose talvez seja o mecanismo mais usado pelo organismo, porque os neutrófilos, o tipo de leucócitos em maioria no corpo, funcionam assim. (Veja a seção "Leucócitos e fagocitose", no início do capítulo.)

QUAL É A DO PUS?

O *pus*, como o muco, é nojento. Mas ele é a prova de que seu corpo está lutando contra um invasor e de que seu sistema imunológico está agindo corretamente.

Pode-se dizer que o pus é um "produto" do sistema imunológico. Essa grossa gosma branco-amarelada, algumas vezes contendo sangue, aparece em locais de lesão ou infecção. (O que seria a adolescência sem pelo menos algumas espinhas cheias de pus na pele?) Sua cor e textura vêm dos fagócitos mortos que compõem a maior parte do pus — leucócitos que fizeram seu trabalho e morreram com os restos celulares de milhares de invasores. O pus também contém um pouco de tecido morto, sangue e linfa, e seu corpo o elimina através do cólon ou dos poros da pele.

Degranulação

Vários tipos de leucócitos têm *grânulos* em seu citoplasma. Esses grânulos não são substâncias químicas, mas pequenos pacotes delas, como histamina, toxinas celulares (veja a Tabela 13-2), enzimas e outras proteínas. Os biólogos que se dedicam ao estudo das células identificaram vários tipos de grânulos com conteúdos químicos muito específicos.

A *degranulação* remove os grânulos da célula, liberando as substâncias químicas no espaço intersticial (por exocitose; veja o Capítulo 3). Depois de terem sido absorvidos pelo líquido intersticial, essas substâncias desempenham uma série de funções imunes especializadas. Algumas destroem os invasores diretamente, outras regulam os processos do sistema imunológico.

Os grânulos dos *eosinófilos* são cruciais para a resposta imune aos parasitas entéricos (intestinais) por meio da liberação de proteínas tóxicas (nossos pesticidas naturais!). O número de eosinófilos aumenta durante as reações alérgicas e as infecções parasitárias, e eles também exercem uma função fagocitária limitada na destruição e eliminação dos complexos antígeno-anticorpo.

Os neutrófilos, que são fagócitos, contêm grânulos no citoplasma que liberam muitas substâncias poderosas. Como os neutrófilos são os mais numerosos dos leucócitos, suas propriedades granulocíticas são muito importantes na resposta imune, especialmente em infecções bacterianas.

A degranulação dos *basófilos* libera histamina e *heparina* (um anticoagulante). Essa é uma fonte de histamina encontrada no local de inflamações e reações alérgicas. Tal como os eosinófilos, os basófilos desempenham um papel tanto nas infecções parasitárias como nas alergias.

Os *mastócitos* estão presentes na maioria dos tecidos, circundando vasos sanguíneos e nervos, e são especialmente numerosos perto das fronteiras que separam você do mundo exterior, como pele e mucosas dos sistemas respiratório e digestório. Eles são células granulares vitais para os processos inflamatórios. Quando ativado, um mastócito libera rapidamente o conteúdo de seus grânulos e vários mediadores hormonais no espaço extracelular. Eles estão envolvidos em reações alérgicas, anafilaxia e autoimunidade.

Inflamação vem quente, você está fervendo

A última vez que uma farpa entrou em sua mão ou pé, você deve ter notado que o local ficou avermelhado, quente, inchado e molenga. Esses são os sinais e os sintomas da *resposta inflamatória*, que é um modo básico por meio do qual o corpo reage a infecções, irritações ou lesões, um mecanismo para remover o corpo estranho prejudicial e iniciar o processo de cura. A inflamação foi recentemente reconhecida como um tipo de resposta imune inata.

Quando uma farpa perfura sua pele, as células lesionadas liberam substâncias químicas mediadoras, em especial a *histamina* e a *bradicinina*, que iniciam a resposta inflamatória. A histamina também ativa o sistema complemento. A introdução da primeira proteína complementar estimula a produção de outras, e assim sucessivamente, o que produz uma rápida reação em cadeia, mas controlada, até que a resposta inflamatória se complete. As células do sistema imunológico, principalmente os monócitos e outros fagócitos, correm para o local para combater quaisquer micro-organismos que tenham sido carregados pelo espinho ou entrado pela abertura da pele.

PAPO DE ESPECIALISTA

Quando a histamina é liberada, a bradicinina química também é. A bradicinina faz com que os nervos enviem mensagens de dor ao cérebro. Valeu, hein?!

Imunidade Adaptativa

Quando os mecanismos da imunidade inata não eliminam o patógeno, nossos mecanismos adaptativos se juntam à batalha. O gatilho é uma *célula apresentadora de antígeno* (APC), geralmente um macrófago ou célula dendrítica. Quando a APC se depara com um patógeno não reconhecido (o que significa que não foi afetado por nenhum tipo de resposta imune), ela o engolfa e o digere. No entanto preserva os antígenos e os exibe na própria membrana celular. Em seguida, corre por nossos fluidos à procura de uma célula T que tenha um receptor correspondente, ativando, assim, a resposta imune adaptativa.

Imunidade mediada por células

A *célula T auxiliar* de correspondência, que estava aguardando para ser acionada, agora começa a se *proliferar* (fazer várias cópias de si mesma). As novas células T auxiliares liberam citocinas, que ativam as células T citotóxicas correspondentes. Isso resultará em uma célula T citotóxica ativa e uma de memória (que não fará nada nesse momento). A célula T citotóxica então se ligará aos antígenos dos patógenos e liberará as perforinas para destruí-los. Esse processo é ilustrado na Figura 13-3.

O processo das células T, ou imunidade mediada por células, cria um exército de células que atacarão o patógeno que iniciou o processo. Seu modo de ataque é muito parecido com o envio de soldados para as linhas de frente para combater o inimigo com armas. É especialmente eficaz para vírus e células cancerígenas.

Imunidade humoral

A *imunidade humoral*, ou imunidade mediada por anticorpos, é nossa defesa adaptativa que utiliza as células B. Ela atua simultaneamente com o processo mediado por células. A estratégia aqui, para manter a metáfora do exército, é transformar as células B em fábricas de bombas.

As células B se ligam ao antígeno correspondente de um patógeno, mas, até que sejam ativadas, nada mais ocorrerá. Quando a célula T auxiliar libera citocinas, durante o processo mediado pela célula, elas ativam essa célula B ligada, levando à proliferação. As novas células se tornam células B de memória (que, novamente, não agem a princípio) ou células B plasmáticas, cuja tarefa é fabricar anticorpos. A Figura 13-4 ilustra o processo de imunidade humoral.

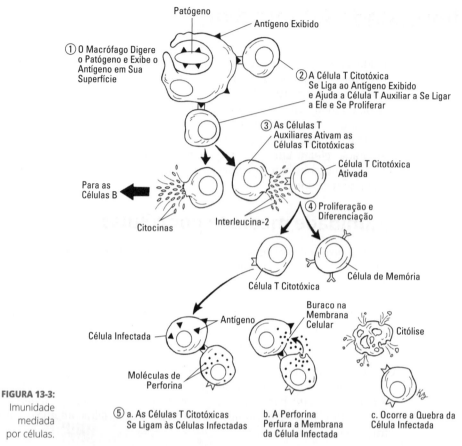

FIGURA 13-3: Imunidade mediada por células.

Ilustração de Kathryn Born, MA

Imunidade secundária

É o lado positivo das infecções e doenças, ou pelo menos de algumas. Depois que seu sistema imunológico lidou com certos patógenos, ele produz a *imunidade*, uma condição que o torna capaz de resistir à infecção por um patógeno em particular porque seu corpo o derrotou antes.

Tanto o mecanismo mediado por células quanto o humoral produzem *células de memória* durante a resposta primária. Essas células ficam em seu corpo, particularmente nos linfonodos, monitorando o fluido para seu patógeno correspondente (com o antígeno correspondente). Se essas células de memória se depararem com ele, reativam-se e o atacam. Como isso geralmente ocorre após a exposição ao patógeno, mas antes que gere sintomas, você fica imune.

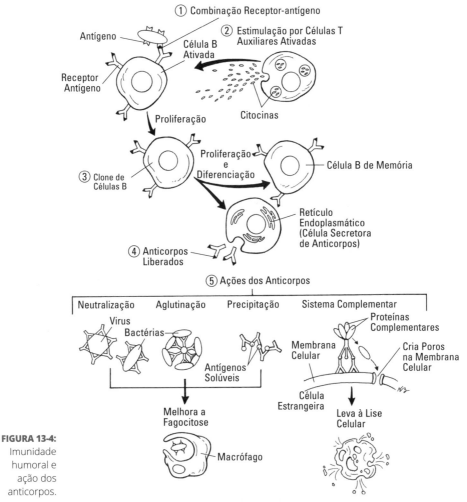

FIGURA 13-4: Imunidade humoral e ação dos anticorpos.

Ilustração de Kathryn Born, MA

Imunização

A *imunização* é o processo de indução de imunidade a antígenos específicos por *inoculação*, a fim de estimular a produção de anticorpos. O antígeno é introduzido, muitas vezes por injeção, mas algumas vezes por via oral ou intranasal, por meio da *vacina*, um preparo que contém uma amostra do patógeno morto ou em uma forma *atenuada* (viva, mas enfraquecida). Em termos práticos, a vacinação induz uma resposta primária branda (tão leve que você sequer percebe) para que a resposta secundária seja rapidamente ativada se encontrar o antígeno novamente no ambiente. Os pesquisadores elaboraram vacinas para muitas doenças infecciosas, e esse trabalho não para.

Fisiopatologias

O mau funcionamento ou a falha em qualquer parte do sistema imunológico é uma ameaça à homeostase e à existência continuada de qualquer organismo. Mas outros animais simplesmente não têm os mesmos problemas que os humanos. As peculiaridades das doenças relacionadas ao sistema imunológico nos seres humanos se devem, em parte, à cultura, que permite que muitos sobrevivam ao declínio da imunidade relacionado à idade e requer contato íntimo e contínuo entre os indivíduos, o que mantém as endemias e propicia as doenças microbianas epidêmicas.

O sistema imunológico e o câncer

Falar do câncer como uma doença não é mais possível, mas todos os cânceres são semelhantes, pois representam uma falha do sistema imunológico em detectar e destruir células malignas. Muitas vezes, a causa subjacente do mau funcionamento desse sistema é simplesmente seu envelhecimento. As células malignas, por definição, se dividem e se reproduzem rapidamente e de forma descontrolada, e o sistema imunológico as destrói o mais rápido que pode. Um sistema jovem e vigoroso elimina todas as células malignas. No entanto, com o passar do tempo, ele se desacelera e passa a cometer erros; assim, uma malignidade que surge pode ganhar terreno e até derrotá-lo.

O paciente imunocomprometido é vulnerável a cânceres de vários tipos. A alta incidência do *sarcoma de Kaposi*, um câncer raro, estava entre as primeiras pistas do surgimento de uma nova epidemia mortal, no início dos anos 1980, como um forte indício de que o alvo do novo vírus eram as células do sistema imunológico (veja "HIV e Aids", no final do capítulo).

Um receptor de transplante de órgãos deve manter um regime de medicações imunossupressoras por toda sua vida. Além de outros efeitos colaterais debilitantes, essas drogas o tornam vulnerável a cânceres de vários tipos. Alguns pacientes que sofrem de doenças autoimunes são tratados com imunossupressores também e têm a mesma vulnerabilidade.

Doenças imunomediadas

As *doenças imunomediadas* são condições que resultam da atividade anormal do sistema imunológico. As *doenças autoimunes* são desordens que se originam quando o sistema imunológico ataca as próprias células. A *alergia* é, basicamente, uma reação exagerada a uma substância inofensiva no meio ambiente.

Doenças autoimunes

Como um filme de terror da vida real, o assombroso poder coordenado que está pronto para submeter todos e quaisquer invasores biológicos ao combate mortal, em vez disso, ataca e destrói os próprios tecidos do corpo. As doenças autoimunes são uma área fértil para pesquisas básicas e clínicas, mas, fundamentalmente, o que faz com que o sistema imunológico se volte contra si mesmo e se ataque ainda é algo obscuro. Na maioria dos casos, uma combinação de fatores provavelmente está em jogo. Por exemplo, uma infecção viral pode ativar (ou desativar a supressão de) um erro genético. Certos distúrbios autoimunes afetam muito mais mulheres do que homens, então a atividade hormonal é provavelmente um dos fatores envolvidos.

Os distúrbios autoimunes são muitos e variados em termos da fisiopatologia. Uma doença autoimune pode ser relativamente benigna, como o *vitiligo*, em que o sistema imunológico destrói os *melanócitos* (as células que produzem pigmentos), resultando em manchas brancas da pele em diferentes partes do corpo. Outras doenças autoimunes são muito mais graves e afetam qualquer parte do corpo, incluindo o coração, o cérebro, os nervos, os músculos, a pele, os olhos, as articulações, os pulmões, os rins, glândulas, o trato digestório e vasos sanguíneos. Os especialistas clínicos discordam sobre se certas condições devem ser classificadas e tratadas como condições autoimunes. A lista de distúrbios autoimunes "aceitos" é infinda, e alguns deles são mencionados em outros capítulos deste livro.

Alergia

A reação alérgica é adquirida (causada pela exposição a uma substância desencadeante denominada de *alérgeno*) e rápida. Alergias leves são comuns em todas as populações humanas, e as reações mais graves podem ser fatais.

A exposição ao alérgeno faz com que os anticorpos IgE desencadeiem uma ativação excessiva de certos tipos de leucócitos (mastócitos e basófilos), que liberam histamina em excesso. Ela causa inchaço nas membranas mucosas, como as do nariz e da garganta, o que, por sua vez, gera congestão nasal e aquela irritante coceira na garganta. O congestionamento e o inchaço podem aprisionar bactérias nas cavidades nasais e levar a infecções sinusais ou otológicas. A resposta inflamatória pode levar a sintomas como eczema, urticária e febre do feno. Alergias são um fator relevante para a asma.

A *anafilaxia* é uma reação alérgica generalizada rápida e severa, que resulta de uma hipersensibilidade adquirida a um alérgeno. Uma exposição inicial, chamada de *dose sensibilizante*, a uma substância como a toxina da picada de abelha ou a uma proteína de um alimento não produz sintomas, mas sensibiliza o sistema imunológico da pessoa para o alérgeno. Uma exposição subsequente, chamada *dose de choque*, desencadeia a anafilaxia. O *choque anafilático* é a anafilaxia associada à vasodilatação (dilatação dos vasos sanguíneos) em todo o corpo, o que resulta em queda de pressão arterial e broncoconstrição grave, a ponto de a pessoa ter dificuldades para respirar. Insuficiência respiratória, choque e arritmias cardíacas levam rapidamente à morte, e o tratamento é feito com a administração imediata de epinefrina. (Veja o Capítulo 8 para obter informações sobre a epinefrina.)

Inflamação crônica

A resposta inflamatória é um mecanismo importante do sistema de defesa natural do organismo contra infecções e doenças. A *inflamação crônica*, por outro lado, é uma doença. Nessa condição, os mecanismos que destroem invasores se voltam para os próprios tecidos do corpo.

Mesmo a inflamação de baixo nível, como ocorre em um caso moderado de gengivite, pode causar problemas não só no local da inflamação. As proteínas da resposta inflamatória e do sistema complemento podem viajar no sangue e danificar células e tecidos em qualquer parte do corpo. A inflamação crônica é agora amplamente reconhecida como um distúrbio subjacente que contribui para muitas e diversas condições, incluindo doenças cardiovasculares, doenças neurológicas, como depressão clínica e doença de Alzheimer, diabetes, muitos tipos de câncer e até parto prematuro. A lista de doenças e distúrbios que agora são reconhecidos como tendo um componente inflamatório só aumenta.

Doenças infecciosas

Alguns micro-organismos não apenas comandam seu corpo para os próprios propósitos; eles o usam como uma plataforma para iniciar invasões nos corpos de todas as pessoas próximas de você. Este é um breve resumo de dois tipos diferentes de doenças virais infecciosas crônicas.

HIV e Aids

O *HIV* é uma espécie de vírus que ataca as células do sistema imunológico humano, especificamente as células T auxiliares. O sistema monta uma resposta, como a qualquer outra infecção, e pode combater o vírus por anos. Mas, até onde se sabe, é incapaz de eliminá-lo completamente, porque o HIV se esconde dentro das células e danifica as células do sistema imunológico, inibindo seu funcionamento.

O diagnóstico da *síndrome da imunodeficiência adquirida* (Aids) é feito, em parte, a partir do status do paciente em relação a certas infecções que um sistema imunológico saudável não tem dificuldades em reverter (infecções oportunistas). A resposta a patógenos e células malignas acaba se tornando inadequada, e o paciente sucumbe a uma infecção oportunista, câncer ou outras doenças.

Vírus do herpes

Os vírus do *herpes* são uma das principais causas de doença viral humana, perdendo apenas para os vírus da gripe e do resfriado. As pessoas que vivem até a meia-idade geralmente têm anticorpos contra a maioria dos oito vírus do herpes humanos conhecidos, estejam ou não conscientes da infecção.

O sistema imunológico é capaz de suprimir os vírus do herpes, mas não de eliminá-los. Depois que um paciente é infectado, o vírus do herpes permanece no corpo por toda a vida. Após a infecção primária, ele pode migrar para os *gânglios* (feixes nervosos) e estabelecer uma infecção latente, que pode se reativar em qualquer estágio. A reativação é frequentemente, mas nem sempre, associada a novas doenças. Os pacientes imunocomprometidos correm o risco de desenvolver doenças graves e morte por herpes vírus reativados, que são proeminentes entre as infecções oportunistas que têm sido a causa real de morte em muitos pacientes com Aids.

O *vírus Varicela-Zoster*, o vírus do herpes que causa a varicela, também conhecida como catapora, é geralmente adquirido na infância (a menos que a criança tenha sido vacinada), e é transmitido por aerossóis respiratórios (partículas inaladas) ou por contato direto com as lesões cutâneas de um paciente ativamente infectado.

Durante vários dias após a infecção inicial, o vírus fica na mucosa respiratória, onde infecta macrófagos e células pulmonares. Nesse estágio, nenhum sintoma aparece. O vírus se espalha para linfócitos e monócitos e depois para locais epiteliais de todo o corpo. Ele atinge a superfície da pele, e lesões, tipicamente centenas, formam-se na pele e na mucosa, geralmente mais pronunciadas no rosto, no couro cabeludo e no tronco. A doença é mais grave em crianças mais velhas e adultos, e pode ser muito grave em pacientes imunocomprometidos.

A reativação do vírus pode ocorrer no final da vida, e a recorrência da replicação viral é acompanhada por dor severa em áreas inervadas pelos gânglios infectados de forma latente. Os sintomas incluem queimação crônica, dor com prurido e aumento da sensibilidade ao toque (*hiperestesia*), o que se conhece como *neuralgia pós-herpética* ou *herpes zoster*. A dor pode durar meses ou anos, e sua reativação pode afetar o olho e o cérebro por meio de certos nervos cranianos.

5
O Espetáculo da Vida

NESTA PARTE...

Observe as estruturas anatômicas dos sistemas reprodutores masculino e feminino.

Entenda a produção de gametas, a formação e a liberação de óvulos e espermatozoides.

Concentre-se na fertilização e na gravidez.

Compreenda o desenvolvimento humano — da célula única à senescência.

> **NESTE CAPÍTULO**
>
> » Decodificando o óvulo humano
> » Unindo os gametas
> » Respondendo às mudanças da gravidez
> » Revendo problemas do sistema reprodutor

Capítulo **14**

O Sistema Reprodutor

É neste capítulo que você descobre como os bebês surgem e o que acontece quando eles nascem. Como todos os animais, os seres humanos têm um conhecimento instintivo acerca do acasalamento. No entanto apenas nós, humanos, parecemos interessados em entender a cópula e a reprodução. Este capítulo traz informações sobre a anatomia e a fisiologia desses processos. No entanto, se quiser saber mais sobre relacionamentos, terá que procurar outras fontes.

Funções do Sistema Reprodutor

O sistema reprodutor é diferente de todos os outros sistemas discutidos até agora, que se concentram inteiramente na própria sobrevivência, mas o sistema reprodutor "arrisca todas as fichas" para contribuir com genes para as gerações futuras. Ele não faz nada para melhorar o bem-estar fisiológico — na verdade, representa graves ameaças à sobrevivência do organismo.

A lista a seguir é um panorama geral das funções do sistema reprodutor:

» **Produção de gametas:** Os *gametas*, também chamados de *células sexuais*, são produzidos dentro dos órgãos dos sistemas reprodutores feminino e masculino. Há dois tipos de gametas: os *óvulos*, que são os gametas femininos, e os *espermatozoides*, masculinos. As células especializadas, chamadas de *células germinativas*, geram os gametas no processo de divisão celular, que se chama *meiose* (veja a seção "Meiose", mais adiante neste capítulo). No nível celular, os processos são essencialmente idênticos tanto no corpo feminino quanto no masculino. Nos níveis de tecido, órgão, sistema e organismo, os processos são muito diferentes. (Discutimos os vários processos ao longo deste capítulo.)

» **União de gametas:** Se o sistema reprodutor for bem-sucedido, um óvulo e um espermatozoide seguirão para o mesmo local ao mesmo tempo, sob as condições corretas para que se fundam. Muitos tecidos e órgãos do sistema reprodutor acompanham os gametas do local e da época de sua produção para outro, onde é mais provável que encontrem seu destino.

» **Gestar e dar à luz:** Somente o sistema reprodutor feminino tem órgãos para gestar um feto e dar à luz. (Veja a seção "Pausa para a Gravidez", mais adiante no capítulo, para ler uma discussão detalhada sobre o tema.)

» **Nutrir o recém-nascido:** O sistema reprodutor feminino tem tecidos e órgãos especializados para nutrir o recém-nascido durante seus primeiros meses de vida, até que o bebê, já mais velho, seja capaz de digerir
outros alimentos.

Produção de Gametas

O processo de meiose inclui a sequência de eventos de nível celular que resultam na formação das células sexuais (gametas) a partir de somáticas (células germinativas). (Veja o Capítulo 3 para ler detalhes sobre a divisão e a diferenciação celular.) A meiose é o único processo celular no ciclo de vida humano que produz células *haploides*.

LEMBRE-SE

As células somáticas são *diploides*, o que significa que cada núcleo da célula contém duas cópias completas do DNA que surgiu no zigoto. As células sexuais (gametas) são *haploides*, o que significa que cada núcleo celular contém apenas uma cópia do DNA da célula-mãe (somática). Quando dois gametas se fundem para formar o zigoto, cada um contribui com seu DNA para o novo zigoto, que é, portanto, diploide.

Meiose

Todas as nossas células se dividem por *mitose* para realizar substituição, crescimento, desenvolvimento e reparo, como discutimos no Capítulo 2. (O Capítulo 3 também tem detalhes sobre o ciclo de crescimento e divisão celular.) Apenas um único tipo de célula se divide por *meiose*, para produzir gametas — isto é, para fins de reprodução sexual. O processo de meiose é semelhante em sua mecânica ao de mitose, mas existem várias distinções críticas entre eles.

A diferença mais óbvia é que a meiose se divide em duas partes, *meiose I* e *meiose II*. Cada parte passa por uma sequência de eventos semelhante à da mitose (prófase, metáfase, anáfase e telófase). Na mitose, a célula-mãe é diploide, bem como as células-filhas, que contêm uma cópia completa e idêntica do genoma da célula-mãe. Em contrapartida, a meiose resulta em quatro células-filhas haploides. Além disso, os quatro genomas haploides são todos diferentes.

Os estágios iniciais da meiose (prófase I, na Figura 14-1) incluem um mecanismo chamado de *recombinação*, que objetiva a troca de genes entre os cromossomos. O resultado é que a célula que se torna o gameta (um dos quatro produtos haploides da meiose) carrega cromossomos completamente únicos e diferentes dos da célula-mãe. Como muitos tópicos em biologia celular, a complexidade desses processos está além do escopo deste livro.

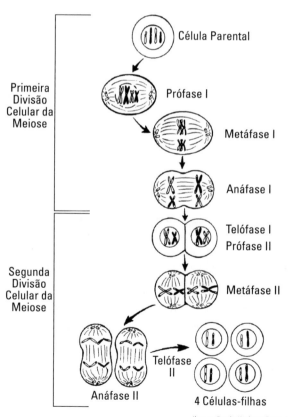

FIGURA 14-1: O processo de meiose.

Ilustração de Kathryn Born, MA

CAPÍTULO 14 **O Sistema Reprodutor**

ERROS NA DISTRIBUIÇÃO DO CROMOSSOMO SEXUAL

Eventualmente, os processos de divisão celular dão errado. Por exemplo, dois cromossomos são puxados para um lado da célula, deixando o outro sem uma cópia. Inúmeros distúrbios genéticos são causados por esse tipo de erro, sendo a *síndrome de Down* o mais notável (as pessoas afetadas têm três cópias do cromossomo 21). Os cromossomos sexuais (X e Y) não estão isentos desse possível erro, o que resulta em descendentes com mais ou menos de duas cópias.

Na *síndrome de Klinefelter*, os homens têm um cromossomo X extra nas células (XXY), o que, apesar de permitir um desenvolvimento normal até a puberdade, faz com que os testículos fiquem subdesenvolvidos e reduz substancialmente a produção de testosterona. Os machos não desenvolvem as características sexuais secundárias associadas à masculinidade (aumento de massa muscular, crescimento de pelos no corpo), podem desenvolver tecido mamário e geralmente são estéreis. Quanto mais cedo a condição é diagnosticada, mais cedo a reposição de testosterona pode começar, e maior será a chance de o menino se desenvolver normalmente e até mesmo ser capaz de gerar filhos com procedimentos de reprodução assistida.

Também é possível gerar descendentes com apenas uma cópia do cromossomo X. Como os homens, em situações normais, só recebem um, isso a princípio não causaria muitos problemas. No entanto as meninas nascidas com a *síndrome de Turner* precisam de cuidados médicos regulares durante toda a vida. Além da atrofia do desenvolvimento sexual, existem vários sintomas físicos (baixa estatura, peito largo, e assim por diante), e são comuns deficiências de aprendizado. A terapia de reposição hormonal é uma parte necessária do tratamento, mas os efeitos se difundem por todos os sistemas do organismo.

Observe que a replicação do DNA ocorre na meiose, durante a interfase que precede o início da meiose I. Depois de duas divisões sequenciais, dicotômicas, as duas cópias completas são distribuídas entre as quatro células-filhas, cada uma recebendo uma cópia única de cada cromossomo.

PAPO DE ESPECIALISTA

A meiose inclui vários mecanismos destinados a assegurar que cada gameta tenha exatamente uma cópia completa e correta de cada gene. Qualquer omissão, duplicação ou erro tende a ser fatal para o gameta ou, mais tarde, para o embrião.

Gametas femininos: Óvulos

Um óvulo maduro (veja a Figura 14-2) é uma das maiores células do corpo humano, com cerca de 120 micrômetros de diâmetro (cerca de 25 vezes maior que o espermatozoide) e visível sem ampliação. O óvulo contém um núcleo haploide, um amplo citoplasma e todos os tipos de organelas comuns às células somáticas, tudo dentro de uma membrana plasmática. A membrana plasmática é envolvida por uma membrana glicoproteica chamada *zona pelúcida*, que protege o zigoto e o pré-embrião até sua implantação.

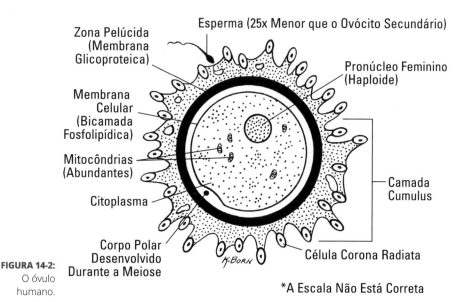

FIGURA 14-2: O óvulo humano.

Ilustração de Kathryn Born, MA

A *ovogênese* (a produção de óvulos) em humanos começa no desenvolvimento embrionário e fetal com as células somáticas especializadas chamadas de *ovogônias*. Milhões dessas células encabeçam o processo de meiose, produzindo células chamadas de *ovócitos primários*. No entanto eles ficam suspensos da meiose na prófase I até que a mulher atinja a puberdade. No nascimento, a mulher tem apenas cerca de 700 mil ovócitos primários restantes.

Após o início da puberdade, o ovócito primário retoma a meiose I, produzindo duas células, chamadas de *ovócito secundário*, e o primeiro corpo polar. No entanto, a citocinese ocorre de forma desigual, de modo que a maior parte do citoplasma do ovócito primário se move para o secundário. O primeiro corpo polar completa a meiose II e suas células-filhas se degeneram. O ovócito secundário continua com a meiose II, mas para novamente durante a metáfase II.

As células liberadas do ovário na ovulação são ovócitos secundários, que se não forem fertilizados, degeneram-se sem completar a meiose II.

Quando um espermatozoide inicia a fertilização, o ovócito secundário retoma imediatamente à meiose II, produzindo o óvulo (um segundo corpo polar, que se degenera). Após a fertilização, o óvulo contém o núcleo do espermatozoide, e após aproximadamente 12 horas os dois núcleos haploides se fundem, produzindo o zigoto.

Gametas masculinos: Espermatozoides

Um espermatozoide maduro tem três partes: uma cabeça que mede cerca de 5x3 micrômetros, contendo um núcleo haploide; uma seção intermediária curta; e um longo flagelo. Ele é adaptado para viajar rápido — tem muito pouco citoplasma (veja a Figura 14-3). A cabeça é coberta por uma estrutura chamada de *acrossoma*, que contém enzimas que quebram a membrana do óvulo para permitir a entrada. A seção intermediária contém basicamente mitocôndria. As mitocôndrias produzem a energia que alimenta o flagelo, altamente ativo, do espermatozoide, que o move através do trato reprodutor feminino.

O processo de desenvolvimento de espermatozoides (a *espermatogênese*) da meiose para a maturação ocorre dentro dos testículos. As células especializadas chamadas de *espermatogônias* se dividem por mitose para produzir outra geração delas. As espermatogônias maduras, chamadas de *espermatócitos primários*, dividem-se por meiose, produzindo quatro gametas haploides chamados de *espermátides*.

Semelhante ao caso das fêmeas, os machos nascem com espermatogônias em seus *túbulos seminíferos*, que permanecem latentes até a puberdade, quando os mecanismos hormonais lhes tiram dessa latência.

Diferente da ovogênese, que é cíclica, a espermatogênese é vitalícia para a maioria dos homens. E, enquanto a gametogênese das fêmeas é mensal, os machos produzem um número astronômico de espermatozoides. Cada ejaculação produz cerca de 1 colher de chá de sêmen, que contém cerca de 400 milhões de espermatozoides na matriz de fluido seminal. Os espermatozoides maduros sobrevivem no epidídimo e no canal deferente por até 6 semanas.

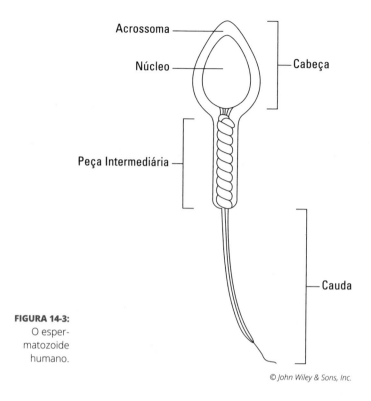

FIGURA 14-3: O espermatozoide humano.

© John Wiley & Sons, Inc.

Determinando o sexo

Uma diferença crucial entre machos e fêmeas é que nelas todos os pares de cromossomos são compostos por duas cadeias de aparência idêntica, e nos machos os filamentos diferem uns dos outros. Essa diferença é facilmente visível sob um microscópio de alta potência: um dos pares tem comprimento "normal" (aproximadamente o mesmo que todos os outros cromossomos) e o outro é marcadamente mais curto. O primeiro é chamado de cromossomo X, e as fêmeas têm um conjunto deles em todas as células somáticas. O segundo é o cromossomo Y, e os machos têm um par incompatível (um cromossomo X e um Y) em todas as células somáticas. Após a meiose na fêmea, todos os óvulos têm um cromossomo X. Após a meiose no homem, cada espermatozoide tem um X ou um Y. A fusão de um óvulo com um espermatozoide X produz um zigoto feminino (XX). A fusão com um Y, um zigoto masculino (XY).

CAPÍTULO 14 **O Sistema Reprodutor**

O Sistema Reprodutor Feminino

A seção "Sistema Reprodutor Feminino e Masculino" do Caderno Colorido mostra esses sistemas em detalhes. O corpo feminino é amplamente mais especializado em reprodução do que o masculino, e nas próximas seções há uma breve discussão sobre ele.

Órgãos do sistema reprodutor feminino

Os órgãos do sistema reprodutor feminino estão concentrados na *cavidade pélvica*. Muitos dos órgãos desse sistema estão presos ao *ligamento largo*, um revestimento de tecido que sustenta os órgãos e liga as laterais do útero às paredes e ao assoalho pélvico.

Ovários

Os *ovários* são duas estruturas amendoadas de aproximadamente cinco centímetros de largura, que ficam um de cada lado da cavidade pélvica. Eles abrigam grupos de células chamadas de *folículos*.

Os ovários são os principais órgãos sexuais porque são o local em que acontece a *ovogênese*, o processo de maturação do ovócito. Os ovários também têm um papel importante na sinalização endócrina, especialmente na produção e no controle de hormônios relacionados ao sexo e à reprodução, como o estrogênio e a progesterona.

O processo de ovulação começa na puberdade. Os ovócitos primários, latentes nos ovários desde o início do desenvolvimento fetal, são ativados por meio dos hormônios, e os ovócitos secundários são liberados a uma taxa aproximada de um por mês, desde a *menarca* (a primeira menstruação) até a *menopausa* (a última) — isto é, dos primeiros anos da adolescência até o final dos 40 ou início dos 50 anos. A fêmea humana ovula cerca de 400 vezes durante sua vida.

Útero

O *útero* nutre e abriga o feto em desenvolvimento durante a gestação. É um órgão muscular mais ou menos do tamanho e formato de uma pera invertida, e as paredes uterinas são grossas e capazes de se esticar à medida que o feto cresce.

O revestimento uterino, chamado de *endométrio*, é recriado e destruído a cada *ciclo menstrual*, o que discutimos na seção "Ciclos quase mensais", mais adiante neste capítulo. Uma porção do endométrio (*deciduas basalis*) se tornará a placenta durante a gravidez.

O *colo do útero* é uma estrutura muscular cilíndrica de cerca de 2,5 centímetros de comprimento que se encontra no fundo do útero como um dedal. Ele controla a passagem de fluidos biológicos e outras substâncias (inclusive o bebê) para dentro e fora do útero. O colo do útero, tipicamente, fica aberto, para permitir a entrada do espermatozoide. Durante o parto, ele se abre ainda mais para permitir a saída do feto.

Tubas uterinas

As *tubas uterinas* vão do ovário até o útero. Elas não estão exatamente conectadas aos ovários, apenas pairam sobre eles. No final do ovário, elas se expandem como um funil, em uma estrutura chamada de *infundíbulo*, que se ramifica em estruturas semelhantes a dedos, chamadas de *fímbrias*, que guiam o óvulo para dentro das tubas, que então o transportam para o útero. O processo de fertilização geralmente ocorre nas tubas uterinas.

Vagina

A *vagina* é a parte do corpo feminino que recebe o pênis durante a relação sexual e serve como uma passagem para o espermatozoide chegar ao útero e às tubas, e ela tem entre oito e dez centímetros de comprimento, terminando no colo do útero.

Durante o parto, a vagina precisa acomodar a passagem do feto, cujo peso é de cerca de quatro quilos, de modo que as paredes vaginais são feitas de tecidos elásticos — alguns densos, outros musculares e outros eréteis. No estado normal, as paredes vaginais têm muitas dobras, semelhantes ao revestimento do estômago. Quando a vagina precisa se alongar, essas dobras se achatam, proporcionando mais volume.

Vulva

A genitália externa compreende os *grandes lábios*, os *pequenos lábios* e o *clitóris*. Juntos, esses órgãos são chamados de *vulva*. Os lábios da vulva são mucosas, assim como os da boca (que, por falar nisso, se chamam *lábio mandibular* e *lábio maxilar*). Os lábios protegem a entrada da vagina e revestem as estruturas ósseas da pelve.

Aqui estão alguns detalhes sobre as três partes da vulva:

» **Grandes lábios:** Essas grandes dobras de pele — uma de cada lado — cobrem os pequenos lábios, que são menores. Os grandes lábios estendem-se do *monte púbico* ao ânus. O monte púbico contém depósitos de gordura que cobrem o osso púbico. Após a puberdade, os pelos pubianos recobrem o monte púbico e os grandes lábios.

> **Pequenos lábios:** Essas dobras de pele sem pelos ficam debaixo dos grandes lábios e cobrem a entrada da vagina. Eles se localizam perto do orifício vaginal e se estendem para cima, formando o prepúcio que recobre o clitóris.

> **Clitóris:** Essa parte da vulva localizada acima da abertura da vagina e acima da uretra tem uma ponta e uma glande, assim como o pênis, e é extremamente sensível à estimulação sexual. O clitóris contém tecidos eréteis que se irrigam de sangue durante a estimulação sexual. Como o tecido dos pequenos lábios recobre o clitóris, o inchaço e o avermelhamento também são evidentes nos pequenos lábios. A estimulação clitoriana leva ao orgasmo. Embora as fêmeas não ejaculem, experienciam uma intensificação e relaxamento da tensão muscular. O orgasmo feminino faz com que o tecido muscular que reveste a vagina e o útero se contraiam, o que ajuda a puxar o espermatozoide através do trato reprodutor.

Seios

Todos os seres humanos têm *glândulas mamárias*, mas apenas as fêmeas produzem a substância que chamamos de leite para a nutrição dos bebês, que são relativamente indefesos e têm altas exigências calóricas. Além da nutrição, o leite materno reforça o sistema imunológico do bebê.

Os seios contêm cerca de duas dúzias de lóbulos cheios de alvéolos que produzem e armazenam leite. O leite é liberado pelos *ductos lactíferos*, que se fundem ao mamilo (veja a Figura 14-4). Durante a puberdade, os lóbulos e ductos se desenvolvem, e o tecido adiposo é depositado sob a pele para protegê-los e dar forma à mama. Durante a gravidez, os hormônios aumentam o número de células produtoras de leite e o tamanho dos lóbulos e ductos.

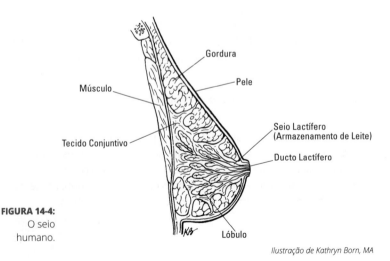

FIGURA 14-4: O seio humano.

Ilustração de Kathryn Born, MA

Depois que a criança nasce, a glândula pituitária da mãe secreta o hormônio *prolactina*, que faz com que as células produtoras de leite produzam leite e a *lactação* se inicie. A criança suga o leite dos ductos pelo mamilo da mãe. Enquanto a criança mamar regularmente, a lactação continua.

O hormônio *ocitocina* está fortemente envolvido na liberação do leite (reflexo de ejeção). A estimulação do mamilo induz a secreção de ocitocina pela glândula pituitária da mãe. A ocitocina expele o leite dos lóbulos, fazendo com que se contraiam, assim como estimula as contrações uterinas para expelir o feto. Esse hormônio também tem sido fortemente relacionado a fenômenos neuroemocionais, como a ligação familiar.

Ciclos quase mensais

O *ciclo menstrual* (*ciclo mensal*) consiste no *ciclo ovariano* e no *ciclo uterino*, ambos com aproximadamente 28 dias de duração (veja a Figura 14-5). Esses ciclos acontecem simultaneamente para preparar o óvulo e o útero, respectivamente, para a gravidez.

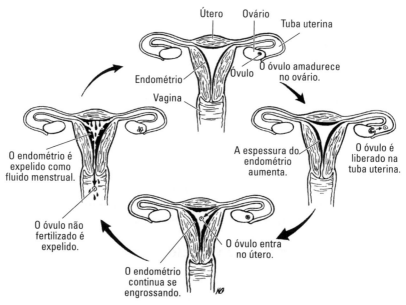

FIGURA 14-5: O ciclo menstrual.

Ilustração de Kathryn Born, MA

Por convenção, o primeiro dia de sangramento menstrual é considerado o dia 1 do ciclo menstrual. A menstruação começa no ponto do ciclo em que os níveis de estrogênio e progesterona estão mais baixos. No entanto o ciclo menstrual é guiado por vários hormônios, não apenas estrogênio e progesterona.

Observando o ciclo ovariano

O ciclo ovariano de 28 dias é a parte mais importante do ciclo menstrual porque é responsável pela produção dos hormônios que controlam o ciclo uterino. (Veja a próxima seção "Cronometrando o ciclo uterino".) Do dia 1 ao 13, desencadeado pelos baixos níveis de estrogênio, o *hormônio folículo estimulante* (FSH) promove o desenvolvimento de um folículo, e o *hormônio luteinizante* (LH), a maturação dos folículos em um ovócito em um dos ovários. Quando o folículo já está suficientemente desenvolvido, começa a secretar estrogênio. Quando o estrogênio atinge o nível adequado, um mecanismo de feedback negativo envolvendo o hipotálamo retarda momentaneamente a secreção de FSH e LH. Quando o folículo está completamente maduro e o ovócito está pronto para ser liberado, a secreção de FSH e LH aumenta. Isso ocorre no 14º dia e desencadeia a *ovulação* (liberação do ovócito). Se não for fertilizado, um ovócito sobrevive apenas de 12 a 24 horas após a ovulação.

No momento da ovulação, a glândula pituitária anterior, que estava secretado FSH e LH simultaneamente, secreta uma onda de LH que faz com que o folículo do qual o ovócito foi liberado se torne um *corpo lúteo* (corpo amarelo). Ele secreta o hormônio *progesterona*, que desencadeia a ação do hipotálamo. Quando o corpo lúteo secreta uma quantidade suficiente de progesterona, o hipotálamo impede que a glândula pituitária anterior secrete mais LH. Nesse momento, o corpo lúteo começa a se encolher (por volta do dia 17). Quando ele desaparece (por volta do dia 26), o estrogênio e a progesterona atingem os níveis mais baixos do ciclo (às vezes causando os sintomas da síndrome pré-menstrual), e a menstruação começa (aproximadamente no 29º dia, ou 1º do novo ciclo).

Como em todo ciclo, o processo recomeça. Quando o nível de estrogênio é baixo durante a menstruação, o hipotálamo detecta isso e secreta o *hormônio liberador de gonadotropina* (GnRH), que estimula a hipófise a liberar seu hormônio gonadotrófico — FSH — para que outro folículo seja estimulado a desenvolver um novo ovócito, que secreta estrogênio. Agora você está de volta ao primeiro parágrafo desta seção.

Cronometrando o ciclo uterino

O ciclo uterino de 28 dias, que visa a preparar o útero para uma possível gravidez, sobrepõe-se ao ciclo ovariano.

> » **Dias 1 a 5:** Nos primeiros cinco dias do ciclo uterino, o nível de estrogênio e progesterona é menor — no período da menstruação. Esse nível reduzido de hormônios sexuais não impede que os tecidos que revestem o útero (o *endométrio*) se desintegrem e se espalhem. À medida que os níveis hormonais caem, os vasos sanguíneos se contraem, as células sofrem *autólise* (autodestruição), os tecidos se rompem na parede do

útero e os vasos sanguíneos se rompem, causando o sangramento que ocorre durante o período. O sangue e o tecido (fluxo menstrual) saem do útero através do colo do útero e depois saem do corpo através da vagina.

» **Dias 6 a 14:** Durante essa *fase proliferativa*, o folículo desenvolvido secreta altos níveis de estrogênio, o que faz com que o endométrio se regenere. Os tecidos que revestem o útero e as glândulas na parede uterina crescem e desenvolvem um suprimento aumentado de sangue. Todas essas mudanças são uma preparação para nutrir o embrião e viabilizar a gravidez, caso o ovócito, que é liberado no 14º dia, seja fertilizado e implantado na parede do útero. (Veja a seção "Pausa para a Gravidez", mais adiante neste capítulo.)

» **Dias 15 a 28:** Durante essa *fase secretora*, o corpo lúteo secreta um nível crescente de progesterona, que engrossa ainda mais o endométrio, e as glândulas do útero secretam um muco espesso. Se o óvulo é fecundado, o endométrio e o muco espessados ajudam a "aprisioná-lo", para que seja implantado no útero de forma adequada. Se o óvulo não for fertilizado dentro de um ou dois dias, o corpo lúteo começa a se encolher, porque não será necessário para uma gravidez. À medida que o corpo lúteo diminui, os níveis de progesterona e estrogênio também diminuem, o que faz com que o endométrio "se desfaça e se derrame" pouco antes da menstruação.

PAPO DE ESPECIALISTA

Logo no início da gravidez, o corpo lúteo serve como uma fonte de estrogênio e progesterona até que a placenta se desenvolva e secrete esses hormônios.

Findando o ciclo

Fisiologicamente, a menopausa inverte o caminho hormonal da adolescência. Quando a mulher entra na menopausa, sua capacidade de se reproduzir termina — a ovulação para, e ela não pode mais engravidar. Ela também pode sentir ondas de calor e suor excessivo se os sinais falhos do sistema nervoso parassimpático perturbarem a capacidade do corpo de monitorar com precisão sua temperatura. Outros processos do corpo se desaceleram, incluindo o metabolismo celular e a substituição das proteínas estruturais da pele, o que leva às rugas. Os ossos de uma mulher também se enfraquecem, porque a perda de tecido ósseo passa a ocorrer mais rapidamente do que o acúmulo desse tecido, durante a remodelagem.

A menopausa é um dos aspectos únicos da fisiologia humana. Não que a diminuição e parada do ciclo reprodutor à medida que a mulher envelhece só aconteça em humanos, pois isso é inerente a muitas espécies de mamíferos, aves e répteis (embora relativamente poucos indivíduos de outras espécies vivam tempo suficiente para ver o declínio de suas capacidades reprodutoras).

O traço distintivo é que as fêmeas humanas muitas vezes tendem a ter uma vida útil maior que a de sua capacidade reprodutora. (Uma mulher de 80 anos viveu cerca de 40% de sua vida após a menopausa.) Muitas pesquisas sobre esse fenômeno se concentram na interface da biologia e da cultura. Uma teoria afirma que uma fêmea adulta sem filhotes para alimentar tende a alimentar netos ou outras crianças de sua comunidade. As crianças que têm avós comem melhor, segundo a teoria, o que lhes confere mais chances de sobreviver à idade reprodutora e levar seus genes para mais uma geração.

O Sistema Reprodutor Masculino

O sistema reprodutor masculino produz espermatozoides e os move para o sistema reprodutor feminino. Em uma ocasião rara (em relação ao número astronômico de espermatozoides que o homem tipicamente produz), um espermatozoide fertiliza um óvulo. Todos os bilhões e bilhões de outros espermatozoides que um homem produz durante sua vida têm um tempo de vida limitado — cerca de seis semanas em seu corpo e até cinco dias no corpo da fêmea.

LEMBRE-SE

O gameta feminino é liberado do ovário como um ovócito secundário. Somente quando a fertilização é iniciada o óvulo surge.

Se a *reprodução* for definida como a criação de um novo organismo, então a função reprodutora masculina acaba aqui. Se a definição de *reprodução* incluir a nutrição do novo organismo até que ele próprio esteja pronto para a reprodução, a anatomia e a fisiologia do homem podem ser substancialmente dedicadas à tarefa por décadas, junto com as da fêmea. Para os fins deste capítulo, usamos a definição reducionista.

PAPO DE ESPECIALISTA

Algumas pessoas ficam confusas com o significado de "sucesso evolutivo" para o indivíduo (você, por exemplo). De fato, a questão não é a quantidade de zigotos que surgem dos gametas nem a de filhotes que nascem desses zigotos, mas quantos desses descendentes sobrevivem para se reproduzir. Simplificando, o sucesso evolutivo é avaliado não pelo número de filhos (e certamente nem pelo nível de atividade sexual ou número de parceiros sexuais), mas pelo de netos.

Órgãos do sistema reprodutor masculino

Os órgãos do sistema reprodutor masculino produzem gametas, chamados de espermatozoides, e os transferem para o sistema reprodutor feminino. (Dê uma olhada na seção "Sistema Reprodutor Feminino e Masculino" do Caderno Colorido.) Diferente de outros sistemas de órgãos, e especialmente do sistema reprodutor feminino, os órgãos reprodutores masculinos estão localizados na periferia do corpo, em um local exposto.

Testículos e escroto

Os *testículos* são órgãos pareados que produzem espermatozoides e hormônios. Como os ovários do sistema reprodutor feminino, os testículos são o local de produção de gametas e, portanto, os *principais órgãos sexuais*. Veja a Figura 14-6 para uma ilustração das estruturas testiculares.

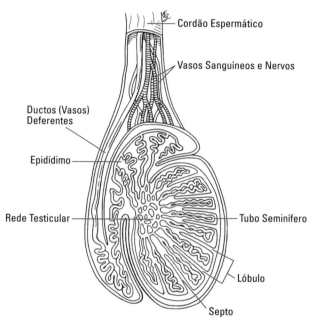

FIGURA 14-6: A estrutura testicular.

Ilustração de Kathryn Born, MA

Os testículos são feitos de tecido denso, que forma compartimentos longos e enrolados chamados de *tubos seminíferos*. É neles que corre a *espermatogênese*, o processo de desenvolvimento de espermatozoides a partir da meiose. As paredes dos tubos seminíferos são revestidas com milhares de *espermatogônias* (espermatozoides imaturos). Os túbulos seminíferos também contêm *células de Sertoli*, que nutrem o esperma em desenvolvimento e regulam a produção de espermatogônias.

Os tubos seminíferos transportam o novo espermatozoide (espermátides) para outra estrutura longa, semelhante a um cordão, que fica no topo de cada testículo. Esse é o *epidídimo*, local em que ocorre a maturação do espermatozoide. O epidídimo forma um contínuo com (isto é, "vira") o *canal deferente*, um tubo que conecta o epidídimo de cada testículo ao pênis, o que determina o tempo de espera do esperma até ser liberado pela ejaculação.

Os testículos ficam dentro do *escroto*, que se localiza abaixo e fora do abdômen. Ele é formado por músculo liso que se contrai quando sua pele detecta temperaturas frias e o puxa (e, portanto, os testículos) para mais perto do corpo, para manter a temperatura ideal para os espermatozoides. As camadas musculares internas do escroto ficam em uma área externa à cavidade pélvica. A pele externa do escroto forma um contínuo com a pele do períneo e da virilha.

Próstata

Várias outras estruturas secretam as substâncias que compõem o fluido ejaculatório, a matriz propulsora para que o espermatozoide adentre o trato reprodutor feminino. Entre eles estão a *próstata* e as *vesículas seminais*. A próstata é formada por alguns músculos lisos que expulsam o sêmen durante a ejaculação.

Pênis

O pênis consiste de um eixo e uma *glande* (a ponta). A *uretra*, que tem forma tubular, percorre seu eixo, e o orifício uretral fica na *glande*. O sêmen é ejaculado através da uretra e do orifício uretral. O *prepúcio* reveste a glande do pênis, e nos recém-nascidos ele é frequentemente removido em um procedimento cirúrgico chamado de *circuncisão*.

Durante a excitação sexual, o tecido erétil do pênis é inundado com sangue, o que possibilita sua inserção na vagina, para a posterior liberação do espermatozoide nas proximidades do ovócito secundário (se houver um disponível).

PAPO DE ESPECIALISTA

A uretra e o orifício uretral também integram o sistema urinário, sendo o tubo pelo qual a urina sai do corpo. No entanto o sêmen não contém urina. No momento da ejaculação, um esfíncter fecha a bexiga para impedir que a urina, que é ácida, se misture ao espermatozoide, que vive em um ambiente básico.

Fluido seminal e ejaculação

As *vesículas seminais*, glândulas localizadas na junção da bexiga e do ducto deferente, têm ductos que permitem que o fluido que produzem varra o espermatozoide das vesículas para a uretra.

Em seguida, a *próstata* acrescenta seu fluido, que contém principalmente ácido cítrico e uma variedade de enzimas que mantêm o sêmen liquefeito. A próstata se localiza nos arredores da uretra, logo abaixo da saída da bexiga.

Essas duas glândulas — as vesículas seminais e a próstata — secretam fluidos que têm várias características e funções:

> » São relativamente básicos, com um pH de 7,5, exatamente como o ambiente ideal para os espermatozoides.
>
> » Nutrem os espermatozoides, fornecendo a frutose necessária para que suas mitocôndrias produzam energia suficiente para mover o flagelo e percorrer todo o trajeto até o óvulo.
>
> » Contêm *prostaglandinas*, substâncias químicas que fazem o útero reverter suas contrações descendentes. Quando ele se contrai, os espermatozoides são puxados para cima, para dentro do trato reprodutor feminino.

À medida que as glândulas adicionam as secreções, formando o sêmen, a pressão se acumula nas estruturas do trato reprodutor masculino. Quando a pressão atinge o ápice, o sêmen é expelido do pênis pela uretra. As ondas peristálticas (como as que ocorrem no trato digestório; veja o Capítulo 11) e as contrações rítmicas movem o espermatozoide através do canal deferente e da uretra. Essa descarga se chama *ejaculação* — parte do orgasmo nos machos, assim como a contração e o relaxamento dos músculos esqueléticos da base do pênis. Quando os músculos se contraem ritmicamente, o sêmen sai em jatos.

As *glândulas bulbouretrais*, também chamadas de *glândulas de Cowper*, ficam dentro do assoalho pélvico, perto da base do pênis, em ambos os lados da uretra. Essas duas pequenas glândulas têm ductos que conduzem diretamente à uretra e secretam um fluido semelhante ao muco em resposta à estimulação sexual, cuja função é limpar a uretra de qualquer acidez, bem como fornecer lubrificação para a relação sexual. A maior parte da lubrificação, no entanto, vem das *glândulas vestibulares* da fêmea, localizadas perto da entrada vaginal.

LEMBRE-SE

Os espermatozoides desenvolvem *motilidade* (a capacidade de se mover) no epidídimo, mas não conseguem se mover antes da ejaculação. Ou seja, eles não "nadam" até serem liberados no trato reprodutor feminino. Antes disso, eles são movidos pelas células ciliadas que revestem os tubos.

Pausa para a Gravidez

A gravidez tem dois estágios: a fertilização do ovócito secundário e a implantação do blastócito no útero. O desenvolvimento do embrião após a implantação é o tema do Capítulo 15. O corpo feminino faz inúmeras adaptações para a gravidez e o parto, o que esmiuçamos nas seções a seguir.

Etapas da fertilização

A ovulação envia um ovócito secundário do folículo do ovário para a tuba uterina. Então, em um tempo determinado, a relação heterossexual resulta na ejaculação do sêmen na vagina. Alguns milhões de espermatozoides atravessam o colo do útero, o útero e entram na tuba até as proximidades do ovócito secundário, que os espera.

Para conseguir a fertilização, um espermatozoide deve penetrar na membrana secundária do ovócito, e seu núcleo precisa se fundir com o do óvulo. Nesse ponto, o ovócito secundário é fertilizado, o óvulo se desenvolve, e o zigoto passa a existir (veja o Capítulo 15).

A probabilidade de que o ato sexual resulte em fertilização é realmente muito baixa, porque existem muitos fatores complicadores, e o momento da relação sexual em relação à ovulação é crucial. O ovócito secundário liberado é acessível por apenas algumas horas, e os espermatozoides vivem um pouco mais no trato reprodutor feminino (de um a dois dias em média), mas esse ambiente pode ser mais ou menos acolhedor para o esperma, dependendo dos níveis hormonais da fêmea e de outros processos fisiológicos. A fertilização não é garantida nem quando um único espermatozoide entra em contato com o ovócito secundário.

Implantação

Logo após a fertilização, o zigoto se divide, e vários outros ciclos de divisão celular ocorrem enquanto o pré-embrião desce pela tuba uterina. Especialistas acreditam que muitos pré-embriões morrem nessa fase, por causa de anomalias genéticas ou mau desenvolvimento. Somente se o pré-embrião chegar ao útero e se encaixar adequadamente no endométrio a gravidez será estabelecida.

Um pré-embrião implantado com sucesso, agora chamado de *blastócito*, imediatamente toma o corpo da mãe. À medida que a camada externa do blastócito começa a formar a placenta, um hormônio chamado *gonadotrofina coriônica humana* (hCG) é liberado, o que mantém o *corpo lúteo*, elevando os níveis de progesterona e estrogênio e inibindo a menstruação.

PAPO DE
ESPECIALISTA

A presença de hCG é quimicamente detectada na urina de uma grávida dentro de 10 a 14 dias após a fertilização, e ele pode ser detectado antes que a mãe apresente os típicos sintomas como enjoo e sonolência.

Adaptação à gravidez

O corpo materno responde à gravidez com muitas mudanças anatômicas e fisiológicas para acomodar o crescimento do feto e possibilitar seu desenvolvimento, e a maioria das estruturas e processos se reverte para seu padrão não gestante (mais ou menos) após o final da gravidez. Veja o Capítulo 15 para saber detalhes sobre como o feto cresce no útero.

Útero

Durante a gravidez, o útero aumenta cerca de 5 vezes seu tamanho e peso para acomodar não apenas o feto, mas também a placenta, o cordão umbilical, cerca de um litro de líquido amniótico e as membranas fetais. O tamanho do útero geralmente atinge seu ápice em cerca de 38 semanas de gestação. Durante as últimas semanas de gravidez, o útero se expandiu para preencher a cavidade abdominal até as costelas, e o tamanho do útero expandido e a pressão do feto adulto podem dificultar a rotina da mãe.

A placenta age como uma glândula endócrina temporária durante a gravidez, produzindo grandes quantidades de estrogênio e progesterona em 10 a 12 semanas. Ela serve para manter o crescimento do útero, ajuda a controlar a atividade uterina e é responsável por muitas das mudanças no corpo materno.

Perto do final da gravidez, o colo do útero se amolece. As glândulas mucosas aumentadas e ativas no colo do útero produzem o *opérculo*, um "tampão mucoso" que protege o feto e as membranas fetais de infecções, e esse tampão é expelido no final da gravidez. Alterações adicionais e amolecimento do colo do útero ocorrem no início do parto.

Ovários

Os mecanismos hormonais impedem o desenvolvimento folicular e a ovulação.

Seios

Os seios geralmente aumentam de tamanho à medida que a gravidez avança, e isso pode causar uma sensação de inflamação e sensibilidade. As aréolas dos mamilos aumentam e escurecem. Suas *glândulas sebáceas* aumentam e tendem a se projetar. Na 16ª semana (segundo trimestre), os seios começam a produzir o *colostro*, o precursor do leite materno.

Outros sistemas

A gravidez afeta todos os sistemas de órgãos, pois eles respaldam o crescimento e desenvolvimento do feto e mantêm a homeostase da fêmea. Aqui estão algumas consequências fisiológicas importantes da gravidez:

> » Os outros órgãos abdominais são deslocados conforme o útero cresce.
>
> » A diminuição do tônus e da mobilidade dos músculos lisos retarda o peristaltismo e aumenta a absorção de nutrientes. Uma maior absorção de água pelo intestino grosso aumenta o risco de constipação. O relaxamento do esfíncter cardíaco propicia regurgitação e azia. Náuseas e outros desconfortos gástricos são comuns.
>
> » Há aumentos do volume sanguíneo, do débito cardíaco, da temperatura central do corpo, da frequência respiratória, do volume urinário e da liberação de substâncias pelas glândulas sudoríparas.
>
> » A imunidade é parcialmente suprimida.
>
> » A curvatura da coluna vertebral é realinhada para equilibrar o útero em crescimento. O ligeiro relaxamento e o aumento da mobilidade das articulações pélvicas prepara a pelve para a passagem da criança, e isso pode comprometer a força da parte inferior do corpo da mulher a partir do segundo trimestre.

Trabalho de parto

O parto é iniciado por uma sinalização hormonal complexa do corpo da mãe e do feto. No processo ideal, chamado de *parturição*, potentes contrações do útero empurram o feto completamente maduro para o colo do útero e então para o canal do parto, sem que haja traumatismos indevidos para a mãe ou o bebê. Nesse mecanismo de feedback positivo (veja o Capítulo 2), o alongamento do útero e do colo do útero desencadeia a liberação de hormônios (particularmente a ocitocina), o que intensifica as contrações e, portanto, o alongamento. O parto ocorre em três etapas.

Fase 1

A primeira fase tem três etapas progressivas: preliminar, ativa e transitória. As contrações se intensificam e a membrana amniótica se rompe (há expulsão de água) em qualquer ponto dessa etapa.

A etapa preliminar da fase de *dilatação* começa com contrações leves e irregulares, com duração de cerca de 30 segundos, com 5 a 30 minutos de folga entre eles. Durante as 8 a 12 horas de trabalho de parto, o colo do útero se tornará mais fino ou dissipado (veja a Figura 14-7). Ele também começará a se dilatar.

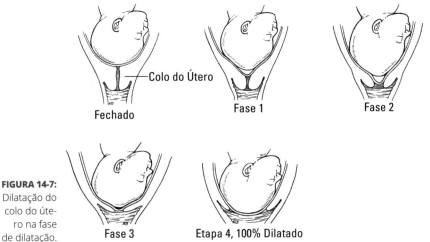

FIGURA 14-7: Dilatação do colo do útero na fase de dilatação.

Ilustração de Kathryn Born, MA

Depois que o colo do útero se dilata para cerca de 3 centímetros, começa a fase *ativa*. Aqui as contrações se tornam mais dolorosas, gerando uma sensação de aperto interno multidirecional. As contrações se tornam mais fortes, demoradas (de 45 a 60 segundos) e mais frequentes (a cada 3 a 5 minutos). Essa etapa geralmente dura de 3 a 5 horas, até o colo do útero atingir cerca de 8 centímetros.

Durante a *transição*, as contrações passam de apertos para uma sensação de empurrar. Essa etapa dura apenas de 30 minutos a 2 horas. As contrações intensas duram de 60 a 90 segundos, com apenas de 30 segundos a 2 minutos de intervalo. Muitas mulheres (que não optam por uma *anestesia peridural* para a analgesia) afirmam que a transição é a parte mais dolorosa de todo o processo de parturição. Após a conclusão dessa etapa, o colo do útero é dilatado para 10 centímetros, e a fase 2, da *expulsão*, começa.

Fase 2

Como as contrações continuam em um ritmo regular (de 60 a 90 segundos a cada 3 a 5 minutos), há uma necessidade natural de empurrar. À medida que a mãe empurra, com cada contração, o bebê faz movimentos específicos para facilitar sua saída pelo canal do parto (veja a Figura 14-8). Ele flexiona a cabeça para fora e, em seguida, vira-se para ajudar a passagem dos ombros.

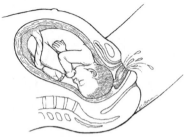
a. Dilatação do Colo do Útero e Ruptura da Bolsa Amniótica

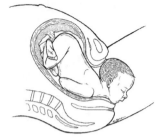
b. Retirada da Cabeça

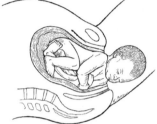
c. Retirada do Corpo

d. Retirada da Placenta

FIGURA 14-8: Um panorama do parto.

Ilustração de Kathryn Born, MA

Esse estágio dura algo entre 30 minutos e 2 horas, e logo após o parto o cordão umbilical do bebê é cortado e amarrado. A criança está agora totalmente separada da mãe e logo terá um umbigo elegante.

Fase 3

Depois que o bebê é retirado, as contrações uterinas continuam, para que a placenta se separe da parede do útero. Cerca de 15 minutos após o nascimento do bebê, a placenta passa pelo canal do parto. As contrações uterinas ainda continuam, durante as quais o útero também se contrai, o que o faz retornar ao tamanho normal.

Fisiopatologias

A reprodução é perigosa para todos os animais. O investimento de energia é enorme, os riscos são desproporcionais, e as recompensas, remotas. É uma interação complexa entre muitas estruturas e processos além daqueles explicitamente identificados com o sistema reprodutor. Defeitos estruturais, problemas hormonais, anomalias genéticas e câncer podem causar problemas na reprodução. Aqui estão alguns dos males que afetam o sistema reprodutor.

Esterilidade

A *esterilidade* é a incapacidade de fertilizar ou ser fertilizado. Ela pode ser devida à incapacidade de gerar gametas viáveis, a bloqueios nas "rotas de viagem" dos gametas ou do pré-embrião, ou a danos e doenças nas glândulas endócrinas que controlam a reprodução. Certas infecções bacterianas ou virais, como a caxumba, podem resultar em *orquite* (inflamação dos testículos), o que afeta a fertilidade, que também diminui com a idade, terminando abruptamente na menopausa nas mulheres e diminuindo mais gradualmente nos homens. Veja o Capítulo 15 para saber mais sobre envelhecimento.

Infecções sexualmente transmissíveis

Algumas doenças são causadas pela presença de micro-organismos e são transmitidas por contato sexual. Essas *infecções sexualmente transmissíveis* (ISTs) são endêmicas em populações humanas (ou seja, existem em todas as populações humanas, de alguma forma, desde sempre), porque bactérias e vírus são facilmente transmitidos de uma pessoa para outra por órgãos e secreções do sistema reprodutor.

PAPO DE ESPECIALISTA

Os termos IST e DST (doenças sexualmente transmissíveis) são frequentemente usados de forma intercambiável, mas IST tem sido preferido. A razão para isso é que a DST implica uma ideia de que a presença do patógeno levou a sintomas característicos, o que nem sempre é o caso. O micro-organismo pode ser transmitido sem indicação de doença (portanto, IST).

As infecções sexualmente transmissíveis são similares na maioria das vezes a outras infecções microbianas. Todos os principais grupos de micro-organismos (bactérias, fungos, protistas e vírus) desenvolveram uma capacidade de propagação no ambiente propício do trato reprodutor, e eles causam vários tipos de problemas: inflamações, supressão da resposta imune e destruição celular.

No caso específico do *HIV*, o organismo infeccioso (uma criatura exótica chamada de *retrovírus*) destrói as estruturas do sistema imunológico, o que deixa o corpo vulnerável ao ataque de outros micro-organismos.

A bactéria infecciosa *Chlamydia trachomatis* é transmitida por outros meios, não só sexualmente, e infecta o olho humano, as articulações e os gânglios linfáticos, e também passa a residir nas artérias.

Síndrome pré-menstrual

Cerca de 80% das mulheres sofrem alterações físicas e psicológicas imediatamente antes do início do fluxo sanguíneo menstrual. O tipo e a gravidade dos sintomas variam muito conforme a pessoa, mas tendem a permanecer estáveis ao longo da vida reprodutora. *Síndrome pré-menstrual* é um termo usado para descrever uma síndrome médica que altera humor, causa edemas leves (retenção de líquidos nos tecidos), irritabilidade, fadiga, compulsão alimentar e espasmos uterinos (cãibras), e afeta algo entre 20% e 40% de mulheres. Outra forma mais grave, denominada *transtorno disfórico pré-menstrual*, afeta de 2% a 10% das mulheres, tem muito em comum com os transtornos do humor e pode resultar em graves interrupções das atividades diárias. Todos os fatores fisiológicos, psicológicos, ambientais e sociais parecem influenciar o desenvolvimento desses distúrbios.

Endometriose

O *endométrio* é o revestimento do útero, que é expelido durante a menstruação. Na *endometriose*, o tecido endometrial cresce em outros órgãos do corpo além do útero ou em cima deles — geralmente atinge os órgãos da cavidade pélvica, como bexiga, ovário e intestino grosso. Como os ovários não estão diretamente ligados à tuba, o tecido endometrial migra e "cai" na cavidade pélvica. Durante o ciclo uterino, o tecido, independentemente da localização, responde, formando-se e desintegrando-se, por vezes causando uma dor lancinante.

Criptorquidismo

Durante o desenvolvimento fetal, os testículos ficam dentro da cavidade pélvica, mas, perto do nascimento, descem para o escroto. A falha nesse processo é chamada de *criptorquidismo*, e a menos que seja corrigido por cirurgia, ele resulta em esterilidade.

Hipogonadismo

Problemas com a glândula pituitária, como lesões ou tumores, causam *hipogonadismo*, um declínio na função dos ovários ou testículos. A glândula pituitária secreta o hormônio folículo-estimulante, que normalmente promove a maturação do ovócito ou espermatócito, e a subsequente liberação de estrogênio ou testosterona. Os sintomas nas mulheres incluem *amenorreia* (ausência de menstruação) e esterilidade. Nos homens, gera impotência e esterilidade.

Disfunção erétil

A *disfunção erétil*, também chamada de *impotência*, é uma condição na qual a estimulação sexual não acarreta a ereção peniana. Ela tem várias causas possíveis, incluindo danos aos vasos sanguíneos, por vezes devido a doenças como o diabetes, fatores psicológicos, como estresse e medo, e danos nos nervos. Um grau baixo de disfunção erétil é considerado inerente ao envelhecimento.

Fisiopatologias na gravidez

Mesmo uma mulher saudável e jovem, passando por uma gravidez em condições sociais e econômicas ideais, corre o risco de desenvolver fisiopatologias em muitos sistemas. A gravidez em si e o parto são um dos principais fatores que contribuem para a incapacidade, doenças e morte das mulheres. E, se já tiver filhos que dependam dela, eles também podem sofrer as consequências.

O parto tem outros riscos — as feridas expõem a mulher a alguns tipos de infecções, e a perda significativa de sangue é bastante comum. Alguns outros distúrbios relacionados à gravidez são:

» **Gravidez ectópica:** É uma gravidez atípica, na qual o pré-embrião é implantado fora do útero, mais comumente nas tubas uterinas. Uma *gravidez ectópica* é frequentemente causada por uma condição que bloqueia ou retarda a passagem do pré-embrião da tuba para o útero, em função de um bloqueio físico, fatores hormonais e muitos outros, como o tabagismo. O feto não sobrevive, e muitas vezes para de se desenvolver completamente. Para a mulher, a condição implica risco de vida.

» **Diabetes gestacional:** É a *hiperglicemia* (o excesso de glicose no sangue) que se desenvolve durante a gravidez e afeta tanto a mãe quanto o feto. O diabetes gestacional complica o parto e aumenta o risco de desenvolvimento de diabetes mellitus após a gravidez.

» **Insuficiência do colo do útero:** Nessa condição, o colo do útero é incapaz de suportar a gravidez, talvez em função de traumas durante um parto prematuro. Uma mulher grávida de gêmeos tem riscos ainda maiores. O colo do útero se dilata prematuramente (antes do início do trabalho de parto), um sério risco de perda de gravidez. Para aliviar o problema, em um procedimento chamado de *cerclagem uterina*, o colo do útero é costurado para ganhar um reforço.

» **Pré-eclâmpsia e eclâmpsia:** Quando a urina é avaliada para verificar a presença de glicose, a fim de monitorar o surgimento do diabetes gestacional, também se verifica a presença de proteína, diagnóstico de risco de pré-eclâmpsia. A *pré-eclâmpsia* (pressão alta durante a gravidez) pode facilmente se transformar em *eclâmpsia*, caracterizada por convulsões e possivelmente coma, e até morte.

» **Placenta prévia:** Nessa condição, a placenta cobre o colo do útero, parcial ou completamente, bloqueando a saída do feto ou causando um sangramento intenso. A placenta prévia no segundo ou terceiro trimestre resulta na perda do sangue da placenta conforme o feto em crescimento a pressiona. O sangramento acarreta o risco de parto prematuro, uma condição delicada tanto para a mãe quanto para o feto. Os casos de gravidez complicada por placenta prévia requerem que se faça uma cesariana.

» **Descolamento de placenta:** Parte da placenta se desprende da parede uterina antes que o feto esteja pronto para nascer, o que o priva de oxigênio e nutrientes e, dependendo da extensão do descolamento, ocasiona trabalho de parto prematuro e causa hemorragia, com risco de morte para a mãe. Hipertensão materna, traumas físicos na mãe e no feto (como um acidente de carro) e cordão umbilical curto são algumas das causas mais comuns de descolamento prematuro da placenta.

» **Sofrimento fetal:** O trabalho de parto e o parto em si são estressantes para o feto, e o sofrimento fetal às vezes complica o parto.

Aborto espontâneo

O *aborto espontâneo* é a morte de um embrião ou feto sem causa aparente nas primeiras 20 semanas de gestação, e uma margem de 10% a 25% de todas as gestações clinicamente reconhecidas termina assim. Muitas outras gravidezes terminam logo após a implantação, muitas vezes sem a mulher perceber que estava grávida, e o sangramento resultante pode começar por volta da época de sangramento típico do período menstrual.

O aborto espontâneo tem muitas causas, e os médicos especulam que seja causado por anomalias no embrião, e não por qualquer desordem do sistema reprodutor da mulher. Muitas mulheres que sofreram abortos espontâneos conseguem ter, posteriormente, uma gravidez normal (um bebê fofinho). Ter abortos espontâneos repetidos, no entanto, indica uma possível desordem com um dos pais.

NESTE CAPÍTULO

» Desdobrando o tempo

» Resumindo o milagre da reprodução

» Mudando no decorrer da vida

Capítulo 15
Transformações e Desenvolvimento

No contexto da anatomia e fisiologia, *desenvolvimento* representa o padrão de mudança de um organismo ao longo da vida. O desenvolvimento está intimamente relacionado ao ramo especializado da biologia chamado de *ontogenia*, que estuda a história de um organismo durante sua vida. O desenvolvimento humano tem sido objeto de inúmeros estudos há milhares de anos, especialmente no que tange a pais e avós de crianças pequenas. É bom para os bebês que as pessoas os achem tão fascinantes: o bebê humano precisa de muito esforço para sobreviver e muito tempo para amadurecer.

Neste capítulo, examinamos o desenvolvimento humano, desde a criação do zigoto até a velhice. Embora você já tenha vivenciado um pouco desse desenvolvimento, terá uma ideia de algumas das mudanças pelas quais seu corpo passará à medida que envelhecer.

Desenvolvimento Programado

Uma maneira de pensar o desenvolvimento é como o desdobramento em tempo real, considerando também o espaço, de um programa para gerar um organismo biológico único. O programa é lançado quando um novo zigoto passa a existir. Todos os zigotos são criados da mesma maneira e, em seguida, prosseguem pelo caminho do desenvolvimento codificado no próprio DNA específico da espécie e do indivíduo. (Veja o Capítulo 14 se precisar de uma atualização sobre o zigoto.)

A totalidade do DNA de um zigoto — isto é, seu genoma — passa a existir no momento da fertilização. O DNA no núcleo do zigoto compreende genes (sequências específicas de DNA) de ambos os pais, 50-50, mas essa combinação particular de genes nunca foi vista antes nem será novamente.

A maioria dos genomas, incluindo todos os genomas humanos, tem envelhecimento e morte incorporados ao programa, ou seja, mais cedo ou mais tarde, todos morrerão. Alguns sobrevivem até que seu programa tenha se desdobrado e atingido o fim.

Estágios do desenvolvimento

O desenvolvimento começa no zigoto e continua até a morte. Não há definição unânime sobre os estágios do desenvolvimento (embora dois eventos marcantes — nascimento e, para as mulheres, o início da menstruação — sejam universalmente reconhecidos), e a faixa etária na qual uma pessoa passa de um estágio para o outro é variável. A mudança é mais ou menos contínua ao longo da vida e diferentes sistemas de órgãos sofrem mudanças significativas no próprio cronograma de desenvolvimento. No entanto, convencionalmente na biologia humana, os marcos de desenvolvimento dos estágios se baseiam no sistema nervoso e no reprodutor.

Dimensões do desenvolvimento

As mudanças estruturais e fisiológicas que ocorrem durante o desenvolvimento humano incluem aumento de tamanho, aquisição de algumas habilidades especializadas e perda de outras continuamente ao longo da vida. Quando tudo corre bem, a *senescência* (o envelhecimento) é o estágio final do desenvolvimento.

As seções a seguir presumem um organismo para o qual tudo está indo bem em termos biológicos: não há nenhum erro fatal no genoma, há suprimentos adequados para sustentar a nutrição e a termorregulação e todas as outras reações fisiológicas que mantêm a vida estão funcionando de maneira satisfatória.

Crescimento

Parte do desenvolvimento humano se relaciona ao aumento de tamanho, que é alcançado principalmente em função do crescimento de órgãos que já existem de alguma forma no embrião: o coração, o cérebro e os ossos crescem. Os órgãos crescem produzindo mais dos próprios tecidos, que ficam maiores adicionando-se células ou aumentando-se o tamanho delas. Tudo (bem, quase tudo — sempre há exceções na biologia!) cresce junto, principalmente pela adição de células.

No entanto nem tudo cresce de forma igual. Diferentes estágios de desenvolvimento são caracterizados por diferentes proporções de tipos de tecido. Por exemplo, tanto o cérebro como o músculo esquelético aumentam de tamanho desde a infância até a idade adulta, mas a proporção de tecido muscular em comparação ao cerebral é muito maior na idade adulta.

Quando um objeto tridimensional, como um corpo, cresce, a proporção *superfície-volume* diminui. (Ou a relação volume/superfície aumenta — mais partes internas dependem de menos partes externas para interagir diretamente com o ambiente.) O tamanho do corpo humano influencia fortemente a termorregulação, o equilíbrio de fluidos e outros aspectos cruciais da homeostase.

Diferenciação

Para os seres humanos, a aquisição ou o aprimoramento das habilidades é uma parte do desenvolvimento. Novas habilidades fisiológicas surgem geralmente por causa da diferenciação celular e tecidual, chamada de especialização de função, algo que começa no estágio pré-embrionário, como discutimos na seção "Desenvolvimento Antes de Nascer", mais adiante neste capítulo. Um recém-nascido tem uma versão de mais ou menos todos os tipos de células e tecidos, mas muitas células totalmente diferenciadas devem ser geradas e integradas funcionalmente em tecidos em estágios apropriados de desenvolvimento. Leia no Capítulo 5 uma breve descrição do desenvolvimento de um osso longo (um órgão do sistema esquelético) pelo crescimento e pela diferenciação celular.

Muitas funções do corpo não são "aprendidas", mas "desenvolvidas". A capacidade de digerir amido, por exemplo, é adquirida durante o primeiro ano de vida, quando o corpo começa a produzir as enzimas necessárias. O controle dos esfíncteres se relaciona mais com a maturidade do sistema nervoso do que com a diligência dos pais. A aquisição de uma habilidade, estrutura ou processo é às vezes acompanhada pela perda de outra. Um jovem adulto é melhor em planejar do que um adolescente, mas provavelmente perdeu um pouco de resistência para noitadas, festas e viagens. Os estágios do desenvolvimento humano podem ser caracterizados por essas habilidades adquiridas e perdidas.

PAPO DE ESPECIALISTA

No âmbito das pesquisas sobre o desenvolvimento, as que se dedicam ao cérebro têm produzido dados muito interessantes nos últimos anos, respaldadas pelas tecnologias de imagem mais avançadas (veja o Capítulo 1). No final dos anos 1990, a doutrina aceita há décadas de que os seres humanos não geram novas células cerebrais após o nascimento foi definitivamente descartada. Dados de muitos estudos diferentes indicaram que o cérebro humano é *plástico* (capaz de mudar e se desenvolver) até a velhice. Veja o Capítulo 7 para saber mais informações sobre o desenvolvimento do cérebro.

Senescência

De acordo com as teorias recentes, o declínio, associado à idade, nas funções fisiológicas especializadas e até nas básicas é incorporado em novos genomas logo no início. As estruturas nas extremidades dos cromossomos, chamadas de *telômeros*, que ficam cada vez mais curtas à medida que o genoma envelhece, controlam o número de vezes que este pode se replicar. Gradualmente, as células perdem a capacidade de se dividir. O número de células envelhecidas, prestes a morrer, de um tecido acaba excedendo o número de novas células sendo feitas para substituí-las. O tecido perde sua capacidade funcional, o que prejudica a sobrevivência do organismo.

Os processos de envelhecimento são uma área ativa de pesquisa em anatomia e fisiologia, e, nas últimas décadas, terapias e dispositivos de combate aos efeitos do envelhecimento dominaram o mercado mundial de produtos médicos.

Desenvolvimento Antes de Nascer

O nascimento humano é um milagre banal: vai de uma única célula infinitesimal a um bebê em menos de dez meses. As seções a seguir são um breve panorama de como isso acontece.

DICA

Se quiser informações mais detalhadas sobre gravidez, confira *Gravidez Para Leigos*, de Joanne Stone, Keith Eddleman e Mary Duenwald.

De zigoto flutuante a embrião protegido

O Capítulo 14 trata dos eventos que levam à fertilização de um ovócito secundário e a implantação do blastócito no útero, do ponto de vista da anatomia e fisiologia reprodutora feminina. Esta seção cobre os mesmos eventos do ponto de vista do zigoto, desde a fusão dos genomas haploides dos gametas progenitores até sua implantação no útero (veja a Figura 15-1).

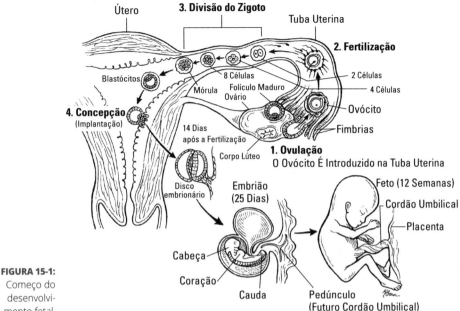

FIGURA 15-1:
Começo do desenvolvimento fetal.

Ilustração de Kathryn Born, MA

O começo de tudo

A fertilização, que leva cerca de um dia, começa quando um espermatozoide penetra um *ovócito secundário* (um óvulo). Depois que se liga aos receptores da *zona pelúcida* (veja a Figura 14-2, Capítulo 14), o espermatozoide usa as enzimas de seu acrossoma para digerir a camada protetora do óvulo. Quando finalmente atinge a membrana celular do ovócito, ele se liga a seus receptores. Isso desencadeia dois eventos importantes:

» **A zona pelúcida endurece, impedindo que outro espermatozoide se funda à membrana celular do óvulo.**

» **O ovócito reinicia a meiose II.** Quando isso acontece, o núcleo do esperma entra na célula. Dessa forma, quando o núcleo está se reformando na telófase II, a contribuição do DNA do espermatozoide é incorporada. A célula, agora oficialmente considerada um zigoto, completou a fertilização e está pronta para começar sua jornada.

Uma jornada perigosa

O zigoto sofre *clivagem* (divisão mitótica) imediatamente. Nos próximos dias, as células-filhas (chamadas de *blastômeros*) dividem-se mais duas vezes, totalizando 16 blastômeros, todas dentro da parede rígida da zona pelúcida, sem aumento no tamanho total.

CAPÍTULO 15 **Transformações e Desenvolvimento** 327

A massa, agora chamada de *mórula*, deixa a tuba uterina e entra na cavidade uterina. A divisão celular continua, ainda confinada na zona pelúcida, e uma cavidade conhecida como *blastocélio* se forma no centro da mórula. Por volta do sexto dia após a fertilização, a estrutura oca, agora chamada de *blastócito*, "eclodiu" da zona pelúcida lentamente erodida dentro da cavidade uterina, e a camada externa de células do blastócito secreta uma enzima que facilita sua implantação no endométrio. A *angiogênese* (formação de vasos sanguíneos) começa no útero, e a difusão entre a mãe e o blastocisto tem início. Quando essa difusão é estabelecida, a implantação está completa, e a gravidez começa.

O novo genoma sobreviveu a um estágio muito perigoso de desenvolvimento. Os biólogos estimam que cerca de metade dos blastócitos não consegue se implantar e morre. Mas o novo genoma ainda tem desafios pela frente.

O estágio embrionário

As semanas 3-8 após a implantação se chamam *fase embrionária*. Nesse período, as células do embrião começam a se diferenciar e se especializar.

A transição de blastócito, já implantado, para embrião começa quando ele se desenvolve em um disco de duas camadas. A camada superior de células (*epiblasto*) torna-se o embrião e a cavidade amniótica, e a camada inferior (*hipoblasto*), o saco vitelino que nutre o embrião. Uma linha estreita de células no epiblasto, chamada de *linha primitiva*, sinaliza a *gastrulação* — migração das células das bordas externas do epiblasto para a linha primitiva e abaixo dela, criando uma camada intermediária. Cerca de 14 dias após a fertilização, o embrião, agora chamado de *gástrula*, tem camadas de *ectoderme*, *mesoderme* e *endoderme* — o início da formação dos tecidos.

O estágio fetal

Da semana oito até o nascimento há o *estágio fetal*, e o crescimento e desenvolvimento ocorrem rapidamente durante esse período. As *camadas germinativas primárias* continuam seu desenvolvimento à medida que o feto ganha aparência de bebê. A ectoderme se transforma em pele e tecidos nervosos, enquanto a endoderme forma os canais internos — o canal alimentar e o trato respiratório, e a mesoderme se transforma em todo o restante, incluindo ossos e músculos.

Os principais marcos do desenvolvimento fetal são discutidos mais adiante, na seção "Dividindo em trimestres".

A formação da placenta

Imediatamente após a implantação, o blastócito inicia a formação da placenta, um órgão especial que existe somente durante a gravidez, feito das células da mãe nas camadas externas e das células do feto na interna.

A placenta viabiliza o compartilhamento de funções fisiológicas entre a mãe e o feto: nutrição (provisão de energia e nutrientes), trocas gasosas (o feto precisa absorver oxigênio e eliminar o dióxido de carbono antes do nascimento) e a eliminação da sobra metabólica. Ela permite também que algumas substâncias entrem no corpo do feto e bloqueia outras, e faz um bom trabalho provendo nutrientes e mantendo o equilíbrio de fluidos, mas é permeável ao álcool, muitos medicamentos e a algumas substâncias tóxicas.

A placenta é um disco vermelho-escuro de tecido com cerca de 23 centímetros de diâmetro e 2,5 centímetros de espessura no centro, e pesa cerca de meio quilo. Ela se conecta ao feto por um cordão umbilical de aproximadamente 58 centímetros que contém duas artérias e uma veia. A placenta cresce junto com o feto.

Nutrientes e oxigênio se difundem por meio da placenta, e o sangue do feto pega e transporta essas substâncias pelo cordão umbilical. Então os resíduos que resultam do metabolismo do feto, os nutrientes e o oxigênio são levados de volta através do cordão umbilical e difundidos na placenta. O sangue da mãe pega os resíduos da placenta e seu corpo os excreta. Eita atrás de eita! As mães começam a limpar os filhos antes mesmo de eles nascerem!

Tanto o feto quanto a placenta ficam na *bolsa amniótica*, uma estrutura de membrana dupla preenchida por uma matriz fluida chamada de *líquido amniótico*, que mantém uma temperatura constante para o feto em desenvolvimento, permite sua movimentação e absorve os impactos decorrentes dos movimentos da mãe.

Dividindo em trimestres

Por convenção, o primeiro dia de gravidez é o primeiro dia do período menstrual anterior. Obviamente, a mulher ainda não estava grávida; mas é mais fácil ter certeza da data de início do período menstrual do que da ovulação, fertilização ou implantação, de modo que é um costume seguido pelos médicos. Assim, a partir desse marco, os médicos contam 280 dias até a *data prevista* em que, se toda gravidez e todos os bebês fossem iguais, o parto ocorreria. Esses 280 dias, geralmente expressos em 40 semanas, são o *período gestacional* (duração da gravidez), que, novamente por convenção, divide-se em três trimestres, embora nada específico marque essa transição.

As seções a seguir fornecem uma visão geral do desenvolvimento dos órgãos de um feto nos três estágios da gravidez. Veja a seção "Desenvolvimento Pré-natal" no Caderno Colorido para ter uma ideia de como é um feto em desenvolvimento.

O primeiro trimestre

Todos os órgãos do corpo começam o desenvolvimento no primeiro trimestre, e o sistema cardiovascular se forma a partir de pequenos vasos na placenta três semanas após a fertilização. O coração começa a bater também nesse momento.

Durante o segundo mês, os sistemas de órgãos continuam a se desenvolver, e os membros e dedos começam a se formar. O embrião começa a se mover no final do segundo mês, embora ainda seja pequeno demais para a mãe sentir seus movimentos. Também durante o segundo mês, orelhas, olhos e genitália aparecem, e o embrião perde a cauda, fazendo-o perder a aparência de cavalo-marinho e se assemelhar a um ser humano.

No final do primeiro trimestre, o feto tem cerca de 10 centímetros e pesa cerca de 28 gramas. Sua cabeça é grande, e o cabelo está crescendo. Os intestinos estão dentro do abdômen, e o sistema urinário (rins e bexiga) começa a funcionar.

DICA

Se você tem contado a gravidez em semanas e se sente perdido, lembre-se de que os trimestres são considerados desde o primeiro dia do último período menstrual. Essa data fica a cerca de duas semanas da fertilização. O estágio embrionário ocorre no segundo e no terceiro meses de gravidez.

O segundo trimestre

O feto, com todos seus sistemas formados, continua o desenvolvimento programado no segundo trimestre. A *ultrassonografia* mostra o esqueleto, os detalhes da cabeça e a genitália externa. Os ossos começam a substituir a cartilagem que se formou durante o estágio embrionário. No final do segundo trimestre, o feto tem entre 30 e 36 centímetros e pesa cerca de 1,4 quilo.

O terceiro trimestre

O programa de desenvolvimento fetal se acelera no terceiro trimestre. O feto, com seus sistemas desenvolvidos, continua crescendo. A gordura subcutânea, que será uma reserva energética crítica para o desenvolvimento do cérebro e do sistema nervoso, é depositada.

Perto do final do terceiro trimestre, o feto se posiciona para o nascimento, vira a cabeça para baixo e aponta para a saída. Quando a cabeça do feto atinge as *espinhas isquiáticas* dos ossos pélvicos (veja o Capítulo 5), diz-se que está *pronto* para o nascimento (veja a Figura 15-2).

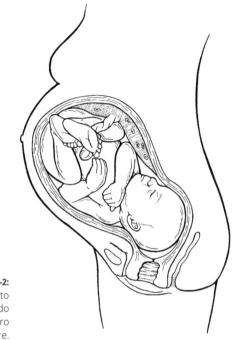

FIGURA 15-2: Um feto no final do terceiro trimestre.

Ilustração de Kathryn Born, MA

A Duração da Vida Humana

Os mamíferos têm um padrão geral de desenvolvimento desde o nascimento até a senescência, e os seres humanos o seguem de muitas formas. Além de seguir uma sequência típica de eventos (nascimento, desenvolvimento posterior do sistema reprodutor, aumento de pilosidade com a idade e assim por diante), o padrão dos mamíferos tem algumas "regras" que vinculam o tamanho do animal com o ritmo de desenvolvimento. Geralmente, quanto maior o mamífero (faixa típica de tamanho adulto), maior o período de desenvolvimento. Bom, nessa curva, os humanos estão exatamente onde você imagina.

Cada espécie de mamífero tem uma versão do padrão específica da espécie, é claro, codificada no genoma da espécie. Ele codifica um longo período de dependência infantil e, para as mulheres, um extraordinário prolongamento da vida além de seus anos reprodutores.

CAPÍTULO 15 **Transformações e Desenvolvimento** 331

Alterações no nascimento

O momento do nascimento é um acordo entre as necessidades anatômicas de um cérebro grande e as de uma forma de locomoção bípede. O feto nasce um pouco antes do ideal, do ponto de vista do seu desenvolvimento, mas a pelve da fêmea adulta tornou-se mais estreita e menos flexível para suportar a redistribuição do peso e da mobilidade bípede. A evolução firmou um compromisso: um período de algumas semanas em que o bebê, embora fora do corpo da mãe, ainda se desenvolve de maneiras que os outros mamíferos concluem antes de nascer. A evolução continua a honrar esse compromisso implacavelmente.

O recém-nascido sofre uma série de mudanças no nascimento para possibilitar que sobreviva fora do útero e se adapte à vida em um ambiente terrivelmente frio, seco e sem mediação alguma.

» **A primeira respiração:** O feto troca oxigênio e dióxido de carbono pela placenta. Ao nascer, os pulmões do recém-nascido não se inflam e contêm líquido amniótico. Cerca de dez segundos após o parto, seu sistema nervoso central reage à mudança súbita de temperatura e ambiente, estimulando a primeira respiração. Os pulmões se inflam e começam a trabalhar por conta própria quando o líquido é absorvido ou tossido.

» **Termorregulação:** Quase tão rapidamente quanto os pulmões começam a funcionar, os receptores de temperatura da pele mediam a geração de calor metabólico pela ação muscular (tremores) e queima de *gordura marrom*. Pouco dessa gordura está presente nos adultos, mas é predominante em bebês, gerando calor por meio da "queima" dos lipídios armazenados nela.

» **Sistema digestório:** O sistema digestório do recém-nascido começa a trabalhar de forma limitada após seu nascimento; só consegue digerir colostro e leite materno. Assim, ele pode levar várias semanas para se ajustar e ter um funcionamento eficiente.

No feto, o fígado atua como um local de armazenamento de açúcar (glicogênio) e ferro. Após o nascimento, ele assume suas outras funções e passa a decompor os resíduos, como o excesso de glóbulos vermelhos.

» **Sistema urinário:** Os rins do feto começam a produzir urina até o final do primeiro trimestre. O recém-nascido geralmente urina nas primeiras 24 horas, e a capacidade dos rins aumenta acentuadamente nas duas primeiras semanas após o nascimento. Os rins gradualmente se tornam capazes de manter o equilíbrio de fluidos e eletrólitos do corpo.

> **Imunidade:** O sistema imunológico começa a se desenvolver no feto e continua a amadurecer durante os primeiros anos de vida da criança. O desenvolvimento da imunidade é uma área fértil de estudos, e ainda há muitos fatos que não entendemos. As mães passam seus anticorpos pela circulação e, depois, ao amamentar, e o leite materno também contém componentes que promovem o desenvolvimento do sistema imunológico do bebê.

Infância e pré-adolescência

A longa infância, e pré-adolescência, é uma das maravilhas do mundo biológico.

Todos os sistemas de órgãos crescem e se desenvolvem na infância quase tão rapidamente quanto durante o desenvolvimento fetal. (Todos, exceto o sistema reprodutor. Veja a próxima seção, "Adolescência".) Seria necessário um livro inteiro somente para descrever os marcos no desenvolvimento físico apenas do primeiro ano. Basta olhar para um bebê de um ano e para suas fotos ao nascer.

A maioria das crianças duplica ou triplica de peso do nascimento até o primeiro ano. Além de ampliar todos os tecidos e órgãos, as novas células diferenciam-se elaboradamente e adicionam funcionalidades de acordo com o esquema genômico do indivíduo. O esqueleto do bebê muda de tamanho, proporção e composição, e assume todos os atributos do bipedalismo. A boca adquire o sutil controle muscular que lhe faz formar palavras e mandar beijos. O bebê começa a aplicar o polegar caracteristicamente humano oponível nas tarefas diárias (pegar os brinquedos e jogá--los de novo) na segunda metade do primeiro ano. O cérebro cresce, e, tão importante quanto, o número e a complexidade das conexões crescem astronomicamente.

Uma criança pequena (entre um e três anos) desenvolve o controle esfincteriano. A vida social começa. As brincadeiras recorrentes coordenam o desenvolvimento dos sistemas musculoesquelético e nervoso. Os mecanismos de homeostase se fortalecem gradualmente.

Em geral, da infância à adolescência, a criança torna-se maior, mais forte e inteligente a cada dia, além de ganhar o controle constante do corpo em um nível consciente e fisiológico. A criança se torna oralmente fluente em pelo menos um idioma até os seis anos. Um grau totalmente humano de hipersociabilidade é frequentemente evidente em pré-adolescentes (de dez anos até a puberdade).

E, no entanto, a dependência do menor permanece. Embora a maioria das crianças seja desmamada antes dos dois anos e possa caminhar longas distâncias aos dez, na maioria dos casos, ainda são desesperadas por obter comida e abrigo. Seus cuidadores fazem isso por elas.

ANATOMIA E CULTURA

Quase tudo que se relaciona ao desenvolvimento humano é "típico" dos mamíferos: os jovens nascem prontos para respirar o ar e sugar o leite das glândulas mamárias de suas mães. Quanto ao tamanho, os bebês humanos estão dentro da gama muito ampla do que é normal para um mamífero (entre um hamster e uma baleia). Alguns bebês mamíferos estão prontos para correr com seu rebanho com um dia de idade, mas muitos ainda estão desamparados.

Apenas um fato é muito estranho no desenvolvimento humano (*ontogenia*): a duração excepcionalmente longa da imaturidade. Em comparação com qualquer outra espécie conhecida, até mesmo os parentes evolucionários mais próximos dos humanos, os bebês humanos demoram a crescer. A evolução desse traço notável tem sido objeto de pesquisas e especulações científicas, pelo menos desde Darwin, nos campos da antropologia, biologia evolutiva, psicologia e genética.

O consenso diz que a longa infância humana amplia o desenvolvimento cerebral, dando-lhe tempo para absorver as complexidades da cultura. Os seres humanos são hipersociais, e a cultura de aprendizado é um requisito absoluto para a sobrevivência. O período entre o desmame e a idade adulta é fortemente dedicado ao aprendizado de língua falada, comunicação não verbal e outros aspectos culturais. Até a comida deve ser preparada dentro do grupo social.

A anatomia e a cultura têm se desenvolvido juntas há alguns milhões de anos. Todos os sistemas se adaptaram à cultura, e o animal humano é totalmente hipersocial. Os seres humanos nunca foram independentes do grupo.

Seu desenvolvimento físico e mental é dedicado, em vez disso, a dominar o aspecto exclusivo da vida humana chamado de "cultura". Isso exige dessas brilhantes crianças cerca de 20 anos de prática intensa. Durante o período da evolução humana, a sobrevivência de qualquer indivíduo dependia principalmente da sobrevivência do grupo parental do indivíduo, e participar efetivamente da cultura sempre foi a melhor maneira de aumentar a própria sobrevivência e a daqueles que carregam seus genes.

Adolescência

Um sistema de órgãos ainda não se desenvolveu significativamente: o reprodutor. Ele permanece em estado de latência até a *puberdade*, a primeira parte do estágio de desenvolvimento chamado de *adolescência*.

Durante a puberdade, os sistemas reprodutores de machos e fêmeas saem da latência, o que geralmente acontece entre 11 e 14 anos para as meninas, e um pouco depois para os meninos. A puberdade termina quando o sistema reprodutor está maduro o suficiente para produzir gametas proveitosos (ou seja, quando a reprodução se torna fisicamente possível). Os hormônios desempenham um papel muito importante nesse processo complexo, e fazer com que todos funcionem naturalmente juntos costuma levar alguns anos.

Os hormônios produzidos durante a adolescência causam alterações físicas e neurológicas. Os surtos hormonais frequentes causam acne, entre outros infortúnios, e muitas vezes desencadeiam oscilações de humor emocionalmente desconfortáveis. As funções "executivas" do cérebro (julgamento, controle de impulsos e avaliação de risco) tendem a ficar prejudicadas.

Os surtos de crescimento são comuns durante a puberdade, e o crescimento continua na adolescência. Os ossos se alongam, a massa muscular aumenta, e todos os órgãos atingem o tamanho quase adulto. Os órgãos sexuais primários e secundários crescem e amadurecem. A gordura e os músculos são redistribuídos. Os adolescentes conseguem manter altos níveis de atividade física, alimentados pela produção das milhões de novas mitocôndrias. Os ciclos de sono-vigília são surpreendentemente diferentes daqueles de crianças e adultos.

Puberdade feminina

Nas fêmeas, começam os ciclos ovariano e uterino (veja o Capítulo 14), o que se torna evidente quando a menstruação se inicia. Depois que a fêmea passa a ovular regularmente, a gravidez é possível. Os seios também se desenvolvem. Outras mudanças que ocorrem nas mulheres durante a puberdade incluem o crescimento de pelos nas *axilas* e *regiões púbicas*, e o desenvolvimento do padrão feminino de distribuição de gordura: mais nos quadris, coxas e seios.

Puberdade masculina

Os hormônios da *pituitária anterior* os fazem produzir testosterona e, como resultado, produzir espermatozoides regularmente. A testosterona tem certos efeitos, constrói massa muscular magra, faz crescer os pelos faciais, do peito, das regiões axilar e púbica, e torna os pelos de braços e pernas escuros e espessos. As cordas vocais se engrossam e alongam, o que torna a voz mais grave. O pênis e os testículos aumentam, e os ombros dos machos se alargam, enquanto os quadris se estreitam.

Jovem adulto

Comumente, essa é uma época de boa saúde e resistência. Muitas pessoas pagam a aposta dos pais por sucesso evolutivo durante esse estágio. (Isto é, geram filhos). Os níveis de energia podem permanecer altos durante os 30, 40 e 50 anos para algumas pessoas, no entanto, após o crescimento estar completo, as necessidades de energia diminuem e os adultos precisam diminuir sua ingestão calórica para evitar o acúmulo de gordura corporal, que gera estresse de longo prazo para vários sistemas de órgãos.

O gradual declínio físico da senescência começa durante esses anos. Influenciadas por fatores genéticos e ambientais, as artérias começam a acumular danos, perde-se um pouco mais de osso do que se produz, e o mesmo acontece com as proteínas estruturais da pele. A massa muscular diminui lentamente, mas ainda de forma perceptível. Os danos de lesões repetitivas, maus hábitos e genes ruins se acumulam.

Meia-idade

Para a maioria das pessoas, a idade adulta jovem termina em algum momento dos 40 ou 50 anos. Os ciclos celulares que substituem as células e reparam os tecidos diminuem a velocidade. A perda de massa óssea e muscular se acelera. No entanto, na maioria das vezes, essas perdas não são críticas e podem ser mitigadas por terapias médicas e ajustes no estilo de vida (dieta, exercícios, uso de protetor solar etc.).

Para os homens, a capacidade reprodutora diminui. Para as mulheres, desaparece por completo na *menopausa*, geralmente por volta dos 50 anos. A produção de alguns hormônios diminui, provocando alterações anatômicas e fisiológicas grandes e pequenas.

O cérebro, no entanto, continua a se desenvolver cognitivamente e de muitas outras maneiras. Algumas pesquisas recentes sobre esse órgão mostram que um cérebro mais velho pensa melhor em algumas coisas do que o mais jovem, incluindo decisões financeiras, julgamentos sociais (julgamentos intuitivos sobre em quem confiar) e reconhecimento de categorias. O cérebro mais velho avalia detalhes e entende a essência de discussões com mais eficácia. Esses são tipicamente os anos de pico de realização profissional ou ocupacional. Além disso, em todas as ocupações e etnias, uma sensação de bem-estar aumenta à medida que as pessoas atingem a meia-idade.

Um aspecto extraordinário do desenvolvimento humano é a duração desse período. As fêmeas humanas geralmente sobrevivem à fertilidade por três décadas — um terço da expectativa de vida para uma fase da vida que quase nenhum outro animal experimenta! Muitos pesquisadores veem uma matriz de causa e efeito evolucionários que une a seleção natural e a evolução cultural na própria existência de sua avó.

Crescimento desordenado

A expectativa de vida além dos anos reprodutores depende em grande parte dos genes. As consequências da *senescência* são graduais e difusas. As partes do corpo não funcionam tão bem quanto antes, e isso só piora. Para algumas pessoas, essa é uma fase da vida breve, após uma longa e saudável meia-idade. Outras não são tão sortudas.

Em particular, o sistema imunológico já não funciona tão bem, e as células malformadas, que teriam sido eliminadas imediatamente aos 35 anos, agora podem escapar da vigilância imunológica e se tornar cancerígenas.

Alterações relacionadas à idade nas grandes artérias, bem como danos cumulativos nos vasos menores, geram problemas relacionados à pressão arterial. O sedentarismo e o hiperconsumo crônico de calorias têm seus piores efeitos agora, em todos os principais sistemas.

Ainda assim, o cérebro continua a se desenvolver. Pesquisas reiteram que, sob as condições certas, o cérebro continua a produzir novas células e a fazer novas conexões entre os neurônios em adultos de até 100 anos. A Tabela 15-1 lista algumas das mudanças comuns relacionadas à idade nos sistemas do corpo.

TABELA 15-1 **Mudanças Decorrentes da Idade e Suas Implicações**

Sistema	Mudanças	Implicações
Cardiovascular (veja o Capítulo 9)	O coração cresce.	Aumenta o risco de trombose (coagulação) e ataques cardíacos.
	É depositada gordura em torno do músculo do coração.	As varizes se desenvolvem com maior intensidade.
	As válvulas cardíacas se engrossam e endurecem.	Há um aumento da pressão arterial.
	As taxas cardíacas declinam.	
	O bombeamento, também.	
	As artérias se encolhem e perdem elasticidade.	
Digestório (veja o Capítulo 11)	Alguns dentes podem ter sido perdidos.	Aumenta o risco de hérnia de hiato, azia, úlcera péptica, constipação, hemorroidas e cálculos biliares.
	O peristaltismo se desacelera.	As taxas de câncer do cólon e do pâncreas aumentam.

(continua)

(continuação)

Sistema	Mudanças	Implicações
	Bolsas se formam nos intestinos (diverticulite).	
	O fígado demora mais para metabolizar álcool e remédios.	
Endócrino (veja o Capítulo 8)	As glândulas se encolhem, diminuindo a liberação hormonal.	Vários mecanismos homeostáticos são interrompidos.
		As taxas metabólicas caem.
Linfático (veja o Capítulo 13)	A glândula timo se atrofia.	Cresce o risco de câncer.
	O número e a eficácia dos linfócitos T diminuem.	Infecções se tornam mais comuns.
		Aumentam as doenças autoimunes (como artrite).
Tegumentar (veja o Capítulo 4)	As células epidérmicas são substituídas com menos frequência.	A pele se solta e se enruga.
	O tecido adiposo no rosto e nas mãos diminui.	A sensibilidade ao frio aumenta.
	Há perda e degeneração das fibras da derme (colágeno e elastina).	O corpo fica menos capaz de se ajustar ao aumento de temperatura.
	Redução de vasos sanguíneos e glândulas sudoríparas.	Os cabelos ficam brancos, e a pele, mais pálida.
	Diminuição de melanócitos.	O cabelo se afina.
	Há menos folículos pilosos.	
Muscular (veja o Capítulo 6)	O tecido muscular se deteriora e é substituído por tecido conjuntivo ou gordura.	Os músculos perdem força.
	Há poucas mitocôndrias nas células musculares.	A resistência diminui.
	A junção neuromuscular se degenera.	Há uma diminuição na resposta e na função geral.
Nervoso (veja o Capítulo 7)	As células do cérebro que morrem não são substituídas.	A aprendizagem, a memória e o raciocínio ficam lentos.
	O córtex cerebral se encolhe.	Os reflexos ficam lentos.
	A produção de neurotransmissores decai.	O Alzheimer é comum.

Sistema	Mudanças	Implicações
		Perda de entrada sensorial (olfato, visão, audição etc.).
Reprodutor (veja o Capítulo 14)	*Mulheres:* a menopausa ocorre entre 45 e 55 anos e interrompe os ciclos ovariano e uterino, de modo que os óvulos não são mais liberados, e hormônios como estrogênio e progesterona não são mais produzidos.	A osteoporose e o enrugamento da pele podem ocorrer, e há um risco aumentado de ataque cardíaco.
	Homens: possível declínio no nível de testosterona após os 50 anos; próstata aumentada; produção de espermatozoides reduzida.	Surge a impotência e a diminuição do desejo sexual.
Respiratório (veja o Capítulo 10)	A capacidade respiratória declina.	Há diminuição na eficiência das trocas gasosas.
	Os capilares se espessam, a elasticidade dos músculos da caixa torácica se perde.	Aumenta o risco de infecções, como pneumonia.
Esquelético (veja o Capítulo 5)	As cartilagens se calcificam, tornando-se duras e quebradiças.	Os ossos afinam e enfraquecem.
	A reabsorção óssea ocorre mais rapidamente que a criação (perda da matriz óssea).	Se os ossos se quebrarem, precisam de mais tempo para se curar.
		Cresce o risco de osteoporose.
Urinário (veja o Capítulo 12)	O tamanho e a função dos rins são reduzidos.	Resíduos se acumulam no sangue.
	A capacidade da bexiga se reduz.	Surge a incontinência urinária.
	A próstata aumenta.	Aumenta o risco de desenvolver cálculos renais.
		O desejo de urinar é mais frequente.
		O trato urinário fica mais susceptível a infecções.

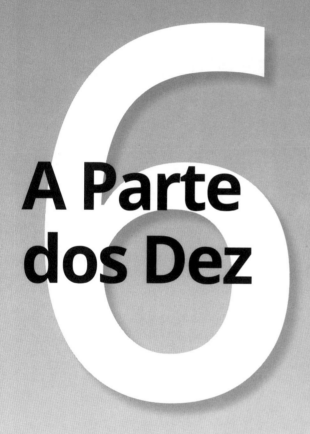

A Parte dos Dez

NESTA PARTE...

Revise os conceitos de física que constituem a base da anatomia e da fisiologia.

Reveja os conceitos de química importantes para a fisiologia.

Descubra fatos interessantes sobre o corpo humano.

NESTE CAPÍTULO

» Entendendo a essência da energia

» Lidando com as propriedades do fluido, a osmose e a polaridade

» Transferindo elétrons por meio da oxirredução

Capítulo 16
Dez (ou Quase) Conceitos Químicos

A biologia é uma aplicação pra lá de especial das leis da química e da física. Ela segue e nunca viola as leis das ciências físicas, mas esse fato pode, às vezes, ser obscurecido pela complexidade e por outras características especiais da física e da bioquímica.

Este capítulo revisa alguns dos princípios da química e da física importantes à anatomia e à fisiologia. Alguns desses princípios se sobrepõem — por exemplo, a probabilidade é um fator que influencia o processo de difusão. Embora as explicações a seguir sejam resumos de assuntos profundos e complexos, esperamos que o ajudem a entender melhor a anatomia e a fisiologia.

A Energia Não Pode Ser Criada Nem Destruída

A *primeira lei da termodinâmica* afirma que a energia não pode ser criada nem destruída — apenas mudar de forma. Durante todo um processo, a energia total no sistema permanece a mesma. Essa lei é um dos conceitos fundamentais da física, química e biologia.

Energia é a capacidade de provocar mudanças ou realizar trabalhos. Ela existe sob muitas formas, como calor, luz, energia química e energia elétrica. A energia luminosa pode ser capturada em ligações químicas, como no processo de fotossíntese. Nos processos fisiológicos, a energia nas ligações em que participam o ATP é transformada em trabalho quando as ligações são quebradas — para gerar movimento ou calor, por exemplo. (E de onde vem a energia no ATP? Em última análise, do Sol, via fotossíntese.)

Embora a energia total em um sistema se mantenha, a energia disponível para outros processos não é a mesma. As células podem usar apenas a energia que está em condições específicas. Um processo fisiológico baseado em ATP não consome toda a energia armazenada nessas ligações químicas, porém a restante não pode ser usada em outro processo. Ela é considerada "perdida" para a fisiologia, principalmente quando o calor se dissipa para o meio.

Tudo que Vai

Em nosso Universo, a energia é necessária para manter a "ordem" — por exemplo, para construir as agregações atômicas e moleculares que chamamos de "matéria" ou "coisas". Sem entrada contínua de energia (manutenção), o material se desfaz. Até aqui, nenhuma novidade para os habitantes do mundo real. Como um físico diria, todos os sistemas tendem à *entropia* (desordem). Essa é a *segunda lei da termodinâmica*.

A energia sempre flui de um ponto de maior concentração para um ponto de menor concentração, nunca o contrário. Por exemplo, se dois objetos adjacentes são de diferentes temperaturas, o calor flui apenas do objeto mais quente (mais energia) para o mais frio (menos energia). Um estado de ordem contém mais energia do que um estado de desordem por causa da energia recebida. A energia flui para o relativo caos da desordem.

LEMBRE-SE

Como os organismos são bem organizados, as implicações da segunda lei da termodinâmica são profundas para a fisiologia. Essa lei implica na *homeostase fisiológica* (a manutenção da ordem) sendo um processo ativo que demanda energia. Essa energia que deve ser aplicada para conduzir qualquer processo fisiológico vem da liberação das ligações químicas no ATP. Isso significa que as reações fisiológicas ocorrem em apenas uma direção — elas não são reversíveis (diferentemente dos íons de sódio e cloro que entram na solução aquosa e depois se reorganizam espontaneamente quando a água é removida).

A última implicação fisiológica da segunda lei é a inevitabilidade da morte.

Então Libera Geral!

As partículas em uma solução se movimentam e colidem umas com as outras o tempo todo. Esse tipo de movimento é chamado de *movimento browniano*. Quanto maior a temperatura, mais frequentes e intensas são as colisões. É a razão pela qual qualquer reação que *pode* acontecer *acontecerá*. A maioria das partículas necessárias a uma reação colidirá mais cedo ou mais tarde. (Veja a seção "Regras de Probabilidade", a seguir.) Esse assunto é importante quando se consideram todas as moléculas (como as de glicose e os íons) que se movem através das membranas por difusão simples ou facilitada.

O movimento browniano também é um mecanismo de entropia. Cada uma das colisões moleculares converte a energia das moléculas em calor, que é transferida para as moléculas adjacentes.

Regras de Probabilidade

Tudo o que pode acontecer acontecerá — *na maioria das vezes*. Em outras, não. A proporção de ocorrências de um fenômeno depende de muitos fatores. Se uma solução contém grande quantidade de cada uma das moléculas necessárias a uma reação, os diferentes tipos colidirão com frequência, então a concentração afeta as chances de que uma reação realmente ocorra. Quanto maior a temperatura da solução, com mais frequência as moléculas vão colidir e facilitar a reação. Porém quase nunca todas as reações possíveis realmente acontecerão. Por acaso, algumas dessas moléculas não se encontram com a molécula correspondente. Assim é a vida. A chance, ou aleatoriedade, pode ser quantificada como *probabilidade*. O mesmo princípio que rege essa reação hipotética rege também tudo mais relacionado à biologia e à fisiologia: probabilidade — nada é certo, são apenas regras.

A propósito, a existência da própria vida é muitíssimo improvável. E a probabilidade da existência da unicidade que é você é mais improvável ainda.

Os Opostos Se Atraem

Uma molécula é dita polar quando as cargas elétricas são separadas por causa do compartilhamento desigual de elétrons. Por exemplo, a água é uma molécula polar, pois o átomo de oxigênio atrai mais os elétrons, concentrando a carga negativa em si. Assim, a molécula de água tem uma carga positiva em uma extremidade e uma carga negativa na outra, semelhante a um ímã. Ela atrai outras moléculas polares. O metano é *apolar*, pois o carbono compartilha os elétrons com os quatro átomos de hidrogênio de maneira uniforme.

A polaridade está relacionada a várias propriedades físicas de uma substância, como tensão superficial, solubilidade e pontos de fusão e ebulição. Na fisiologia, a polaridade influencia amplamente quais moléculas formam ligações e quais não — assim como o óleo e a água não se misturam. Para ser mais específico no que diz respeito à fisiologia, lipídios e água não se misturam. Células vivas usam esse princípio para controlar o fluxo de substâncias que entram e saem delas.

Os *lipídios* constituem um grupo grande e variado de compostos orgânicos, que inclui gorduras e óleos. Todos os lipídios apresentam porções *hidrofóbicas* — isto é, eles não se misturam com água. Por que não? Porque um lipídio é apolar, então não pode formar ligações com a água. As moléculas de água empurram as moléculas apolares, para que se aproximem de outras moléculas polares.

Imagine uma festa com algumas pessoas reunidas em volta da TV para assistir a um jogo e com outras reunidas na cozinha. Os espectadores do jogo são as entidades polares (torcedores de uma equipe ou de outra), e as outras pessoas são entidades apolares (compartilhando interesse por assuntos apolares, como o desenvolvimento biológico e o efeito do calor sobre substâncias orgânicas complexas). Para elaborar a analogia: as entidades polares, depois de terem se posicionado perto de outras entidades polares (no sofá), tendem a manter seu estado e posição em relação àquelas com as quais se relacionaram, enquanto torcem para os respectivos times. As entidades apolares movimentam-se (circulando pela cozinha) e, com frequência e facilidade, se conectam e se libertam (como crianças). Um conjunto diferente de entidades polares (os adolescentes) conduz diferentes processos fisiológicos em reclusão tanto das entidades apolares quanto das outras entidades polares.

Água de Beber

A água é indiscutivelmente a molécula mais importante para a fisiologia, pois é responsável por cerca de 60% do peso corporal de um adulto. A forte polaridade da água lhe confere características que a tornam singularmente adequada para embasar as numerosas funções do organismo.

A água tem calor específico alto. O *calor específico* de uma substância é a quantidade de calor necessária para elevar, em 1 grau Celsius, a temperatura de 1 grama da substância. Como a água tem calor específico alto, pode absorver calor do metabolismo sem aumentar a temperatura do corpo.

A polaridade da água também separa as moléculas umas das outras, dissolvendo-as. Isso a torna útil como um método de transporte (como no sangue), e otimiza um ambiente para que reações químicas ocorram. Logo, quase todas nossas reações metabólicas ocorrem na água.

Fluidos e Sólidos

Processos fisiológicos, em geral, ocorrem em fluidos, e as propriedades dos fluidos são muito importantes para esses processos.

Para o português cotidiano, "fluido" significa "líquido", algo que geralmente é à base de água, como suco, caldo ou chá. Em física e química, no entanto, uma solução aquosa é um tipo de fluido, seja ele um que você gostaria de beber ou não. O ar é outro tipo de fluido. As gorduras são consideradas fluidos, mesmo quando parecem sólidas: a manteiga é exatamente a mesma substância, seja ela fria ou quente, assim como todas as outras gorduras. Tecnicamente falando, vidro e metais puros são fluidos!

O sal (NaCl), em contrapartida, é um sólido. Os cristais de sal (NaCl) fazem as boas energias fluírem pelo seu corpo, sim, mas isso não significa que ele é um fluido, e isso tem a ver com sua estrutura molecular. Em sólidos, os átomos estão configurados em uma formação geometricamente precisa chamada de *estrutura cristalina*. O cloreto de sódio é um exemplo disso: números iguais de íons de sódio e cloro, cada um ligado a seis outros íons, todos se apertam tão fortemente quanto as forças de polaridade (carga elétrica) exigem e permitem. Os sólidos são rígidos no nível molecular. Uma vez conectados em uma estrutura cristalina, cada átomo da molécula permanece no lugar em relação às moléculas circundantes.

Nos fluidos, existe mais movimento. Os componentes se unem de diversas maneiras — o dióxido de carbono e o oxigênio molecular (O_2) se dissolvem do ar na água e retornam ao ar (nos pulmões). Fluidos assumem a forma do recipiente. O ar flui e preenche seus alvéolos. Uma massa aquosa no estômago muda de forma a cada contração. Fluidos gasosos podem ser facilmente comprimidos, pois as moléculas estão bem distantes. No entanto a compressibilidade dos líquidos é muito limitada, pois as moléculas de água já estão unidas com toda a intensidade que podem.

Sob Pressão

A lei de Boyle descreve a relação inversa entre o volume e a pressão de um gás. Se nenhum fator de influência for alterado, um aumento do volume provoca uma diminuição da pressão. Quando a pressão diminui em um espaço fixo, cria um vácuo.

Os mecanismos da respiração exemplificam a lei de Boyle. Quando o diafragma se contrai, aumenta o volume dos pulmões, o que diminui a pressão. O vácuo puxa o ar através do trato respiratório superior. É também uma força motriz para o ciclo cardíaco — abrindo e fechando as válvulas para mover o sangue através das câmaras do coração.

As Oxirreduções Transferem Elétrons

O conceito de *oxirredução* (ou redox) é basicamente este: um elétron é transferido de uma entidade química (átomo ou molécula) para outra. A entidade que recebe o elétron é a reduzida, e a entidade que libera o elétron é a oxidada. Em uma reação redox, a redução de uma entidade é sempre compensada pela oxidação de outra. As entidades são chamadas de par redox, e a reação redox altera o estado de oxidação de ambas as entidades. Em alguns casos, a entidade oxidada sofre outra reação para adquirir outro elétron. Perceba que essa não é uma simples reversão de uma oxirredução, mas uma nova reação que envolve outro "doador" de elétrons e frequentemente requer uma enzima catalisadora.

DICA

Aqui vai um macete para ajudar com a terminologia: OORR — A Oxidação Oferta, a Redução Recebe (elétrons).

Nos sistemas biológicos, as oxirreduções são altamente controladas e muito importantes. A energia química é armazenada em ligações de elétrons e liberada (disponibilizada para o trabalho) por oxirreduções. Essas reações são comumente parte das *vias de sinalização*. Uma mudança no estado oxidativo de algumas moléculas transporta informação, enquanto uma mudança no estado de oxidação de uma entidade pode afetar sua polaridade, que, por sua vez, afeta sua solubilidade na água e, portanto, sua capacidade de entrar ou sair de uma célula através da membrana celular. Uma entidade que se torna mais solúvel também pode se tornar mais disponível metabolicamente, o que pode ser muito importante para alguns íons metálicos, como ferro e cálcio.

LEMBRE-SE

As oxirreduções desempenham um papel crucial em ambas as reações mais importantes da biologia: a fotossíntese e a respiração celular. A *fotossíntese* consiste na redução de carboidratos em glicose e a oxidação de moléculas de água em oxigênio molecular, usando a energia da luz. (O oxigênio molecular é O_2 — a união de dois átomos de oxigênio de duas moléculas de água.) Na *respiração celular*, a glicose é oxidada em CO_2, e o O_2 é reduzido à água.

> **NESTE CAPÍTULO**
>
> » Refletindo a respeito dos polegares, do cabelo e do nariz
>
> » Fazendo amizade com micro-organismos, leite e seu apêndice
>
> » Transportando o oxigênio com a hemoglobina

Capítulo **17**

Dez Fatos Fisiológicos

O pequeno conhecimento que temos dos milagres cotidianos na anatomia e fisiologia de nossa espécie é condizente com as forças evolutivas. Inúmeros fatos nos distinguem de nossos parentes mamíferos e primatas. Sejam eles inquestionavelmente evolutivos ou de origem inexplicável, aqui estão alguns para você se divertir.

Mãos, Dedos e Polegares

Lá estão elas, na ponta de seus braços, uma de cada lado, um par correspondente, único em seus detalhes. Exclusividade dos humanos, suas mãos certamente são muito diferentes das patas dianteiras comuns entre a maioria dos mamíferos, e são muito específicas em comparação com as de outros primatas.

Uma dessas especificidades é o *polegar oponível*: um polegar que pode tocar cada dedo da mesma mão. (Vai mesmo dizer que você não tentou?) Além disso, o polegar humano é *preênsil*, que significa capaz de agarrar. Essa anatomia é resultado do desenvolvimento da destreza manual e de habilidades motoras precisas dos humanos. O polegar preênsil e oponível possibilita a fabricação de ferramentas, a caça, a coleta, o artesanato em metal, a arte, a escrita, a culinária e provavelmente a própria existência da cultura humana.

Quem Não Chora Não Mama

Toda pesquisa a respeito do assunto aponta na mesma direção: o melhor alimento para um bebê humano é o leite humano. O leite humano é uma mistura complexa de mais de 200 componentes diferentes, e nenhuma outra substância produzida em outro animal, ou até mesmo em laboratório, atende tão bem às necessidades de um bebê humano. Um bebê não precisa necessariamente do leite de sua mãe, contudo. A composição do leite não é alterada significativamente por fatores externos, tais como a idade, o estado de saúde, a dieta ou a localização geográfica da mãe.

Como todos os alimentos, os principais componentes do leite são carboidratos, proteínas e gorduras. As proporções desses componentes na matriz aquosa e as moléculas específicas deles no leite de uma espécie são precisamente adaptadas às necessidades dos bebês. O leite humano é o alimento ideal para um recém-nascido de sangue quente e crescimento lento: pobre em proteína (o leite de rato tem 12 vezes mais), rico em lactose, com um açúcar que contém o dobro do teor energético da glicose, e rico em ácidos graxos, necessários para o desenvolvimento neural. (Como discutimos no Capítulo 15, a configuração da pelve feminina humana impulsiona o nascimento de um bebê com um cérebro relativamente pouco desenvolvido.)

O leite humano contém muitas outras substâncias que afetam a nutrição e o desenvolvimento de diferentes maneiras. O leite e seu precursor, o *colostro*, essencialmente emprestam ao bebê parte do sistema imunológico da mãe até que ele possa desenvolver o próprio: células B, células T, neutrófilos, macrófagos e anticorpos (veja o Capítulo 13). A lactoferrina e uma proteína ligante de ferro fazem com que o ferro, escasso no leite, seja totalmente absorvido através da membrana digestiva. O leite também contém hormônios humanos e substâncias que auxiliam no crescimento e que alguns acreditam ser necessários para otimizar o desenvolvimento do cérebro e de outros órgãos.

Evidências: O Fio de Cabelo no Paletó

Assim como o leite, o pelo é uma característica marcante entre os mamíferos. Essa classe o utiliza como um acessório adaptável a várias funções: proteção mecânica, proteção dos raios ultravioleta, termorregulação, identificação sexual e social, impermeabilização, entre outros.

O gênero *Homo* se distingue por uma notória falta de pelos. Os teóricos evolucionistas sugerem que os primeiros ancestrais do *Homo* eram tão peludos quanto os gorilas, que usam os pelos de todas as maneiras mencionadas antes, fazendo com que os *eretores do pelo* (os minúsculos músculos responsáveis pelos arrepios) fossem ainda mais úteis. O que poderia ter conduzido uma mudança tão drástica em um acessório tão útil?

Anatomistas constataram que os humanos não "perderam" os pelos — sua pele é tão coberta de folículos capilares quanto a de outros macacos, mas o pelo em si é diferente. Geralmente é curto e fino e, em alguns casos, pouco visível. O cabelo é mais longo e mais grosso que o pelo do corpo. Tanto os cabelos quanto os pelos podem ser encaracolados. (Nenhum outro primata tem pelos encaracolados em lugar algum.) Podem também ser levemente pigmentados ou apigmentados. Como o *Homo* usa essa camada como termorregulador ou para fugir de um predador? Talvez o que realmente ajude sejam suas longas pernas sem pelo, resfriadas por um fluxo constante de água proveniente das glândulas recém-desenvolvidas em seu peito e braços, também sem pelos. O resfriamento evaporativo seria um grande benefício para a vida de um caçador na savana equatorial quente e seca.

Um mamífero, em geral, tem boa quantidade de pelos cobrindo a epiderme. No que diz respeito à termorregulação, usar um cobertor quente é bom para manter o calor, mas ruim para dissipá-lo. Muitos mamíferos, incluindo diversos predadores de grande porte, dependem da ofegação e de certos padrões de comportamento para se termorregular. Por exemplo, em dias quentes, alguns mamíferos ficam na sombra perto do bebedouro. O caçador que conseguia estar ativo nos momentos em que os de outras espécies estavam estressados demais pelas condições climáticas escapava de se tornar a caça e se alimentava bem — sem mencionar que não precisava se preocupar com piolhos e carrapatos.

Mas e quanto às noites frias? Um pensador ágil poderia usar a pele de sua presa para o verdadeiro propósito: manter o corpo de um mamífero aquecido e protegido contra fatores externos.

A Única Razão para Temer É...

As *amígdalas* são estruturas pareadas no cérebro médio, dimensionadas quase exatamente como amêndoas — fato que originou seu nome —, e elas têm chamado atenção na neuropsiquiatria há 60 anos — que é praticamente toda a história da neuropsiquiatria.

Pesquisas mais antigas descobriram que os circuitos neurais através das amígdalas ligavam o mesencéfalo, entre as estruturas cerebrais mais primitivas, ao córtex frontal, o mais avançado. Esses circuitos fazem parte do sistema límbico e são considerados importantíssimos na regulação da emoção e na orientação de comportamentos relacionados à emoção.

As amígdalas foram clinicamente associadas a uma série de condições mentais e emocionais, incluindo depressão, autismo e até "normalidade". Os médicos discutiram ampla e publicamente um caso em particular: uma mulher cujas amígdalas são parcialmente disfuncionais. Essa paciente é incapaz de sentir medo. Os médicos tentaram de tudo, não apenas para fins de pesquisa, mas porque a completa ausência de medo é um traço mal adaptativo: o que ameaça seu bem-estar e sobrevivência. Essa paciente foi ferida em situações em que o medo saudável e normal teria impedido.

Alguns pesquisadores neuropsiquiátricos teorizam que as amígdalas evoluíram como parte de um mecanismo protetor. Provavelmente, muito antes na evolução dos vertebrados, as amígdalas reagiam a mudanças no ambiente químico, afastando o organismo de substâncias tóxicas. Novos organismos adaptaram essa funcionalidade para perceber e responder a novos estímulos do ambiente. Se afastar de um vazamento químico ainda é um modelo de comportamento reflexivo apropriado baseado no medo. O circuito entre os lobos frontais e as amígdalas é o que gera esse comportamento que auxilia a sobrevivência.

Eu Quero Banho de Cheiro!

Costuma-se dizer que, comparado com outros animais, o potencial do nariz humano em reconhecer a informação disponível a partir de moléculas voláteis no ambiente é pobre. Como o olfato humano se compara com o dos outros animais? Dê uma olhada nas evidências.

Tal como acontece com outros mamíferos, as estruturas olfativas humanas estão localizadas na interface do cérebro e das vias aéreas. Neurônios especializados, chamados neurônios olfativos, na verdade protuberâncias do cérebro, ficam bem na borda das passagens nasais, atrás e ligeiramente acima das narinas.

Um neurônio olfativo carrega receptores olfativos em sua membrana plasmática. Um receptor olfativo reconhece certa característica química de uma molécula odorífera, mas essa característica está presente em várias delas. O receptor pode captar qualquer molécula odorífera que tenha essa característica. Logo, os humanos não têm um receptor exclusivo para "café", "lavanda" ou "cachorro molhado", e sim muitos receptores para muitos tipos de moléculas liberadas no ar e atraídas para o nariz. O cérebro reúne a percepção olfativa do ambiente agregando os sinais dos vários receptores. O processo é semelhante ao da visão. O reconhecimento do odor é como o reconhecimento de objetos baseado na agregação de muitos impulsos diferentes da retina. A combinação de receptores que se comunicam com o cérebro nos dá o reconhecimento de cerca de 50 mil aromas diferentes.

Experimentos de biologia molecular no início da década de 1990 levaram à identificação e clonagem, para fins de pesquisa, de uma grande família de receptores olfativos. Os experimentos mostraram que a família de genes que codifica esses receptores é a maior do genoma dos mamíferos. Alguns animais têm mais de mil receptores diferentes; os seres humanos têm cerca de 450. Um entre cada 50 genes humanos é para um receptor olfatório!

Com base nas informações do conjunto complexo de receptores olfativos, o cérebro pode determinar a concentração de um odor e distinguir um novo sinal olfatório do ruído olfatório de fundo, aquela famosa sensação de se "acostumar" a um cheiro.

Os 450 receptores olfativos conferem aos seres humanos os paladares muito sofisticados, permitindo-lhes desfrutar da variabilidade de sabores de uma refeição saborosa. Além do entretenimento, essa faculdade pode ter ajudado os humanos a descobrir novas fontes de alimento à medida que avançaram para novos climas e ambientes.

Micro-organismos: Nós Somos o Mundo Deles

Para milhares de milhões de pequenas criaturas, seu intestino é o único universo conhecido. Eles vivem e morrem nesse ambiente quente, úmido, rico em nutrientes e protegido imunologicamente. Eles trabalham quase todos os minutos da vida, fornecendo um serviço para a comunidade e seu universo, e respeitando as leis da termodinâmica. Esses bons cidadãos do intestino são adaptados especificamente a esse ambiente, na forma de organismos simbióticos, e não podem sobreviver em nenhum outro lugar.

Os tecidos internos — sangue, ossos, músculos e outros — geralmente não contêm micro-organismos. Porém os tecidos superficiais — a pele, os tratos digestório e respiratório e o trato urogenital feminino — têm colônias distintas de micro-organismos simbióticos. O termo *simbiose* (adjetivo: *simbiótico*) descreve uma relação mais ou menos cooperativa e recíproca entre organismos e espécies. As simbioses são, por definição, boas para todos. Isso nos faz retornar ao seu papel secundário como Sr. ou Sra. Universo.

As colônias de micro-organismos recebem do "hospedeiro" (um corpo humano específico) um suprimento constante de nutrientes, um ambiente estável e proteção. O hospedeiro recebe ajuda com algumas tarefas digestivas complicadas, estimulação do desenvolvimento, atividade do sistema imunológico e proteção contra a colonização por outros micro-organismos (patogênicos) menos adaptados. Na verdade, você teria dificuldade em digerir e obter nutrientes da dieta humana sem eles.

Considerando apenas o número de células, você é mais bactéria do que humano — as células bacterianas superam as suas em pelo menos dez vezes. Mais de 200 espécies de bactérias são comumente encontradas em uma ou outra das colônias simbióticas humanas. A quantidade de micro-organismos e as espécies em uma colônia são influenciadas por várias características do hospedeiro, como idade, sexo, alimentação e composição genética. Então, reflita: se esses micro-organismos são, literalmente, vitais para sua sobrevivência, e você é, literalmente, vital para a sobrevivência deles, o quanto isso influencia sua compreensão do limite entre "você" e "eles"?

Apêndice: Pra que Te Quero?

O pobre do apêndice vive sendo injustiçado, rotulado com palavras como *inútil* ou *vestigial* (o termo apropriado para um órgão sem função). Embora nosso apêndice seja muito menor do que o de nossos ancestrais (em humanos, atualmente, ele mede cerca de dez centímetros e se localiza no ponto em que o intestino delgado se encontra com o grosso), chamá-lo de inútil não é justo.

Muito tempo atrás, nossa dieta era rica em folhagens — muitas verduras, nozes, frutas e até mesmo cascas. Nós não produzimos hoje, nem nunca, uma enzima que quebrasse a celulose, que é o principal carboidrato presente nas estruturas dos vegetais. Por causa disso, o *quimo* (alimento digerido) que atingia o intestino grosso era mais volumoso, exigindo um *ceco* maior (primeiro segmento do intestino grosso semelhante a uma bolsa). O apêndice, também muito maior na época, abrigava bactérias que produziam *celulase*, a enzima que quebra a celulose. Isso nos ajudou a comer e a digerir melhor os vegetais.

Com o tempo, passamos a cultivar a própria comida e a cozinhar. Paramos de comer tantos alimentos ricos em celulose e começamos a usar calor para preparar a comida. (Perceba a diferença entre comer uma cenoura crua e uma cozida.) O ceco encolheu, mas manteve sua função, porque ainda é a primeira parte do intestino grosso. O apêndice aparentemente perdeu seu propósito, como evidenciado por seu pequeno tamanho e falta de secreções. Daí sua classificação como estrutura vestigial.

Algo que aparentemente apoia isso é a falta de complicações da remoção do apêndice. Como ele é um tubo sem saída, favorece o acúmulo de bactérias. Principalmente se não for uma das nossas bactérias intestinais comuns, ela começa a se replicar, e você tem uma resposta do sistema imunológico: inflamação (conhecida como *apendicite*). A inflamação pode se resolver sozinha, mas o isolamento do órgão aumenta a probabilidade de ruptura, possibilitando que suas fezes passem para a cavidade abdominal. Isso não é bom. Logo, o tratamento mais comum para a apendicite é a remoção do órgão.

Pesquisas recentes mostraram, no entanto, que o apêndice é composto de tecido linfático, indicando uma função imunológica. Investigações posteriores mostraram que o apêndice, com frequência, atua como uma "casa segura" para boas bactérias. Toda vez que você toma um antibiótico ou sofre de desconforto intestinal, perde algumas dessas bactérias benéficas. Como sempre há algumas presentes em seu apêndice, elas podem facilmente repovoar seu intestino grosso antes que alguma prejudicial se instale. Logo, embora seja possível sobreviver sem o órgão, o apêndice, de fato, tem uma função.

Controle da Respiração

Você não precisa pensar em respirar. A constante entrada e saída de ar continua enquanto você dorme e cuida de seu dia a dia. A profundidade e o ritmo se ajustam ao nível de esforço. Suba as escadas: a respiração é automática. Muitos de nós teriam morrido jovens se a respiração exigisse atenção constante.

Os humanos são capazes de controlar a respiração. Os cetáceos (baleias e golfinhos) também, e alguns humanos também usam o controle da respiração para cantar. Outros animais não conseguem — ou pelo menos é o que parece. Cães, quando uivam, não estão controlando a respiração.

Os humanos usam o controle da respiração para falar. Eles conseguem controlar a quantidade de ar, o comprimento e a abertura das pregas vocais para gerar diferentes frequências sonoras. Os lábios, a língua, a glote e outras estruturas moldam a vibração, permitindo que você produza aqueles símbolos de linguagem especificamente definidos chamados "palavras" e "sílabas". O canto, estreitamente relacionado à fala, requer um controle da respiração ainda mais específico. Duvidamos que uma espécie hipersocial e hipercomunicativa como o *Homo sapiens* pudesse ter evoluído tanto quanto o fez sem o uso da fala.

Várias práticas religiosas e disciplinas respiratórias controlam a respiração para outros propósitos, e o pensamento fisiológico convencional é cético em relação à ideia de que o cérebro consciente pode ir mais "fundo" e exercer controle sobre os processos autônomos da respiração. No entanto estudos de imagens cerebrais e outros resultados experimentais mostram que algumas pessoas com um histórico longo em prática de meditação apresentam diferenças importantes em seus sistemas neurais. Alguns acreditam que os exercícios sistemáticos de controle da respiração podem proporcionar benefícios a muitos sistemas, como o cardiovascular, digestório, neurológico e endócrino, só para mencionar alguns.

O Primeiro Suspiro

Durante o desenvolvimento fetal, havia fluidos em seus pulmões. Isso não é um problema, pois sua mãe "respirou" por você. O fluido é expelido durante o parto e tossido pouco depois, e parte dele é absorvido pelo próprio tecido pulmonar. Então, instantaneamente, com aquele primeiro grito ao nascer, os pulmões da criança se enchem de ar e começam a troca gasosa. Por que, então, a respiração é a principal preocupação quanto a bebês prematuros?

O problema é a água. Os alvéolos cheios de fluido não conseguem realizar as trocas gasosas, mas precisam de umidade. A cavidade nasal se aquece (para que as moléculas de oxigênio se movam mais rápido) e umedece o ar à medida que inspiramos. É por isso que as narinas ficam ressecadas no inverno: o ar mais seco retira mais umidade do revestimento nasal. O ar úmido é benéfico para a fina camada de água que reveste a parede interna dos alvéolos, permitindo que o oxigênio e o dióxido de carbono a atravessem. Infelizmente, a água tem alta tensão superficial: as moléculas são altamente atraídas umas pelas outras. Como os alvéolos são esféricos e revestidos por água, isso cria uma atração para todas as direções, fazendo com que as moléculas entrem em colapso.

Um alvéolo colapsado obviamente não fornece ar às trocas gasosas. A fim de neutralizar a tensão superficial da água, mantendo os alvéolos em bom estado e esféricos, as células secretam *surfactante*. A produção de surfactante é uma das etapas finais do desenvolvimento fetal. De fato, acredita-se que um dos componentes proteicos do surfactante seja um gatilho para o início do trabalho de parto. Bebês nascidos prematuramente ainda não produzem surfactante, logo, não conseguem respirar sozinhos. Embora a presença de surfactante tenha sido descoberta na década de 1950, foi na década de 1990 que pesquisadores encontraram uma maneira eficaz de administrá-lo. Desde então, o número de bebês prematuros que morrem por problemas respiratórios foi reduzido à metade.

O Sangue É Mesmo Azul?

Quase todos os diagramas coloridos de vasos sanguíneos mostram as artérias em vermelho e as veias em azul. Pessoas com pele clara podem olhar para os punhos e ver veias azuis. Então, certamente, isso significa que o sangue nas artérias é vermelho e o sangue nas veias é azul, certo? Só que não.

Primeiro, vasos sanguíneos não são transparentes. Eles têm várias camadas de tecidos. O fato de suas veias parecerem azuis e suas artérias parecerem vermelhas está relacionado à cor das camadas de tecido, bem como à do sangue dentro delas. E, embora o sangue venoso tenha uma cor diferente do arterial, definitivamente não é azul.

A *hemoglobina* é a proteína predominante nos glóbulos vermelhos (hemácias). Especializada em transportar gases no sangue, a hemoglobina tem a capacidade de transportar oxigênio molecular (ligado ao grupo heme) e dióxido de carbono (ligado à porção de globina) simultaneamente des*oxiemoglobina*.

Quando transporta moléculas de oxigênio, ela é chamada *oxiemoglobina*, e é vermelho-vivo. Quando não está cheia de oxigênio, é chamada de *desoxiemoglobina* e é vermelho-escuro. Entre o tom mais escuro do vermelho e as estruturas das paredes das veias, você vê uma cor azul através da pele.

Índice

A
acetil coenzima, 32
ácido lático, 33
ácido pirúvico, 30
adenosina difosfato, 29
adenosina trifosfato, 29
água, 345
alergia, 291
    anafilaxia, 291
amígdala, 351
analgésico, 166
anatomia, 7, 11, 21
    comparativa, 11
    de desenvolvimento, 11
    histológica, 11
    macroscópica, 11
Andreas Vesalius, 24
anticorpos, 282
    imunidade humoral, 287
apêndice, 354
aqueduto
    cerebral, 154
    mesencefálico, 154
arcos reflexos, 153
áreas, 15
    apendicular, 16
    axial, 16
arritmia, 206
artéria, 193
arteríolas, 50
articulações, 110
    anfiartroses, 111
    artrite, 114
    cápsula articular, 111
    cartilaginosas, 110
    diartroses, 111
    fibrosas, 110
    sinartroses, 110
    sinoviais, 110
ATP, 45
audição, 162
autotrófico, 28
axônios, 154

B
bactérias, 8, 47
barreira hematoencefálica, 149, 155
bile, 243
bilirrubina, 243

boca
    cemento, 234
    frênulo lingual, 235
    gengiva, 234
    glândula salivar, 235
    membrana bucal, 235
braços, 104

C
cabeça
    seio facial, 218
cabelo, 81
    alopecia, 82, 87, 88
    folículo piloso, 81
    tricotilomania, 88
cadeia de transporte de elétrons, 32
caixa torácica, 215
calor específico, 346
câncer, 63, 290
    metástase, 63
    quimioterapia, 63
    radioterapia, 63
    tumor, 63
canto, 224
capilares, 50
carboidratos, 28
cartilagem, 92
    elástica, 92
    fibrocartilagem, 92
    hialina, 92
cascata de coagulação, 40
cavidade
    abdominal, 21
    abdomino-pélvica, 21
    cranial, 19
    dorsal, 19
    pélvica, 21
    pélvico-torácica, 21
    pericardial, 21
    pleural, 21
    torácica, 21
    ventral, 19, 21
    vertebral, 19
célula
    ciclo celular, 62
    ciliada, 162
    citoplasma, 52
    complexo de Golgi, 54
    diploides, 44
    endoteliais, 155

    envoltório nuclear, 51
    eucarióticas, 46–54
    funções, 44–46
    haploides, 44
    lisossomos, 54
    mitocôndria, 52
    procarióticas, 47
    quimiorreceptoras, 222
    retículo
        endoplasmático, 53
    ribossomo, 54
    sistema
        endomembranoso, 52
células-tronco, 37, 45
    hematopoiéticas, 192
cérebro, 152
    corpo caloso, 153
    córtex cerebral, 153
    diencéfalo, 154
    fissura longitudinal, 153
    hemisférios, 152
    lobo
        frontal, 152
        occipital, 152
        parietal, 152
        temporal, 152
circulação
    pulmonar, 206
    sanguínea, 34
    sistêmica, 206
citoplasma, 47
coluna vertebral, 100
    cifose, 113
    escoliose, 113
    lordose, 113
contração muscular, 34
coração, 200
    artéria coronária, 201
    átrio, 198
    bradicardia, 208
    câmara, 198
    cavidade pericárdica, 200
    ciclo cardíaco, 201
    corda tendínea, 204
    diástole, 204, 208
    endocárdio, 199
    epicárdio, 200
    feixe de His, 203
    fibra de Purkinje, 203
    mediastino, 219
    miocárdio, 199

músculo papilar, 204
nódulo
  atrioventricular, 202
nódulo sinoatrial, 202
pericárdio parietal, 200
sistema de condução
  cardíaco, 201
sístole, 204, 208
taquicardia, 208
válvula, 198
ventrículo, 198
corpo apendicular, 16
corpo axial, 16
costelas, 101
  falsas, 101
  flutuantes, 101
  verdadeiras, 101
crânio, 98
  suturas, 98
cromossomos, 303
  síndrome de Down, 300
  síndrome de
    Klinefelter, 300
  síndrome de Turner, 300
  XX, 303
  XY, 303
cultura, 290, 310, 334

D
débito cardíaco, 208
degranulação, 285
desfibrilador, 210
desidratação, 35
diabetes, 35
diferenciação, 44
difusão, 50
difusão facilitada, 50
digestão, 232
  bile, 241, 245
  cavidade bucal, 234
  constipação, 246
  epiglote, 236
  esôfago, 236
  estômago, 237
  faringe, 236
  fezes, 239
  fígado, 241
  garganta, 236
  glândulas de Brunner, 239
  ingestão, 232
  intestino, 238
  lóbulo hepático, 242
  mesentério, 238
  mucosa digestiva, 234
  órgãos acessórios, 240
  pâncreas, 244

peritônio, 238
reflexo enterogástrico, 239
saliva, 244
sistema portal
  hepático, 242
suco gástrico, 245
suco pancreático, 244
trato digestório, 233
trato gastrointestinal, 233
vesícula biliar, 243
DNA, 44, 57, 59
  cromossomos, 64
  dupla hélice, 59
  garfo de replicação, 64
  modelo um gene, uma
    proteína, 59
  nucleotídeos, 59
  pares complementares, 58
  replicação, 64
  tradução, 60
  transcrição, 60
doenças
  abcesso, 248
  acidente vascular
    cerebral, 211
  anemia, 212, 249
  anemia falciforme, 213
  apendicite, 247, 354
  arritmia, 210
  asma, 227
  ataque cardíaco, 210
  autoimunes, 290
  bronquite, 228
  colite, 249
  daltonismo, 164
  degeneração macular, 166
  disritmia, 210
  doença de Crohn, 248
  dor crônica, 166
  enfisema, 229
  epilepsia, 158
  esclerose múltipla, 166
  fibrilação, 210
  gengivite, 246
  hemoglobinopatia, 213
  hepatite, 250
  hipoxemia, 227
  hipoxia, 227
  HIV, 292
  Lou Gehrig, 158
  malária, 213
  pancreatite, 251
  parada cardíaca, 210
  Parkinson, 158
  pneumonia, 228

policitemia, 227
síndrome, 213
síndrome intestinal, 248
tuberculose, 229
úlcera duodenal, 247
úlcera gástrica, 247

E
ejaculação, 313
eletrocardiograma, 205
elétron, 345
embrião, 328
endocitose, 51
energia, 344
entrada sensorial, 144
enzimas, 56
epidídimo, 311
epitélio, 23
equilíbrio, 163
espermatogênese, 38
espermatozoide, 302
  motilidade, 313
esqueleto, 90
  apendicular, 102
  axial, 96
  função, 90
estrutura cristalina, 347
exocitose, 51

F
fadiga muscular, 33
fala, 224, 355
fatores coagulantes, 40
feedback, 36
fenda sináptica, 160
fibras, 39
  motoras, 147, 150
  sensitivas, 147
  sensoriais, 150
fibroblastos, 40
fisiologia, 7, 21
flavina-adenina
  dinucleótido, 32
fluido, 347
fosfolipídio, 48
fotossíntese, 348

G
gametogênese, 302
gânglios, 147
garganta
  epiglote, 218
  osso hióide, 218
  úvula, 218
genes, 59
  expressão gênica, 60

genética, 45
genoma, 58
glândulas, 83
    de Brunner, 239
    sebáceas, 84
    sudoríparas, 83
glia, 146
glicogênio, 243
glicose, 35
gliócitos, 146
gradiente de concentração, 49, 50
gravidez, 313, 328
    aborto espontâneo, 322
    colostro, 315
    descolamento de placenta, 322
    diabetes gestacional, 184, 321
    eclampsia, 322
    ectópica, 321
    esterilidade, 319
    insuficiência do colo do útero, 321
    parto, 316
    placenta prévia, 322
    sofrimento fetal, 322

H
hematopoiese, 192
hemostasia, 209
heterotrófico, 28
hidrofobia, 346
hipertensão, 211–213
homeostase, 33–37, 344
Homo sapiens, 7
Homo sapiens neanderthalensis, 11
Homo sapiens sapiens, 11
hormônios, 168, 245
    amínicos, 169
    colecistocinina, 239
    glicoproteicos, 169
    lipídicos, 168
    peptídeos, 169
    secretina, 239

I
icterícia, 250
imagiologia médica, 24
imunidade, 288–289
insulina, 35
integração, 144
interfase, 64
isolamento, 34

J
jargão, 12–14
junções celulares, 155

L
lactoferrina, 350
laringofaringe, 219
lei de Boyle, 347
leite humano, 350
    colostro, 350
    leite materno, 306
leucócitos, 279, 280
lipídio, 346
líquido cefalorraquidiano, 148, 155
lisossomos, 48

M
macromoléculas, 54
    lipídeo, 55
    polímeros, 55
    polissacarídeo, 55
    proteína, 56
mão
    polegar oponível, 349
marca-passo, 210
medicina clínica, 9
medula oblonga, 154
meiose, 298
melanogênese, 78
membrana celular, 48
    membrana plasmática, 48
    plasmalema, 48
meninges, 148
    aracnoide, 148
    dura-máter, 148
    pia-máter, 148
menstruação, 304, 307
    menopausa, 309
    ovulação, 308
mesencéfalo, 153
metabolismo, 28–33
mitocôndria, 48
mitose, 44, 64
    anáfase, 65
    metáfase, 65
    prófase, 64
    telófase, 66
molécula odorífera, 352
mosaico fluido, 48–49
movimento browniano, 345
movimento muscular
    peristaltismo, 233
muco, 244
mucosa, 217

músculos, 121
    diafragma, 215
    eretores do pelo, 350
    esqueléticos, 118

N
nariz
    concha nasal, 216
    ducto nasolacrimal, 218
    mucosa respiratória, 216
    narina, 216
    septo nasal, 216
nervos, 147
    cranianos, 149
    espinhais, 149
    frênico, 221
    vago, 149
neuróglias, 146
    funções, 146
neurônios, 144
    axônio, 145
    corpo celular, 145
    de associação, 145
    dendritos, 145
    eferentes, 145
    interneurônios, 145
    motores, 145
    neurônios sensoriais, 153
    período refratário, 159
    potencial de repouso, 156
    sensoriais, 145
neurotransmissor, 161
    acetilcolina, 158
    ácido gama-aminobutírico, 158
    adrenalina, 158
    dopamina, 158
    endorfina, 159
    epinefrina, 158
    glutamato, 158
    neurotransmissores excitatórios, 158
    noradrenalina, 158
    norepinefrina, 158
    serotonina, 159
nicotinamida adenina dinucleotídeo, 31
níveis de organização, 21–22
    celular, 21
    organismo, 21, 24
    órgãos, 21
    sistemas, 21, 23
    tecidos, 21
notocorda, 10

O

olfato, 164
  bulbo olfatório, 165
  célula olfativa, 164
  fibra nervosa olfativa, 165
  receptor olfatório, 352
  trato olfatório, 165
olho
  bastonete, 164
  cone, 164
  conjuntiva, 164
  córnea, 163
  corpo vítreo, 164
  disco óptico, 164
  esclera, 163, 250
  glândula lacrimal, 218
  humor vítreo, 164
  íris, 163
  lente, 164
  mácula, 164
  mácula lútea, 166
  nervo óptico, 164
  pupila, 163
  retina, 164
organelas, 47
organismo, 21, 27
órgão, 23
orofaringe, 218
osmose, 50
ossos, 38
  fenda palatina, 114
  fraturas, 115
  hematopoiese, 94
  ossificação, 95
  osteoporose, 103, 113
  tipos, 95
ouvido, 162
  cóclea, 162
  externo, 162
  interno, 162
  membrana timpânica, 162
  ossículos, 162
  tímpano, 162
ovários, 304
ovulação, 314
óvulo, 301
oxaloacetato, 32
oxidação, 32
oxirredução, 348

P

paladar, 165
  células gustativas, 165
  gustação, 165
  papilas gustativas, 244
  umami, 165

pele, 73, 86
  câncer, 86
  cicatriz, 86
  dermatite, 87
  epiderme, 77
  funções, 74
  glândulas sebáceas, 75
  hipoderme, 81
  tegumento, 73
pelo, 81
  folículo piloso, 81
  músculo eretor, 83
pênis, 312
  disfunção erétil, 321
  glande, 312
  prepúcio, 312
  uretra, 312
pernas, 107
pH, 265
piruvato, 30, 31
placa arterial, 211
placenta, 329
planos, 15-16
  frontal, 15
  sagital, 15
  transversal, 15
plantas, 8
plexo, 147
  branquial, 147
  cervical, 147
  neural, 147
  solar, 147
polaridade, 48, 345
polegar preênsil, 133
pomo de Adão, 219
ponte, 153
posição anatômica padrão, 14
prega vocal, 219
pressão arterial, 208
pressão osmótica, 50
probabilidade, 345
próstata, 312
proteína, 243
  albumina, 190
  fibrinogênio, 190
  imunoglobulina, 190
  ligante, 350
puberdade, 334
pulmão, 215, 219
punção lombar, 155

Q

queratinas, 78

R

raio X, 24
reações
  anabólicas, 28
  catabólicas, 28
recém-nascido, 332
receptores sensoriais, 144
  corpúsculo
    de Meissner, 162
    de Pacini, 162
    lamelado, 162
  de adaptação lenta, 162
  de adaptação rápida, 162
  mecanorreceptor, 162
  tátil, 162
receptor olfativo, 353
redução, 32
reflexos, 154
regiões, 15, 17
remodelação, 38
reprodução
  sucesso evolutivo, 310
resistência periférica, 208
respiração, 215, 355
  brônquios, 219
  capacidade pulmonar
    total, 223
  capacidade vital, 223
  diafragma, 215, 219
  expiração, 221
  faringe, 218
  hiperventilação, 224
  inspiração, 221
  laringe, 219
  membrana
    respiratória, 225
  pleura, 219
  pulmão, 219
  traqueia, 219
  trato respiratório, 216
  troca gasosa, 225
  trocas gasosas, 216
  volume corrente, 223
respiração celular, 45
  aeróbica, 30-33
    ciclo de Krebs, 31
    fosforilação
      oxidativa, 32
    glicólise, 30-31
  anaeróbica, 33
ressonância magnética, 25
  ressonância magnética
    funcional, 25
retículo endoplasmático, 48
ribossomo, 48

rins, 35
RMN, 25
RNA, 57
    pares complementares, 58
    RNA mensageiro, 60

S
sangue, 190
    bilirrubina, 191
    capilar, 194
    carboxiemoglobina, 191
    coágulo, 209
    êmbolo, 209
    eritrócito, 191
    fagócito, 191
    fator de coagulação, 209
    glóbulo vermelho, 191
    hemácia, 191
    hemoglobina, 191
    leucócito, 192
    plaquetas, 191, 209
    plasma, 190
    trombócito, 191, 209
    veia, 196
sede, 35
seios, 306
senescência, 324
simbiose, 353
sinapse, 160
sincício, 51
sistemas
    cardiovascular, 197
    digestório, 24, 231
    endócrino, 167
        diabetes, 183
        glândula, 172
        hipófise, 173
        hipotálamo, 173
        tireoide, 176
    imunitário, 277
        adaptativo, 278, 287
        inato, 277
    límbico, 152
    linfático, 271
        linfonodos, 275
        resposta
          inflamatória, 286
        timo, 277
    muscular, 117
    nervoso
        autônomo
          entérico, 150
        central, 19, 148
        parassimpático, 150
        periférico, 149
          autônomo, 150
          somático, 150
        simpático, 150
    reprodutor, 297
        funções, 297
    respiratório
        nasofaringe, 218
    urinário, 254
substância branca, 148
substância cinzenta, 148
suco pancreático, 245
suor, 34
surfactante, 356

T
tampão de plaquetas, 40
tato, 162
taxonomia, 10
tecidos, 45, 67
    cerebral, 23
    conjuntivo, 23, 67
    epitelial, 23, 68
    internos, 353
    muscular, 23, 70
    nervoso, 23, 70
    ósseo, 90
    superficiais, 353
terminação nervosa livre, 162
termodinâmica, 343–344
termorregulação, 33–34
testículos, 311
    criptorquidismo, 320
tireoide, 184
tomografia
    axial computadorizada, 24
    por emissão de
        pósitrons, 25
tônus muscular, 119
transporte ativo, 51
tubas uterinas, 305
tubos seminíferos, 311

U
ultrassonografia, 25
unha, 82, 88
    doença de Graves, 88
ureia, 190
urina, 35, 257
útero, 304
    cerclagem uterina, 321
    endométrio, 304

V
vacúolos, 48
vagina, 305
veia cava inferior, 242
ventilação, 215
ventrículo, 154
vênulas, 50
visão, 163
vitamina D, 84
    raquitismo, 84
vulva, 305
    clitóris, 305
    grandes lábios, 305
    pequenos lábios, 305

W
Wilhelm Conrad Roentgen, 24

Z
zigoto, 44, 326
zona de disparo, 156

Pele (Corte Transversal)

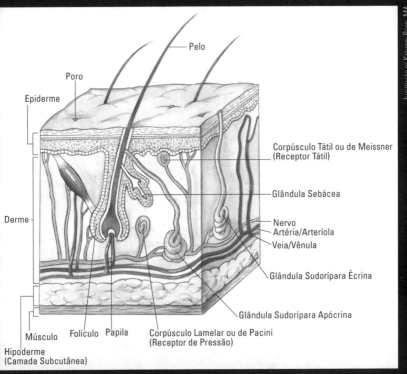

As várias camadas da pele protegem o corpo do ambiente externo. Veja o Capítulo 4.

Principais Ossos do Esqueleto

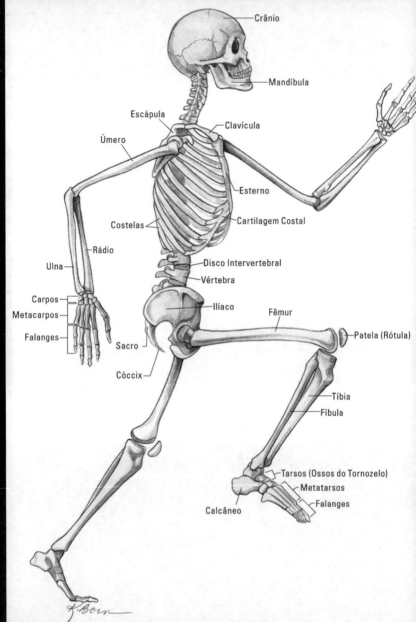

O esqueleto compreende os ossos e as articulações que os conectam. Veja o Capítulo 5.

Sistema Muscular

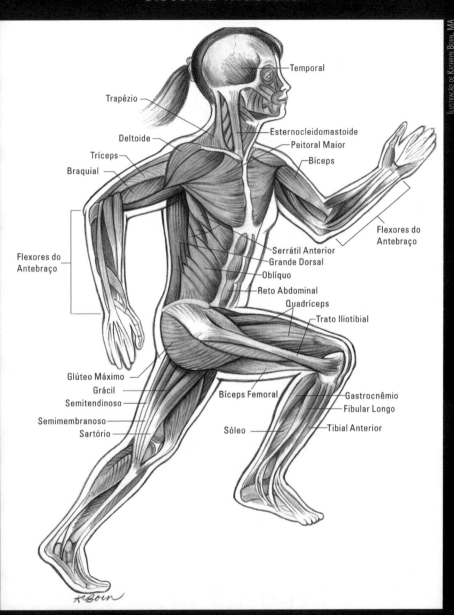

O sistema muscular trabalha com o sistema esquelético e o nervoso para mover o corpo espacial e internamente.
Veja o Capítulo 6.

Sistema Nervoso

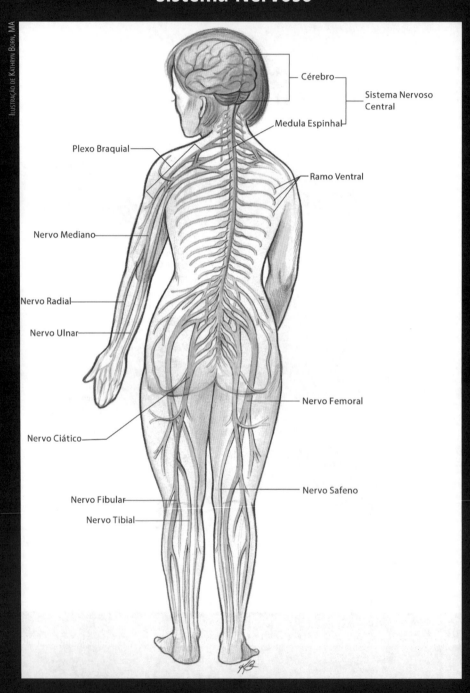

O sistema nervoso compreende o sistema nervoso central e o periférico. Veja o Capítulo 7.

Glândulas do Sistema Endócrino

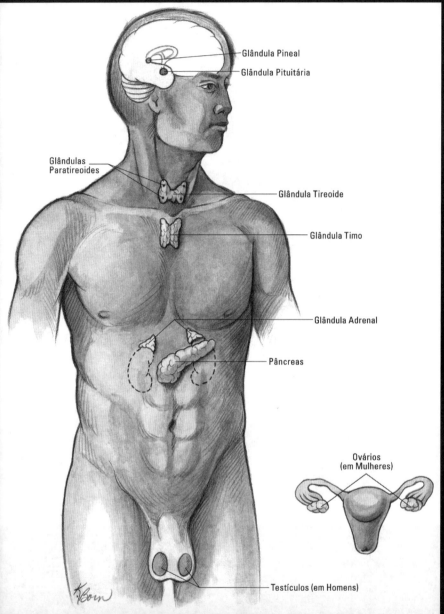

As glândulas endócrinas produzem hormônios que são levados a todo o corpo pelo sangue. Veja o Capítulo 8.

Coração

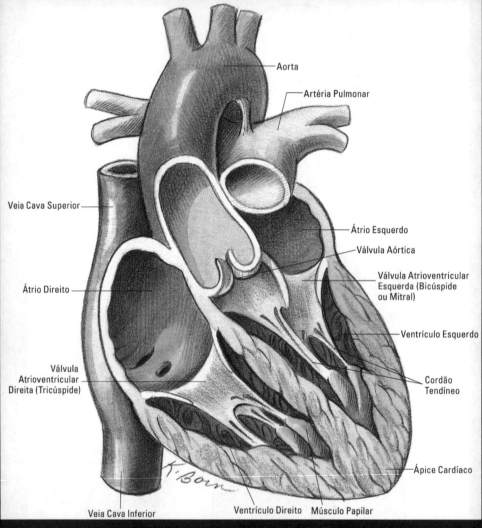

A boa circulação sanguínea depende do funcionamento da estrutura interna do coração e de suas camadas musculares externas. Veja o Capítulo 9.

Componentes Arteriais do Sistema Cardiovascular

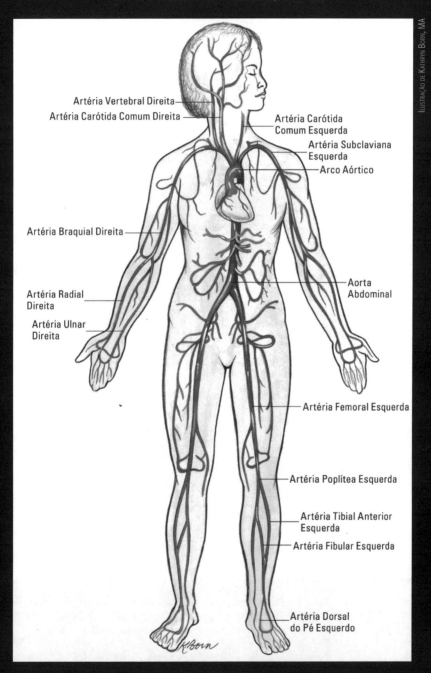

As artérias transportam o sangue carregado de oxigênio do coração para todas as partes do corpo. O sangue rico em gás carbônico retorna ao coração através das veias (não mostrado). Veja o Capítulo 9.

Sistema Respiratório

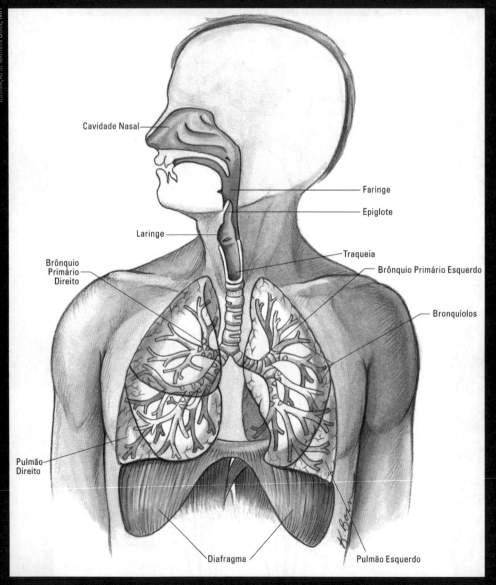

A contração e o relaxamento do diafragma alternam o aumento e a redução da pressão de ar nos pulmões. O ar é absorvido e expelido pelas vias aéreas. Veja o Capítulo 10.

Estruturas da Membrana Respiratória

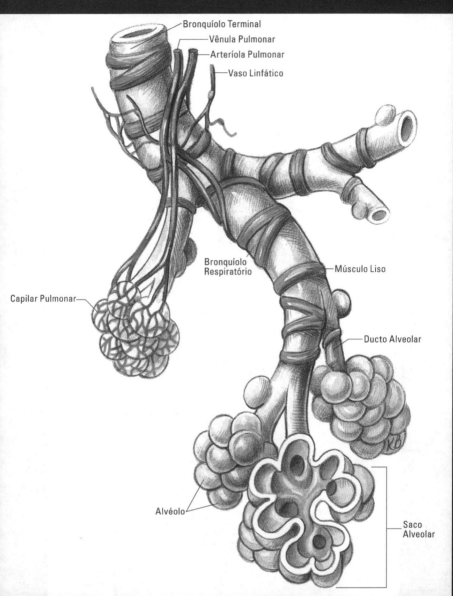

As trocas gasosas ocorrem no capilar pulmonar. Veja o Capítulo 10.

Sistema Digestório

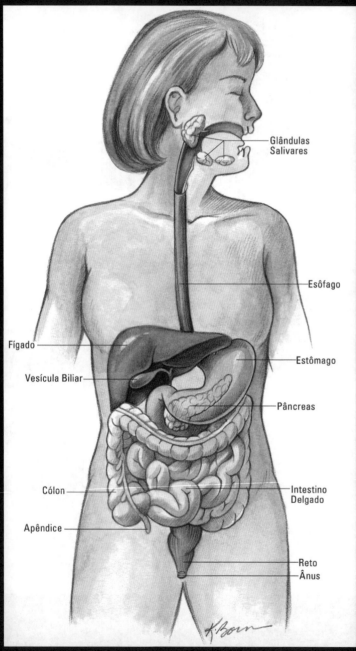

A transformação de alimentos em nutrientes fisiologicamente disponíveis envolve a participação de muitos órgãos. Veja o Capítulo 11.

Estômago

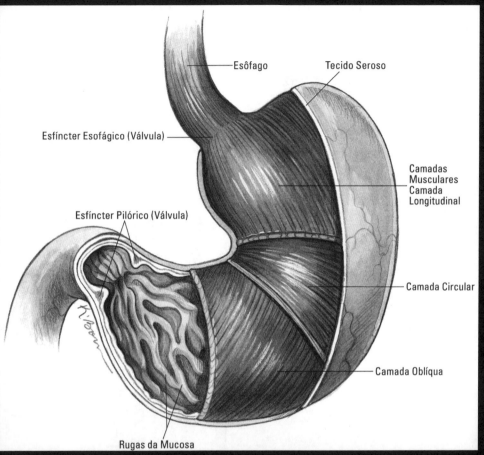

As camadas de tecido do estômago são uma variação de um padrão que se repete ao longo de todo o trato digestório: tecido conectivo, camadas de músculo liso e mucosa. Veja o Capítulo 11.

Sistema Urinário

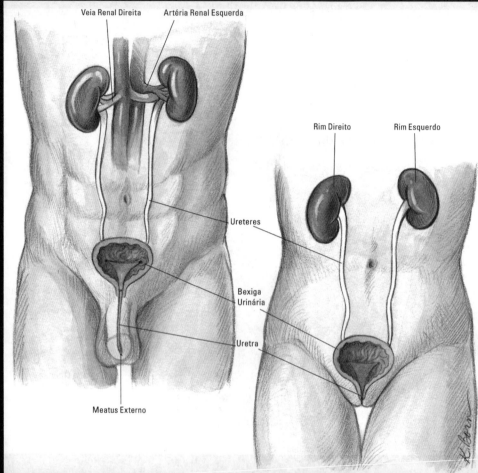

O sistema urinário é especializado na eliminação de resíduos e toxinas. Seu órgão mais complexo, o rim, também executa muitas outras funções homeostáticas de alto nível. Veja o Capítulo 12.

Rim e Néfron

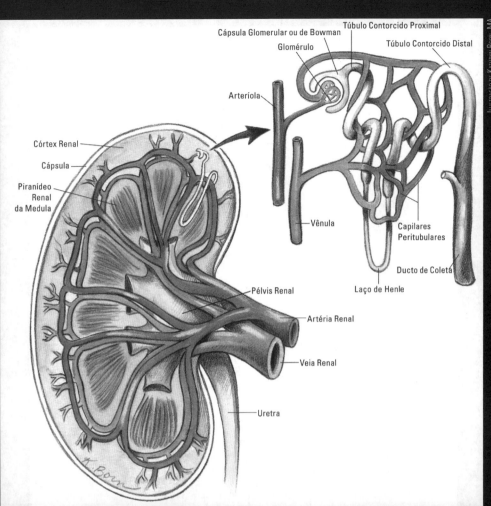

O rim é especializado no processamento, na distribuição e no descarte de produtos químicos.
O néfron é a unidade de filtragem do rim. Veja o Capítulo 12.

Sistema Linfático

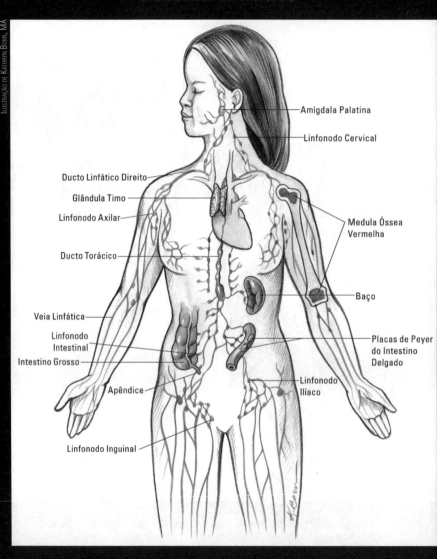

O sistema linfático forma a infraestrutura do sistema de proteção imunológica do corpo. Veja o Capítulo 13.

Sistema Reprodutor Feminino e Masculino

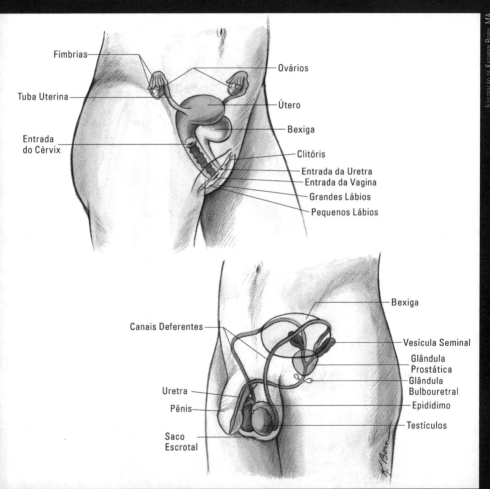

As diferenças da anatomia reprodutiva feminina e da masculina são cruciais para a necessidade evolutiva da reprodução. Veja o Capítulo 14.

Desenvolvimento Pré-natal

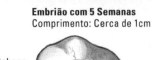

Embrião com 5 Semanas
Comprimento: Cerca de 1cm

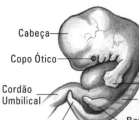

- Cabeça
- Copo Ótico
- Cordão Umbilical
- Cauda
- Botão dos Membros Superiores
- Coluna Vertebral
- Botão dos Membros Inferiores

Feto com 12 Semanas
Comprimento: 6,5cm

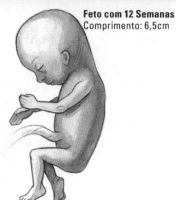

Embrião com 7 Semanas
Comprimento: Cerca de 1,25cm

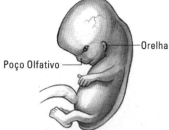

- Poço Olfativo
- Orelha

Feto com 21-25 Semanas
Comprimento: 25-35cm

Feto com 9 Semanas
Comprimento: Cerca de 3cm

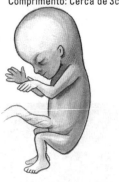

Bebê ao Nascer
35-38 Semanas
Comprimento: 43-50cm

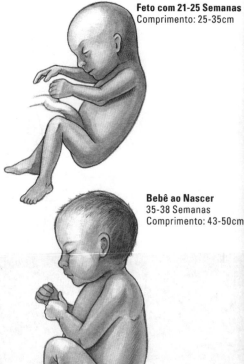

A placenta é responsável pelo rápido crescimento e pela diferenciação celular. Veja o Capítulo 15.

CONHEÇA OUTROS LIVROS DA PARA LEIGOS!

Negócios - Nacionais - Comunicação - Guias de Viagem - Interesse Geral - Informática - Idiomas

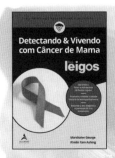
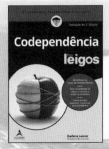
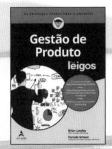
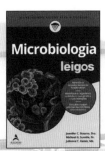
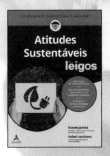
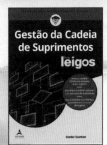
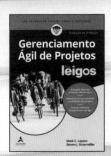
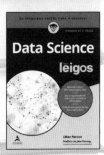
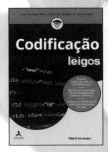
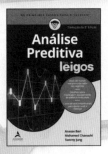
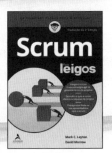
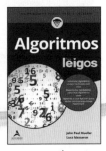

Todas as imagens são meramente ilustrativas.

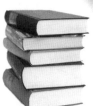

SEJA AUTOR DA ALTA BOOKS!

Envie a sua proposta para: autoria@altabooks.com.br

Visite também nosso site e nossas redes sociais para conhecer lançamentos e futuras publicações!

www.altabooks.com.br

/altabooks ▪ /altabooks ▪ /alta_books

ALTA BOOKS
E D I T O R A

Este livro foi impresso nas oficinas gráficas da Editora Vozes Ltda.,
Rua Frei Luís, 100 – Petrópolis, RJ.